U0305391

吃出代谢力

EAT
TO
BEAT
YOUR DIET

BURN FAT, HEAL YOUR
METABOLISM, AND LIVE LONGER

[美]威廉·李(William W. Li, MD) 著　张修竹 译

湖南科学技术出版社　博集天卷 CS-BOOKY

谨以此书献给我的父母，

他们在我很小的时候就引导我运用创造力与科学，

为我们周围的世界寻找更聪明的解决方案。

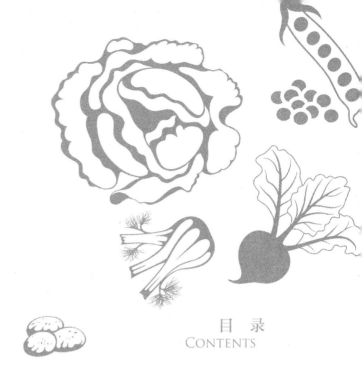

目 录
CONTENTS

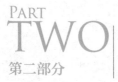
PART
TWO
第二部分 | **用食物改善新陈代谢**

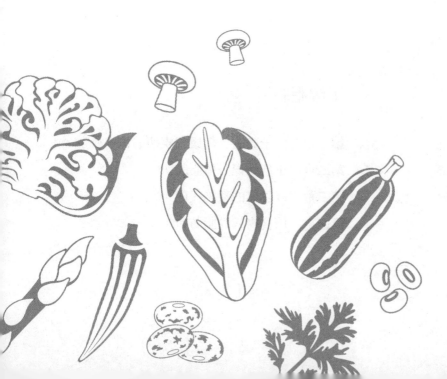

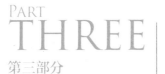

第三部分　改变人生的饮食计划

　　我不热衷于节食，从来都不。我不喜欢流行饮食法、速成饮食法、跟风饮食法……事实上，任何承诺"能在短时间内大幅减重"的节食方法我都不喜欢。大多数流行的节食方法都没有科学依据，也无法解决对健康来说真正重要的问题——这些问题是你对着镜子看不见的。我是一名医生，一名科学家，我关注的重点一直是健康，而不是虚荣。

　　我写作这本《吃出代谢力》就是为了给你带来真正的科学，这是所有那些节食计划中所缺少的。控制身体脂肪对你的健康至关重要，但其原因却不一定如你所想，而食物也并非你的敌人。在这本书中，你将通过一系列经研究证明的发现了解到，正确的食物可以改善你的新陈代谢，并加强你身体的自然健康防御系统。看完这本书，你会明白如何吃对你有利的食物来击退身体脂肪，优化你的健康状况——而所有这些都不需要靠"节食"完成，这也是本书书名（Eat to Beat Your Diet）[1]的由来。

　　大多数有关饮食的书籍都会鼓吹"做减法"，并制定严格的规则，剥夺你自然地享受食物的乐趣。然而，我将会告诉你生活中可以增加哪些食物，

---

[1] diet 有"节食方法"之意，原书名大意为"用吃来打败你的节食法"。——编者注。

并在享用它们的同时改善你的新陈代谢，让你的健康更上一层楼。与此同时，我会向你解释有关你体内新陈代谢机制的最新科学知识（也许与你以往所了解的不同），你的脂肪如何支持你的身体健康，为何哪怕只是很少量的减重也能对健康大有裨益，以及为什么无论你的年龄、身材和体重如何，你都不需要在提高自己的体能和抵抗疾病的能力的同时，剥夺自己从食物中获取的乐趣。这本书想让你通过新陈代谢来掌控身体健康，同时享受食物。不过，在阅读的过程中，你还会学到如何以科学、有效的方式减掉多余的体重，并缩小腰围。

《吃出代谢力》是我上一本书《吃出自愈力》的延续。在上一本书中，我讨论了我们的身体如何通过血管生成、再生、微生物组、DNA 保护和免疫这 5 大健康防御系统来抵抗疾病，以及特定的食物如何支持其中的一两个系统，甚至对全部五个系统提供支持。基于分子营养学的新科学成果，我用切实的证据表明有 200 多种食物可以激活这些防御系统，帮助我们避免那些我们最害怕的疾病，包括癌症、心脏病、痴呆、糖尿病、自身免疫性疾病及其他 70 多种疾病。通过在生活中增加这些有益的食物，你可以增强自己对疾病的抵抗力。我主要想传达的是，一些对改善健康最有力的工具就天然存在于你所吃的食物当中，你只需要意识到你的身体对所摄入的食物做出的复杂反应。《吃出代谢力》则从这里出发，将食物和健康防御系统之间的联系扩展到它与新陈代谢的联系，及与身体脂肪间的相互作用。

在《吃出自愈力》一书出版后，我收到了成千上万封来自读者的邮件，他们告诉我，在吃了我书中提到的那些食物后，他们感觉自己更健康，也更有活力了。当他们意识到他们可以尽情拥抱食物而不必害怕食物后，他们感到更快乐，也对自己的健康更有信心了。他们说，采用了我说的那些在家里就能实施的简单步骤，他们感觉能够控制自己的健康了。有些人甚至告诉我，在遵循我在书中提出的 5×5×5 饮食计划后，他们可以停止服用处方药了。

我完全没料到的是，一些读者非常高兴地来信说，他们以从未有过的方式成功实现了减重和瘦身。他们吃了我推荐的食物，并没有让自己挨饿，却依然减掉了体重。

等等，我想，他们并没有减少自己摄入的食物量，但吃东西怎么会让体重和体脂下降呢？

凭借我在医学和生理学方面的多年研究，我对体脂科学进行了非常深入的探索。我研究了新陈代谢、脂肪（也称为脂肪组织）和食物之间的联系。我的发现让我自己大吃一惊：大多数我们视为事实的关于新陈代谢和脂肪的观点都是错误的。甚至连医生和营养学家都搞错了！

例如，并不是天生的新陈代谢缓慢导致了肥胖。恰恰相反：是过多的身体脂肪减慢了你的新陈代谢。另一个常见的误解是，如果没有超重或者在镜子中看到自己难看的赘肉，就不需要担心脂肪过多。但医学研究告诉我们，即便是苗条的人，其体内脂肪量也可能达到危险的数值。

另一方面，脂肪也可以有助于健康，因为脂肪实际上是一个器官。没错，脂肪就像你的心脏、肝脏和肺一样，是一个器官。事实上，脂肪释放出的激素控制着你的许多其他器官甚至大脑的正常功能。同时，脂肪也是我们身体重要的产热器。脂肪不仅提供了一层抵御寒冷的屏障，一种被称为"棕色脂肪"的独特类型脂肪还可以燃烧掉你身体中段和其他部位的多余脂肪。通过燃烧脂肪产生能量，棕色脂肪能够提高你的新陈代谢。当然，脂肪也是一种缓冲物质，但它的作用远不止于此。因此，我们的目标并不是要摆脱所有的身体脂肪，你只是需要驯服它。

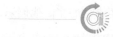
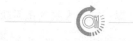

　　每个人的一生中都有这样的时刻：他们的头脑中灵光一闪，突然有了一个足以改变他们的整个世界的新发现。这样的时刻是每个科学家梦寐以求的。对我来说，那就是当我意识到，那些激活身体健康防御的食物也会触发改善新陈代谢，并减少身体脂肪的细胞活动的时刻。这些化合物被称为"生物活性物质"，我意识到它们正是我的读者们变苗条的关键。

　　在进行更深入的科学探究后，我发现生物活性物质可以通过多种方式帮助减轻体重。有些食物可以阻止脂肪细胞扩大，有些可以将"坏"的脂肪细胞变成"好"的脂肪细胞，还有一些食物可以重新定向脂肪干细胞，从而避免它产生更多的危险脂肪。此外，某些食物还可以刺激棕色脂肪区域，意味着你可以通过吃来激发好脂肪去燃烧掉体内的坏脂肪。换句话说，你可以用脂肪打败脂肪。

　　并非所有的卡路里[1]都是一样的，我的研究证明了这一点。摄入正确的食物可以帮助你改善和提高新陈代谢，摆脱多余的身体脂肪，同时提升你的健康水平。在这本书中，你会了解到这些发现是如何做出的，还会看到一份独特的清单，包含150种我发现的真正能对抗脂肪的食物，全都有来自人体研究的证据。

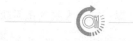

　　当你看到我列出的对抗脂肪的食物清单时，你就会发现，驯化身体脂肪不需要太辛苦或做出太大牺牲。相反，你可以在享受美食的同时改善你

---

[1] 卡路里是热量的非法定计量单位，1 卡 =4.18 焦。本书中出现的"卡路里"大多是作为热量 / 能量的代名词。如涉及热量单位，均以"卡"表示。——编者注

的新陈代谢。虽然这听起来像个悖论，但科学证明并非如此。此外，驯化身体脂肪也并不会花费很多或操作起来很复杂，清单上的大部分食物都能在普通的食杂店买到。一想到用这些食物可以制作的美食，我就开始流口水了。改善新陈代谢的食物也可以很美味！

我在宾夕法尼亚州匹兹堡长大，这座城市曾以钢铁和玻璃工业闻名，而现在被公认是医疗创新的圣地（还有一些很棒的餐厅），在那段成长的时光里，我对美食产生了浓厚的兴趣。匹兹堡坐落在 3 条河流和 446 座桥梁之间，是一个拥有多种族社区的城市。当我还是个孩子的时候，在国民竞技场（Civic Arena）会举办一年一度的匹兹堡民间艺术节。这座现已被拆除的体育馆有着独特的可伸缩圆顶屋顶，曾被用作多部电影的背景。[1]

在节日期间，居住在这座城市中的 40 多个不同民族的人（包括意大利人、德国人、匈牙利人、斯洛伐克人、波兰人、希腊人、中国人和菲律宾人），会搭起一长排五颜六色的小吃摊，向饥肠辘辘的观众售卖来自他们祖国的特色小吃。诱人的美食的香味会弥漫整个场地。我喜欢一边品尝各种传统美食，一边听摊主讲述每道菜背后的民族传统。通过这些经历以及家庭和社区的关系网络，我的童年充满了来自世界各地的美食的味道和故事。

数十年后的现在，我仍然着迷于享受美食。这是我每天都在期盼的事情，在我心目中与享受健康同等重要。许多人没有意识到，这两个目标——品味美食和享受健康——实际上是同一件事；至少它们应该是同一件事。基于 30 多年的科学研究，我知道正确的食物可以激活身体的自愈力。与常见看法相反，对激活健康最有帮助的食物同样也能带来最棒的享受。为健康而吃能惊艳你的味蕾，并给你的生活带来新的味觉上的愉悦。

当谈到为了快乐和健康而吃时，我将目光投向了世界上我熟悉和喜爱

---

[1] 如《匹兹堡的救世鱼》（1979）、《突然死亡》（1995）、《摇滚巨星》（2001）、《情色自拍》（2008）、《我配不上她》（2010）等。——如无特别说明，本书脚注均为作者注

的两个地方：地中海和亚洲。这两个地区都以其丰富多样的美食而闻名，食物的治愈力量早已深深融入了他们的饮食文化。现代西方医学大部分起源于意大利和希腊。医学之父希波克拉底就来自希腊的科斯岛，直到今天，他的"希波克拉底誓言"仍然会被每个医学生在毕业并获得医师头衔的那一天背诵。英文里有两个表示医生的词，分别为 physician 和 doctor。Physician 一词来自拉丁文 physica，意思是"自然"；而 doctor 一词来自拉丁文 docere，意思是"教导"。

在希波克拉底生活的古希腊时期，营养被用作治疗的手段，"让食物成为你的药物，让药物成为你的食物。"这句话反映了那个时代的思想。[1] 然而，讽刺的是，今天大多数医生对现代营养学方面的了解都严重不足。很少有医生能和他们的病人分享对食物和健康的正确理解。医学院的教育强调药物对治疗疾病的重要性，却忽略了维持健康的自然解决方案。因此，尽管营养曾是医生工具箱中的重要工具，但一代又一代的医生已经越来越远离了药物的根源。

在亚洲文化中，食物也是健康的核心，这里拥有世界上最古老的医疗系统。中医可以追溯到 3 000 多年前，它植根于这样一个概念：你的健康是阴阳两种力量平衡的结果，而这种平衡会受到不同食物特性的影响。最早的医学教科书之一是由孙思邈编写的，他被尊称为中国"药王"。他的《千金要方》写于公元 7 世纪的唐朝，那时正值中国文化的黄金时代。孙思邈在他的书中用了整整一卷的篇幅来介绍食物疗法，包括食谱、药材清单和适度饮食的建议。今天，中国医药是传统治疗方法与现代生物分子疗法的渐进式融合。

地中海和亚洲在传统上看似分隔遥远，然而 2 000 年前，"丝绸之路"

---

[1] 学者们认为这个说法来自希波克拉底，但并非直接引用。不过，"食物可以作为药物"的观点在当时一定是被接受的。

将这两个地区和它们的食物联系起来。这条道路是人类历史上最有影响力的贸易通道之一，促进了商品、思想和原料在许多不同国家和文化之间的交换。丝绸之路的走向在汉朝基本奠定，许多我们熟悉的食物都经由它从中国运往西方国家，西方国家的许多食物也经由它运往中国。

在我就读医学院之前的那个间隔年，我开始认真思考这些饮食文化。我很想了解食物是如何影响文化、社会和健康的，因此我先去了意大利和希腊（远在地中海饮食流行之前），然后又去了中国进行亲身体验。我先后去了伦巴第、利古里亚、威尼托、圣山和基克拉迪群岛，然后又游历了河北、山西、四川、湖南和江苏等省。在这些地方，我与当地人一起生活和饮食。这些经历在我心中种下了一个想法，后来发展成了我自己独特的饮食风格，我称之为"地中海－亚洲饮食法"（MediterAsian）。这种饮食方法结合了这两个地区的精华，使用了许多既美味又能改善新陈代谢的食材，有关这些食材的内容你都将在本书中读到。

地中海－亚洲饮食法是我每天遵循的饮食方式，我选择食物的灵感来自这些跨文化的传统。我将在书中向你描述这种饮食方法，并为你提供一些我的私人食谱，这些食谱中均含有我喜欢吃的能抗击脂肪的成分。地中海－亚洲饮食法可以帮你轻松改善身心健康。

本书的受众是所有能从更好的新陈代谢中受益的人——也就是所有人，所有想要更长寿，同时享受生活的更多乐趣的人。无论处在青年、中年、老年哪个年龄段，你都可以运用身体脂肪的新科学，通过食物来促进新陈代谢，达到身体的最佳状态。

如果你的医生说你该减掉一些体重了，或者你一直在为如何更好地控制体重而苦苦挣扎，本书将为你提供既能实现目标又能在饮食中找到（甚至增加）乐趣的方法。特别是如果你有慢性健康问题，减少多余的身体脂肪将帮助你利用新陈代谢，来抗击包括癌症、心血管疾病、糖尿病、自身免疫性疾病、痴呆在内的一系列疾病。增强新陈代谢对你身体的每一部分都有好处。

说了这么多，我也必须讲一下这本书不适合什么人看。

这本书不适合极端节食者，那些希望在几天内大量减重，或者不顾健康代价只一心追求火辣身材的人。如果你寻求的是快速和暂时的减肥方法——这样的方法必然会导致反弹——请你移步别处。本书的目标是帮助读者利用自己的新陈代谢和身体对食物的反应来减掉脂肪，并增进身体健康，这会带来持久的益处。

《吃出代谢力》一书共分为三个部分。第一部分讲述了身体脂肪与健康防御系统之间是如何紧密联系的，以及脂肪在支持身体健康方面不可或缺的重要作用。你将了解到胎儿在子宫里时脂肪是如何发展的，以及在从婴儿到儿童、青少年甚至成人之后的成长过程中，脂肪是如何塑造你的身体的，还有脂肪在男性和女性身上表现出的某些差异，与在其他许多方面表现出的共性。然后，我将分享有关人类新陈代谢的新发现，这些新发现可能会颠覆你对食物、脂肪和能量的理解。你将看到棕色脂肪对新陈代谢的修复作用，以及我们如何发现食物可以激活棕色脂肪以对抗其他脂肪。你没看错，真的可以用"吃"来减少脂肪！本书揭示了许多存在于食物中的、能对抗脂肪的生物活性物质，并说明了它们如何以不同的强有力的方式让脂肪乖乖听话。

　　在第二部分中，我将带你进行一次虚拟食杂店购物之旅，在旅程中，我会向你展示如何轻松找到含有强大生物活性物质的食物，这些物质能够改善新陈代谢并合理精简脂肪。我们会去到商店的不同区域，从外围到中间过道，寻找许多让人意想不到的、能够促进代谢的成分。我将重点指出那些在对抗身体脂肪方面有科学依据的食物，并推荐我最喜欢的符合地中海－亚洲饮食法的食物。

　　在第三部分，我会提供一些指导建议和一个具体计划，教你如何开启自己的地中海－亚洲饮食计划来调整新陈代谢。该计划是个性化且灵活的，我会告诉你如何开始并坚持下去，并适应生活中一些难以避免的变化。这个计划将帮助你建立并维护一个健康的新陈代谢系统，使你受益终生。

　　为了最大限度地利用这本书，建议你按顺序阅读各个章节，而非直接跳至第三部分关于地中海－亚洲饮食法的内容。通过第一部分的阅读，你将重建对身体脂肪、新陈代谢及它们之间相互作用的整体理解。在进入第二部分之前，请充分理解身体脂肪的重要性，并意识到通过食物提高健康水平的意义。在第二部分中，你将了解所有有益于新陈代谢的食物。如果你拥有一本实体书，请用笔标记自己喜欢或感兴趣并想要尝试的食物。如果你是在图书馆阅读，则可以用手机拍照记下食物，以便在购物时快速找到它们。最后，快速浏览第三部分，熟悉整个计划，再深入并进行尝试，然后再回头阅读如何最大程度地发挥其效益的说明和提示。

　　当熟悉了地中海－亚洲饮食计划的所有步骤后，你就可以选择一个恰当的时间把它融入生活。你可以使用第三部分的二维码，来获取规划指导、实用技巧，以及我随着科学发展进程提供的更新。

准备好迎接新的生活体验吧。采用我的可持续的反节食饮食法，你能够改善新陈代谢，收获健康和乐趣。你会发现，享用美食和拥有健康完全可以同时实现——我将向你展示如何做到。本着地中海亚洲饮食的精神，我要对你们说：

祝你有个好胃口，用餐愉快，干杯！

PART
ONE
第一部分

了解脂肪

我们的身体是一架活机器。身体是为了生命而构造的。让生命在身体里自由自在，别干预它，让它自己保护自己。

——列夫·托尔斯泰《战争与和平》

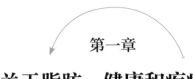

第一章

关于脂肪、健康和疾病的惊人科学

你不是唯一一个听到"脂肪"这个词就会产生强烈情绪反应的人。我们的语言中充斥着诸如"超重""肥胖""沉重"这样的词,这些词会让人产生被评判、不适、失望甚至恐惧的感觉。当我们在浴室镜子里看到自己身上的脂肪时,往往会感到不悦,因为这仿佛意味着我们不够健康。即使在食杂店里,当我们在肉铺区看到一块肉上有一层脂肪时,也会觉得不舒服。脂肪经常被人们嫌恶,但是我要告诉你的是,脂肪并不像我们想象中那样一无是处。

事实上,脂肪是人体最重要的组织之一。它支持着心脏、肝脏和肾脏等器官的工作:心脏泵血,肝脏为血液排毒,肾脏为身体排出废物和多余液体都需要脂肪提供的能量。实际上,脂肪对人体内每个器官的运作来说都是必不可少的。没有身体脂肪,人会变得骨瘦如柴,憔悴不堪,超瘦是一种令人震惊的形态。如果停止进食,你的身体将耗尽所有维持生命的能量,并在几个月内死亡。在没有食物时,你的身体可以燃烧贮存的脂肪来维持一段时间的生存——对一个女性来说,脂肪会在 9 周内消耗殆尽,而对一个中等身材的男性来说，脂肪则会在 7 周内被消耗完毕。[1]

当身体暴露在寒冷环境中时，脂肪会像毛衣一样提供一层隔离，从而保护身体免受寒冷的伤害。此外，当发生意外摔倒等情况时，脂肪还可以起到缓冲作用，防止内脏受到损伤。更令人惊讶的是，科学发现脂肪本身其实是人体的一种器官，它能够释放激素和化学信号，控制大脑、心脏、免疫系统及几乎所有健康系统。因此，脂肪并不是一种可怕的存在，反而应该受到尊重，尽管我们确实需要学会控制它。

脂肪过剩问题

过量的身体脂肪确实会对健康造成危害，即使对身材苗条的人来说。一个常见的误解是，只有在超重时，人们才需要担心身体脂肪。然而实际上，即便体重秤上的数字看起来"十分健康"，你的脂肪也可能是超标的。医学研究表明，每个人都需要关注他们的体脂量。

不论个头是大是小，过剩的身体脂肪都会增长，就像癌细胞一样。脂肪如同肿瘤，需要血液供应来滋养自己。在变大变危险的过程中，生长的脂肪组织必须通过一个名为"血管生成"的过程募集新的血管，从而获得更多血液供给——癌症也是如此。肿瘤依赖血管生成，快速增长的脂肪也一样。

---

[1] 一个体重为 70 千克的普通成年人体内含有 30 磅（1 磅约合 0.45 千克）脂肪，其中储存了 130 600 千卡的热量。女性每天平均需要消耗 2 000 千卡热量，男性每天平均需要消耗 2 500 千卡热量。这意味着，如果完全停止进食，脂肪在理论上可以提供 9.4 周（对于女性）和 7.4 周（对于男性）的能量。但实际上，器官衰竭可能在此之前就会发生了。

脂肪的这一特性已经通过癌症研究的手段得到了证实。马萨诸塞大学医学院的科学家们从因病态性肥胖而接受胃旁路手术的患者身上取下了一块腹部脂肪。他们将这一小块脂肪放在一个塑料盘子里，用营养液浸泡，并进行观察。在4天的时间里，新的血管像树枝一样向外发芽生长，仿佛脂肪正在努力喂养自己。该研究的两张照片展示了这个过程（图1.1）。左图中的黑块是一块脂肪，其上生长的血管呈星状爆发并向外辐射。右图则是一个近景特写视图：你可以看到单个血管细胞正在组合成细小的血管。[1]

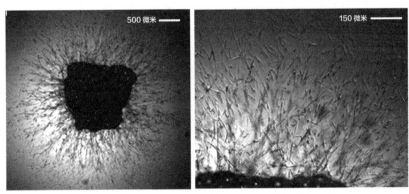

图 1.1　病态性肥胖症手术中切除的脂肪及其新生血管
（图片由马萨诸塞大学西尔维娅·科尔韦拉博士提供）

一旦脂肪增加了自己的血液供应，就会有更多氧气和营养物质流向并滋养细胞。但是，也和肿瘤一样，如果血液供应受阻，脂肪就无法增长。研究人员在实验室中已经证明，如果血管生成受到抑制，身体脂肪就会变少，体重也会随之减轻。[1][2] 即使饮食没有变化，采用抑制血管生成的药物也会让脂肪组织"挨饿"，从而达到瘦身效果。[2] 切断肿瘤的血液供应是医生治疗癌症的有效方法，而现在这种被称为抗血管生成疗法的方法，也被

---

[1] 图经 O. 盖勒克曼，N. 古塞瓦等人许可转载，"人类肥胖的存储特异性差异及皮下脂肪组织血管生成不足"，《循环》2011 年第 123 卷第 2 期，186–194 页。
[2] 此类注释为参考文献，可于书末尾扫码阅览。——编者注

用于体脂的控制。

　　然而，好消息是，你不需要用药物来切断脂肪的血液供应。这种方法已经被借用来研究食物的效用，因为许多食物含有的天然化学物质可以切断脂肪的血液供应，并使脂肪变小。例如，绿茶含有一种被称为表没食子儿茶素没食子酸酯（EGCG）的生物活性化合物，它是一种有效的血管生成抑制剂。[3] 临床研究已经测试了绿茶的提取物，结果显示饮用绿茶可以减少腹部脂肪、缩小腰围。[4] 韩国仁荷大学的研究人员在韩国基因组和流行病学研究中对 10 030 名受试者进行了检查，发现每周饮用 4 杯或更多绿茶的女性，腹部肥胖的风险降低了 44%。[5] 这一切都说明：

　　你可以用吃来对抗脂肪。

用吃对抗脂肪

　　我们一直知道少吃有助于减肥。但令人惊喜的是，我们现在已经找出了那些可以帮助燃烧多余脂肪的食物。这些食物可以促进你的新陈代谢，这对你的健康至关重要。你没看错：吃正确的食物可以帮助你减少脂肪并改善新陈代谢。更妙的是，这些食物还能提高你身体的健康防御能力，一举三得。

　　如果你是因为想减肥而阅读本书，那么你以前可能尝试过节食。你的体重也许暂时减轻过，但很快又反弹回来，因为大多数节食方法都很难长期坚持。你可能对那些充满限制和禁止的节食方法感到失望，因为它们不仅麻烦，还剥夺了你的乐趣，这完全可以理解。我们天然想要享受生活，想要不畏惧食物。因此，你可能会问："有没有一种方法能让我在享用美食的同时对抗脂肪？"

答案是肯定的！我将告诉你这如何实现。

在接下来的章节中，你将学习如何在享受美食的同时减少有害脂肪，改善新陈代谢，并且愉快地吃。我还会向你展示如何将最新的研究成果融入你的日常饮食当中。

选择正确的食物可以让你的健康更上一层楼。我在上一本书《吃出自愈力》中，对人体的健康防御系统做了全面介绍。在那之后，医学研究让我们有了更深入的理解，知道健康防御系统与身体脂肪以多种方式相互作用。这意味着，提高健康防御能力的饮食，也有助于控制身体脂肪。过多的身体脂肪也会直接妨碍健康防御系统，使你更容易受到疾病的侵害。在第一章中，我将首次阐述食物、脂肪和身体的5个健康防御系统之间的奇妙联系。接下来，就让我们仔细看看这些系统是怎样工作，以及如何与你的身体脂肪相互作用的吧。

捍卫健康的英雄：脂肪和你的 5 个防御系统

血管生成系统

血管生成的英文是 angiogenesis。这个单词的前缀 angio 意为血管，而 genesis 意为生长。你的身体有6万英里[1]长的血管——足够绕地球两圈，它们构成了你的循环系统。这些血管是血液及其携带物质的高速路和小道。

---

[1] 1 英里约合 1.61 千米。——编者注

你的血管生成防御系统会把氧气和营养输送到你体内的每一个细胞。血管健康时，你的器官才会是健康的。这个防御系统在任何时候都要维持适当的血管数量。

如果你有伤口需要愈合，或你正在增肌，或者你正处于孕期，腹中孕育着新的生命，你的血管生成系统就会立刻开始运作，在需要的地方长出新的血管：数量不多不少，恰到好处。另一方面，这个系统也会进行自我调整，防止形成过多的血管，也会精简多余的血管。简而言之，为了保持良好的健康，你需要让血管生成系统运作起来，促进循环。

当你的血管生成系统出现问题，血管过多或不足时，会引发 70 多种疾病。一些最常见的疾病包括肥胖、癌症、糖尿病、关节炎，甚至阿尔茨海默病。血管生成不足会导致伤口难以愈合，心脏和大脑缺氧以及器官衰竭。另一方面，血管过多会让体内的液体和血液泄漏，导致器官损伤。如果血管泄漏发生在你的眼睛里，会导致视力下降，比如老年黄斑变性和糖尿病性视网膜病变。

癌症会通过增生新的血管来给癌细胞带来营养和氧气，从而阻碍你的血管生成防御系统。这便让肿瘤得以生长和扩散（转移）。一个经过强化的强健的血管生成防御系统可以阻止这种情况发生。没有新的血液供应，肿瘤的直径将保持在 2～3 毫米，比圆珠笔尖大不了多少。然而，如果癌症成功地劫持了血管生成系统，新的血管就会往肿瘤里长，滋养癌细胞，让肿瘤能入侵周围的器官并进行致命的扩散。切断肿瘤的血液供应以缩小肿瘤是癌症治疗的基础，被称为抗血管生成疗法。

同样的原则也适用于脂肪。脂肪的质量越大，就需要越多的血管来维持营养供应。切断一块脂肪的血液供应，它就无法长大。

然而，与癌症不同的是，血管在你出生的时候就已经在你的脂肪里了。对重度肥胖人群的研究发现，他们的腰围越大，就会存在越多的血管为脂肪提供营养。[6] 血流对脂肪是至关重要的。正如我前面提到的，在手术中摘除的一块腹部脂肪被放在盛满营养液的塑料盘子里后，很快就会长出新的血管，试图滋养自己。

有超过 100 种食物可以通过刺激或抑制血管生长来强化你身体的血管生成防御系统。除了绿茶之外，姜黄、大豆、人参和西兰花等食物都能阻止血管给癌细胞提供营养，而且它们还能抑制脂肪细胞的生长。[7] 其他支持血管生成防御系统的食物，如水果皮、大麦，甚至海鲈鱼，都可以刺激有益的新循环以增强愈合力。值得一提的是：抑制血管生成的食物不会使你的器官缺少营养，而刺激血管生成的食物也不会促使癌症发展。你的身体设计得很巧妙，当它面对健康的食物时，它只汲取它所需要的东西，不多也不少。[8]

再生系统

你的身体内存在一种特殊的细胞，名为干细胞，它们负责持续地再生和修复内脏器官。这些细胞具有惊人的能力，能够在身体需要时转化成任何类型的细胞。从出生时起，你的身体中就有 7.5 亿个这样的干细胞，它们存在于骨髓、皮肤和脂肪中。在你的一生中，每当受损的器官需要修复，或者像肌肉、脂肪那样的器官需要生长时，你的干细胞就会被激活。

干细胞进入你的血液，循环到需要它们的位置，然后在器官中再生组织。这可以发生在你身体的任何地方，比如你的肠道、神经、血管、肌肉、骨骼、肝脏、肺、睾丸、卵巢，甚至你的心脏和大脑等重要器官。你的血液细胞和免疫系统不断被干细胞补充，以保持活力，随时准备行动。

脂肪中含有一种叫作前脂肪细胞的特殊干细胞。这些细胞对你的健康至关重要。前脂肪细胞产生能够释放激素的脂肪细胞，帮助你的新陈代谢系统处理血糖和血脂。激素也会影响你的生殖系统，而生殖系统反过来又与脂肪相互作用。[9] 你的前脂肪细胞也会产生保护性的脂肪垫，在发生碰撞时保护你的器官。

当饮食导致前脂肪细胞过度活跃并生成过多脂肪细胞时，问题就来了。过多脂肪会破坏激素平衡，因此前脂肪细胞需要被控制。食用蓝莓、枸杞和姜黄等食物能抑制前脂肪细胞，使其不至于过分活跃，产生过多的新脂肪细胞。[10]

另一种生活在你脂肪中的干细胞被称为脂肪基质细胞（ADSC）。这些特殊的细胞生长在嵌在脂肪堆中的结缔组织的网状结构里。脂肪基质细胞有一种天赋：它们是血管建造大师，而这些血管是健康的脂肪组织茁壮成长所必需的。但是，当它们过度活跃时，也会产生不利的血液供应，滋养和扩大腰部、下巴或其他部位的脂肪。

医学研究人员已经发掘了脂肪基质细胞的力量，他们将其从人体脂肪中提取出来并注射到身体的其他部位，以激发它们的再生能力。研究人员使用抽脂术来收集脂肪基质细胞，这与整形外科医生进行身体塑形时使用的方法相同。干细胞像种子一样被收集和培养，然后被直接注入需要修复的器官。[11] 这种 ADSC 疗法正处于临床试验阶段，用于使心力衰竭患者的心肌再生，使帕金森病患者的脑细胞再生，以及使脊髓严重受损患者的神经再生。所有接受了 ADSC 疗法的患者，病情都有了显著的临床改善。[1]

在一个具有里程碑式意义的案例中，一名年轻人不幸严重跌伤，其颈部脊髓受损，导致四肢瘫痪，双手和双腿均无法移动。这名患者接受了将自己的脂肪基质细胞注射到脊髓中的试验，试图利用其让神经再生。[12] 治疗后数月内，他的运动能力开始恢复，其进展如图 1.2 所示。纵轴表示他移动的能力，横轴表示接受 ADSC 疗法后的时间。位于下方的折线反映患

---

[1] 如果你对脂肪基质细胞临床试验感兴趣，可以去美国国立卫生研究院的临床试验网站（www.clinicaltrials.gov），在搜索栏输入"脂肪基质细胞"和疾病名称。

者手臂的数据，上方的折线则反映腿部的数据。经过 48 个月的脊髓再生，他的情况明显改善，瘫痪得以逆转——这是医学领域前所未有的壮举！

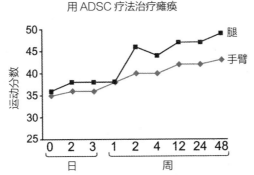

图 1.2　脊髓损伤后注射 ADSC 的结果
（图片由黛安娜·萨维尔提供，改选自 M. 比顿，A.B. 迪茨等，"CELLTOP
临床试验"，《梅奥诊所学报》2019 年第 95 卷第 2 期，406-414 页。）

值得一提的是，许多食物可以在不增加身体脂肪的情况下刺激器官的再生。事实上，一些食物在抑制前脂肪细胞产生更多脂肪的同时，还能促进再生性愈合。蘑菇、大麦、可可等含有 ω-3 脂肪酸的食物，还有咖啡和茶都已被证明可以促使更多的干细胞被释放到血液中以促进再生，但是，你马上就会知道，这些食物同时也能对抗脂肪。[13]

微生物组系统

你的微生物组是由近 40 万亿个细菌、病毒和真菌组成的健康防御系统。这些生物体主要生活在你的下消化道，但也会生活在你的皮肤和身体的每个孔窍中。令人意想不到的是，细菌对你的健康尤其重要。它们能调节你的新陈代谢，降低血糖，减少胆固醇，抑制炎症，增强免疫力。你的微生物组还能加速伤口愈合，并通过向你的大脑发送信号，指示它释放改善情绪的重要激素，如催产素、血清素和多巴胺，从而影响你的情绪健康。

　　当微生物组被破坏时，你的身体和精神健康就会受到严重影响。越来越多的证据表明，微生物失调，即体内微生物组受损的状态，会引发一系列疾病，如肥胖、心血管疾病、癌症、自身免疫性疾病、肠易激综合征、阿尔茨海默病、抑郁症、精神分裂症、肌萎缩性侧索硬化，甚至自闭症等。肠道的细菌组成甚至会影响癌症治疗的效果。微生物组的健康状态是一个生死攸关的问题。[14]

　　你的微生物组与身体脂肪密切相关。来自圣路易斯华盛顿大学医学院的研究人员研究了 54 对不同体型的双胞胎，并通过粪便样本检查了他们的微生物组。研究人员发现，体型苗条与体型肥胖的双胞胎有着不同的肠道细菌组合。[15] 此外，体型苗条者在体内 300 余种细菌的基因上也与肥胖者存在差异。[16]

　　肠道内细菌的多样性也很重要。一般来说，多样性越大，你的健康状况就越好。瘦的人比胖的人有更多样化的微生物组。值得注意的是，你可以通过吃进去的食物直接影响你的微生物组，在饮食中摄入更多果蔬的人，比那些不吃水果和蔬菜的人在肠道中拥有更加丰富的细菌种类。在你体内的数万亿细菌中，有一种名为嗜黏蛋白阿克曼菌（以下简称 Akk 菌）的特殊细菌扮演着尤为重要的角色。Akk 菌在控制体重、代谢和免疫等方面起着关键作用。研究人员发现，瘦的人比胖的人拥有更多的肠道 Akk 菌。[17] 即使在超重的人群中，也是拥有更多 Akk 菌的人腰臀比更小，脂肪细胞也更小。[18] 一些食物，如石榴、蔓越莓、姜黄、绿茶和辣椒等，有助于促进 Akk 菌在肠道中的生长，因为这些食物可以促进肠道分泌更多的黏液，从而创造出适宜该种细菌生长的环境。此外，这些食物还有助于促进癌症患者对免疫疗法的反应，因为 Akk 菌在癌细胞的免疫破坏中能发挥作用。[19]

　　你的微生物组在你还是胎儿的时候就开始发育了，但随着你的经历和食物选择，它会在你一生中不断被塑造。在你抚摸宠物，拥抱家人和朋友，在学校、工作场所、餐馆和商店接触物品以及度假时，细菌都会在不知不觉中进入你体内。你吃的东西会直接影响到你的肠道细菌健康。当食用植物源性食品[1]时，膳食纤维会滋养你的微生物组。得到足够充分的营养后，这些细菌会产生三种重要的代谢物——乙酸盐、丁酸盐和丙酸盐，它们也被称为短链脂肪酸。微生物组给身体带来的很多健康益处，包括提高新陈代谢以及降低血液中的胆固醇，都归功于这些脂肪酸。

含有大量膳食纤维的食物被称为"益生元食物"，它们能够滋养你体内的生物群，你的肠道细菌。绿叶蔬菜、水果（如苹果、梨和猕猴桃）、蘑菇、全谷物，还有像核桃和夏威夷果这样的坚果都属于益生元食物。"益生菌食物"则指的是含有对肠道生态系统有益的活细菌的食物，如泡菜、酸菜、酸黄瓜、酸奶、开菲尔[2]、味噌、豆豉和奶酪等发酵食品。含有纤维的发酵食品，如由腌白菜制成的韩国泡菜和德国酸菜，既是益生元食物又是益生菌食物。细菌在发酵食品中生产并释放的产物被称为"后生元"，它们也对增强新陈代谢有帮助。

DNA 保护系统

你的 DNA 是一条总长 6 英尺[3]的、由遗传物质构成的螺旋长带，你体内共有 40 万亿个细胞（与你体内细菌的数量非常相似），而它盘绕在其中的每一个细胞之中。这条长带包含了你的遗传密码，即细胞制造维持生命

---

[1] 指以植物的种子、果实或组织部分为原料，直接或加工后为人类提供能量或物质来源的食品。——译者注
[2] 开菲尔，一种类似于稀酸奶的发酵乳饮品，起源于高加索地区。——译者注
[3] 1 英尺约合 0.3 米。——编者注

所需蛋白质的指令。然而，只有不到 2% 的 DNA 用于指导蛋白质的生成。你大部分的 DNA 被用于协调体内 200 种不同类型的细胞的运作，使它们能够发挥作用，保证你的健康。

你的 DNA 是一个防御系统，保护遗传密码免受日常环境中的伤害，比如紫外线辐射、来自地面的氡、饮用水中的微塑料、墙壁涂料、地毯和家具释放的化学物质。这些环境会产生名为自由基的高活性原子，它们像暴躁的武士一样猛烈攻击你的 DNA。如果不进行修复，受损的 DNA 会产生突变，导致细胞异常，最终引发癌症。

过剩的身体脂肪也会在体内产生自由基，并增加致癌突变的风险。[20]情绪问题、睡眠不足、缺乏锻炼、运动过度，或摄入超加工食品[1]、烤肉、化学防腐剂等都会产生有害的自由基。

幸运的是，受损的 DNA 能够进行自我修复。没有这种健康防御机制，你也无法坐在这里读这本书。你可以利用食物来增强（或减弱）修复机制的强度。猕猴桃、胡萝卜、豆类、草莓和富含 ω-3 脂肪酸的海鲜等都可以促进 DNA 修复。

除了自我修复之外，DNA 中的一部分还可以根据你的饮食、生活方式以及所处的环境被开启或关闭。这些被称为表观遗传变异。这种变异可以通过启动有益的基因或阻断有害的基因来保护你的健康。例如，当你的DNA 中的肿瘤抑制基因被开启时，可以保护你免受前列腺癌、乳腺癌和结肠癌的侵害。大豆、卷心菜、甘蓝、球花甘蓝、西兰花芽、姜黄和绿茶等食物都可以开启这些保护基因。[21]

另一种表观遗传变异被称为甲基化，与体重下降有关。在甲基化过程中，基因的功能被一种叫作甲基的化学结构改变。这种结构会直接插入你

---

[1] 指在已经加工过的食品基础上再加工的食品。——译者注

的 DNA 中，就像一把插进传送带的螺丝刀。它会阻止某些能够产生腹部脂肪并扰乱新陈代谢的蛋白质的形成。

甲基化影响的是 DNA 的功能而非结构，这是 DNA 健康防御系统中特别的一步。挪威科技大学的科学家们进行了一项研究，对比了 60 名 23 岁至 31 岁的苗条女性和 60 名肥胖女性的 DNA。研究发现，与肥胖的人相比，苗条的人的 DNA 中有 10 个特定位点的甲基化程度更高，阻断能力也更强。[22]

西班牙马德里的卡洛斯三世健康研究所的研究人员发现了 DNA 和脂肪之间的另一种联系。[23] 他们追踪了 131 名 4 岁至 9 岁的肥胖儿童的 DNA 变化。这些孩子接受了为期一年的个性化地中海饮食计划，并接受了体育活动监督。研究人员在计划开始后 4 个月和 12 个月时分别对他们的 DNA 和身体特征进行了检查。在这两个时间点上，饮食和生活方式的改变都让他们的身体脂肪减少了。研究人员在检查孩子们的 DNA 时发现，那些 DNA 甲基化程度更高的孩子腹部脂肪更少，体重更轻，新陈代谢更好，而且体重减轻得更多。

DNA 保护健康的另一种方式是通过一种叫作端粒的结构达成的。这个结构可以防止你的 DNA 末端磨损。随着年龄的增长，端粒会像燃烧的蜡烛芯一样变短。如果能减缓这个缩短过程，就能同时减缓细胞的衰老。例如，有规律的运动和高质量的睡眠可以减缓端粒的缩短，因此这二者都对健康十分重要。

肥胖的人体内的重要端粒受损速度更快。与同龄人相比，超重的儿童和青少年的端粒更短。这种影响在成年人和老年人中更加明显。[24] 在一项由加利福尼亚大学旧金山分校主导的健康、衰老和身体成分的研究中，研究人员检测了 2 721 名 70 岁以上的受试者的身体成分和端粒长度。[25] 结果显示，身体脂肪比重较低和腹部脂肪较少的受试者端粒较长。好消息是，人们已经发现某些食物可以减缓端粒的萎缩，这些食物中有许多都是地中海－亚洲饮食中的常见食物，它们也可以对抗身体脂肪。照顾好你的DNA，就是照顾好你的健康。

免疫系统

到目前为止，在人体的 5 个防御系统中，我们最熟悉的就是免疫系统。它可以保护身体免受外界入侵者（如环境中的细菌和病毒）和潜伏在身体内的威胁（如癌细胞）的伤害。一个健康的免疫系统可以抵御各种来源的疾病。

你的免疫系统有 70% 存在于你的肠道中，与肠道微生物组相互作用，还有一部分免疫系统则嵌在你的脂肪组织中。与你身体的其他防御系统一样，免疫系统也会受到饮食的影响。

你的免疫系统由先天性免疫和后天性免疫两个主要部分组成。先天性免疫反应迅速，但只能以同样的方式做出反应，就像一把钝器。这部分免疫系统会引发炎症，这是你的身体面对入侵者时必要而暂时的反应。后天性免疫则更加智能，但反应更慢。经过训练后，后天性免疫能够识别敌人，并发展出复杂的反应来应对每个威胁。在后天性免疫里，T 细胞和自然杀伤细胞（也叫大颗粒淋巴细胞）共同合作，对付入侵者，同时免疫 B 细胞在这里经过学习产生抗体。当你对抗病毒感染、接种疫苗、被蜜蜂蜇伤或接受癌症免疫疗法以训练免疫系统寻找和摧毁癌细胞时，后天性免疫就会被激活。这两个免疫系统的各个部分共同作用，就像一支由超级士兵组成的军队，每个人都拥有自己的特殊武器和战术，可以检测、摧毁和清除你身体内的入侵者。

一个健康的免疫系统能够区分"友军"（你的健康细胞）和"敌人"

（其他一切）。它会忽略你的正常细胞，而立即察觉并消灭像癌细胞这样的威胁。这个系统能够在敌人发展成真正的危险之前将其迅速消灭。通常情况下，在我们体内形成的微小癌细胞不会导致疾病，因为它们在发展成明显的肿瘤之前就被消灭了。[26] 免疫系统弱的人更容易患上危险的癌症，因为这些微小的癌细胞没有被及时发现，能够在体内生长并造成伤害。[27]

你的免疫防御系统发挥作用的方式类似于汽车收音机上的音量控制。如果音量太低，输出就会不足，这类似于免疫缺陷；如果音量太高，噪声就会变得让人难以忍受——这就是哮喘，严重的食物过敏，甚至花粉热的产生机制。控制炎症对你的身体健康至关重要。轻微的炎症可以帮助抵御感染，但在战胜感染后，炎症必须随之消失。如果炎症持续存在并演变为慢性病，就会对你的器官造成损害。癌症、心脏病、痴呆症、糖尿病、自身免疫性疾病和肥胖都是慢性炎症会引发的一些疾病。[28] 稍后你会了解到，慢性炎症是由过剩的身体脂肪引起的。

事情是这样的：正常的脂肪组织中有大约 5% 的细胞是巨噬细胞，这是一种对抵抗疾病来说十分关键的免疫细胞，它们能帮助维持脂肪充足的血液供应，还能清除死亡的脂肪细胞。然而，如果你的脂肪膨胀到有害健康的大小，积累过多的巨噬细胞，就会引发炎症。[29]

哥伦比亚大学的一项研究对肥胖者和苗条者进行了脂肪活检，以比较他们的免疫细胞。[30] 研究人员发现，在肥胖者身体中，巨噬细胞在脂肪的所有细胞中占比高达 40%，比正常水平高出 8 倍。[31] 巴黎人类营养研究中心的另一项研究发现更加惊人：与瘦人相比，病态肥胖人群脂肪中的巨噬细胞数量增加了 16 倍。[32] 在接受胃旁路手术、体重急剧下降后，病人脂肪中的巨噬细胞减少了一半。控制身体脂肪可以降低脂肪内免疫细胞的数量和活动水平，从而减少体内的炎症。

过量的身体脂肪不仅会导致炎症细胞过度活跃，还会削弱免疫防御系统中其他重要部分的功能。肥胖人群的 T 细胞免疫监视能力较弱，也更难消灭外部的入侵者。这意味着这些人更容易受到感染，且更难从感染中恢复。[33] 这一点在 2020 年新型冠状病毒大流行的早期最为明显，当时研究人员很快发现，肥胖是新冠病毒致死的最大风险因素之一。[34]

食物在平衡脂肪对免疫系统的影响方面起着至关重要的作用，反之亦然。你摄入的食物可以帮你减轻炎症，提高免疫防御，缩小脂肪组织，从而使体重下降。蓝莓、木本坚果、蘑菇、大蒜和西兰花都是能激活免疫细胞功能并减少身体脂肪的常见食物。辣椒可以增加产生抗体的免疫 B 细胞的数量。[35] 牡蛎有提高免疫力和消炎的作用。番茄、红甜椒、木瓜、柑橘类水果、番石榴和草莓可以减轻炎症并减少自身免疫性疾病的发作。绿茶和鸡汤都有消除炎症的作用。[36] 高纤维的食物，如绿叶蔬菜、苹果、梨，以及小麦、燕麦和大麦等全谷物，都能为你的微生物组提供营养，从而产生能减轻炎症的短链脂肪酸。

身体脂肪与慢性疾病

身体脂肪和健康防御系统息息相关，对你的身体健康而言，这既是机遇也是威胁。机遇在于，通过强化防御系统可以控制多余的脂肪；脂肪也可以成为你的盟友，来提高健康防御力。而威胁在于，过多的脂肪会损害健康防御系统，增加患病风险。你的目标也许只是想在浴室的镜子里看起来更加苗条，但消除多余的身体脂肪还有一个更重要的原因，那就是减少它们在你体内造成的肉眼难以察觉的破坏。

最关键的是，当涉及身体脂肪时，你不能只看表象。下巴下面、躯干周围、腰线以上和大腿周围堆积的脂肪是最明显的，但苗条的、瘦小的身体里也可能堆积着不健康的身体脂肪，就像一只塞满了填充物的小火鸡。这些脂肪无法被直接看到，但它造成的破坏可以通过高血压、高胆固醇血症和高空腹血糖被发现。意识到你的内在健康并了解它是如何被过多的身体脂肪所影响是至关重要的。

血液检查可以说明很多问题。许多不超重，甚至身材苗条的人，都从医生那里听说他们有高血压。实验室检查结果显示他们的低密度脂蛋白胆固醇、甘油三酯和血糖水平过高。这些都是新陈代谢发出的警告信号，表明多余的脂肪正潜伏在你身体的某个地方。

最危险的脂肪类型是内脏脂肪。它挤在你腹部的空隙里，像面团一样包裹着内脏，紧紧挤压你的器官。内脏脂肪比皮下脂肪带来的健康风险更大——皮下脂肪是明显堆积在皮肤下面的软软的物质。内脏脂肪则像棒球手套一样包裹着你的肾脏、肠子，甚至心脏。它可以渗入女性的乳房，包围男性的睾丸和前列腺。正常体型的人在日常生活中很难意识到内脏脂肪的存在，直到爆发健康危机。

这就是为什么这本书不只是关于瘦身和减肥。与过剩脂肪做斗争的意义远远超越了满足虚荣心。这是为你的健康而战，对某些人来说，这甚至可能是为生命而战。当然，我希望通过改善外观来让你感觉更好，但我最主要的目标是帮助你获得健康，无论外表如何。首先，我将帮助你看到我所看到的：有哪些糟糕的证据能证明过剩脂肪会诱发你最害怕的疾病。

双重打击：癌症和糖尿病

过多的内脏脂肪是非常危险的。它会释放一种叫作细胞因子的化学信号，引发炎症，并使你的新陈代谢变得紊乱。内脏脂肪过量会增加你患心脏病、中风、糖尿病、阿尔茨海默病，甚至癌症的风险。威尔康奈尔医学院和纽约纪念斯隆－凯特琳癌症中心的一项研究检查了从接受缩胸手术的女性身上取出的乳房组织，发现35%的普通身材女性的乳房中存在有炎症的脂肪。[37]内脏脂肪引起的慢性炎症会提高血液中的胰岛素水平，这种情况被称为高胰岛素血症，是代谢困难的迹象。

高血浆胰岛素水平是导致乳腺癌的一个危险因素。[38]这也是一个不祥的征兆，预示着更大的因患癌死亡的可能性。美国国家卫生与营养调查项目对近一万人进行了一项为期10年的研究，结果显示，与血浆胰岛素水平正常的人相比，血浆胰岛素水平高的人死于癌症的风险增加了一倍。这种威胁甚至存在于非肥胖人群中。研究人员观察了6 718名正常体型的受试者，发现胰岛素水平高的人患癌症死亡的风险增加了89%。[39]

出现这种情况的原因是，血液中胰岛素水平过高会导致肝脏超量生产一种叫作胰岛素样生长因子 I（以下简称 IGF-1）的蛋白质。[40]这种蛋白质过多会直接诱发癌细胞的生长。IGF-1还会协助癌细胞劫持身体的血管生成防御系统。高水平的IGF-1会促使癌细胞产生一种叫作血管内皮生长因子（VEGF）的蛋白质，作为新血管生长并滋养肿瘤的养料。[41]你不会希望你的胰岛素或IGF-1长期处于高水平的。

身体对胰岛素的控制异常是代谢综合征的一部分。该综合征还包括高血糖、高血压、高血脂和内脏脂肪过多。如果你有代谢综合征，你就很有可能患上糖尿病、心脏病和癌症。代谢综合征使肥胖女性患子宫内膜癌的风险增加了一倍，即使在不超重的女性当中，患病风险也增加了38%。[42]男性也无法逃避内脏脂肪带来的代谢综合征的危险。发炎的脂肪会在前列腺周围堆积，这有可能引发更严重的前列腺癌，体重正常的男性也不例外。[43]

在盖茨基金会的资助下，健康评价与测量研究院进行了一项大规模的研究，研究了 2010 至 2019 年间来自 204 个国家的、被诊断出癌症的人的可规避的风险因素。研究发现，高体重是癌症的三大风险规避因素之一。[44] 结论表明，如果人们能够戒烟，减少酒精摄入，并通过降低身体脂肪和血糖来改善他们的新陈代谢，那么有高达 44% 的癌症死亡是可以避免的。

出于健康原因，没有人能承受过量内脏脂肪带来的危害。但好消息是，正确的饮食可以帮助控制这种脂肪。那么，如果你没能控制好内脏脂肪呢？让我们来看看更多的后果。

更高的心脏病风险

大多数过度肥胖的人都患有高血压。动脉中的液体压力长期过高，导致血压升高。高血压是导致所有心血管疾病的一个主要风险因素，包括冠状动脉疾病、中风和心力衰竭。过多的内脏脂肪容易引发高血压，其中一种作用方式是通过释放名为瘦素的激素。

实验室研究表明，瘦素会刺激交感神经系统，引发身体的战斗或逃跑反应，从而导致血压升高。[45] 下一章将进一步介绍有关瘦素的知识。血压升高会引发一系列类似多米诺骨牌的效应，损害健康。它会影响肾脏功能，而肾脏的作用是过滤体内多余液体。一旦这个过滤系统受损，被过滤的液体就会减少。于是，更多的液体积聚在体内，导致血压更高，形成恶性循环。液体积聚越多，血压升高越明显，肾脏受损就越严重，积聚的液体会变得更多。此外，脂肪还会在肾脏周围堆积，对肾脏形成压迫，使其过滤能力进一步变弱。肾脏脂肪过多会使患高血压的风险增加一倍。[46]

当高血压、高胆固醇、高血糖和过量身体脂肪同时存在时，就会引发代谢综合征。即使没有明显的超重症状，人们仍然可能患有代谢综合征，这会极大地增加患心脑血管疾病的风险。哈佛医学院、南卡罗来纳医科大学和波士顿大学的科学家对 1 056 名中等身材的人进行了一项研究，发现其中 7% 的人患有代谢综合征。与没有代谢综合征的人相比，这些人患心脏病的风险高 3 倍，其表现为心脏病发作、心绞痛、短暂性脑缺血发作、中风或腿部循环不良。[47]

当身体内脂肪过多时，心脏必须更加快速和用力地泵血，因为它不仅要给身体其他部位输送足够的血液，还要滋养脂肪组织。随着时间的推移，这种额外的负担会对心肌造成损害，还可能导致心力衰竭。过剩的脂肪还会破坏为心肌供血的血管。这些形成血管内壁的细胞名为内皮细胞，当它们被脂肪细胞释放的炎性细胞因子破坏时，血液流动就会变得更困难，因为斑块在受损的血管壁上积聚，导致血管变窄，这会造成你的血管僵硬，让你血压升高，因为你体内的循环持续处于紧张状态。

梅奥诊所的一项研究在 43 名体重正常的年轻健康志愿者身上揭露了这种影响。[48]他们每天给志愿者增加 1 000 卡的热量，使志愿者们的体重增加了 9 磅，大约占体重的 5%。体重上升的主要原因是腹部内脏脂肪的增多。由于血管内壁受损，血液流动效率下降了 15%。当志愿者减去他们增加的体重后，他们的血管有所恢复，体内血流也得到了改善。这表明了减轻体重对于扭转肉眼难以观察到的内部损伤的重要作用。

你的再生防御系统通常会帮助修复受损的血管。但这种修复所需的干细胞本身就已经因高血压而受损。瑞士苏黎世大学医院的研究人员发现，与血压正常的健康人相比，高血压患者的干细胞的再生能力被削弱了 46%。[49]血液中胆固醇含量过高也会对干细胞造成损害，这是代谢综合征患者血液循环受损的另一个原因。[50]这些对血管生成和再生防御系统的消极影响为心脏病埋下了隐患。

身体脂肪会导致瘦型糖尿病

2 型糖尿病与身体脂肪过多密切相关。事实上，这两者的关系是如此密切，以至于医生有时会将它们合称为"糖胖症"。但脂肪是如何干扰新陈代谢的呢？哈佛大学的研究人员发现，过多的脂肪会对细胞内部的内质网造成压力。[51] 当这种压力产生时，你的细胞很难对胰岛素做出反应，而细胞需要胰岛素来吸收葡萄糖作为燃料。当细胞对胰岛素不敏感时，即使胰岛素存在，你的血糖仍会上升。[52] 这是肥胖和 2 型糖尿病之间的一个关键联系。

这种联系的影响非常深远，以至于肥胖人群患上 2 型糖尿病的概率是正常体重人群的 80 倍。但更为惊人的是，即使身材苗条，若内脏脂肪过多，也可能罹患这种类型的糖尿病——其原因同样是内质网压力过大。据统计，高达 15% 的 2 型糖尿病患者体重处于正常健康范围内，这种情况被称为"瘦型糖尿病"。[53]

隐藏的腹部脂肪中潜藏着危险。新加坡国立大学的研究人员对 76 名 40 岁出头身型苗条且外表健康的受试者进行了检查。研究发现，那些有糖尿病早期迹象的人腹腔内堆积着更多多余的内脏脂肪。[54] 为检测他们体内的脂肪含量，研究人员采用了一种名为"双能 X 线吸收测定法"（DEXA）的特殊成像技术。由于视网膜、肾脏和神经的小血管受到损害，患有瘦型糖尿病的人可能会有严重的并发症。[55] 这些并发症都会让人付出巨大的代价。德国的一项研究表明，患有瘦型糖尿病的人更可能需要借助胰岛素来治疗糖尿病，而且值得注意的是，他们的死亡率比那些肥胖的糖尿病人要高出 2.5 倍。[56] 这真让人意外。

身体脂肪会影响你的大脑

脂肪过多还会影响你的大脑。伦敦大学学院的一项研究对 9 652 名中年人进行了测试，结果显示，肥胖的人的大脑要比正常体重的人小 2.4%。[57]
受影响的大脑区域是灰质区，该区域控制着行动、记忆、语言、情绪、决
策和自我控制等执行功能，这些功能是日常生活的基本支撑。

当谈到大脑时，我需要再强调一次，重要的不仅仅是体型。佛罗里达
大西洋大学施密特医学院的一个研究小组发现，患有肌少症性肥胖（肌肉含
量低，但身体脂肪含量高）的老年人更可能有认知障碍，尤其是在执行功
能方面。[58] 一项针对北爱尔兰阿尔斯特省 5 186 名老年人的研究发现，在
80 余岁的老人当中，比起身体脂肪含量较低的老年人，身体脂肪含量较高
的老年人在注意力持续时间、视觉空间能力等方面表现更差，并伴有瞬时
记忆和延迟记忆问题。[59]

在加拿大进行了一项规模更大的研究，对 30 岁至 75 岁的 9 189 名受
试者进行了检查。[60] 研究人员检测了受试者的身体成分，特别是内脏脂肪，
并使用脑成像和标准认知测试评估了他们的大脑功能。结果表明，大量的
内脏脂肪与脑血管损伤和认知功能下降有关，[61] 这是因为过多的脂肪会引
发慢性炎症，从而破坏健康的大脑功能。[62]

身体脂肪会影响你的肺

将你的肺想象成一个轻质可充气气囊，位于你的胸腔内。当你吸气时，
肺部会扩张并充满氧气；而当你呼气时，你会呼出二氧化碳。通常情况下，
我们每分钟呼吸 16 次，这意味着一个活到 80 岁的人将进行大约 6.73 亿次
呼吸。现在想象一下，如果有一层厚重的脂肪压在这个"气囊"上，会对
呼吸产生什么影响。

你的呼吸能力取决于体内的脂肪量。[63] 吸气时，膈会收缩，分隔胸部
和腹部的厚肌肉被下拉，然后胸腔会像风箱一样膨胀。这样会产生一个真

空，使鼻子和嘴吸入的空气得以进入肺里。如果你的"风箱"里有大量脂肪，压迫着你的膈，膈的活动就会受到阻碍，导致每次呼吸时更难吸入空气。

事实上，由于身体脂肪过多，一个肥胖的人的肺活量可能比正常体重的人少30%。这种巨大的差异会导致吸入人体内的氧气量减少，甚至使日常活动变得更加困难。[64]当大脑、心脏和其他器官的氧含量降低时，它们就更容易出现故障。记住，内脏脂肪是看不见的——你甚至可能意识不到它正让你的呼吸变得困难。

脂肪会阻塞你的上呼吸道

吸气只是呼吸的开始。空气必须进入你的肺部，但过多的脂肪可能会成为障碍。脂肪过多会使你的呼吸道，也就是贯穿你肺部的管道变窄。更糟糕的是，脂肪甚至会使呼吸道发炎。对超重人群的解剖研究表明，体重越大，呼吸道周围堆积的脂肪就越多，呼吸道的炎症也越严重。[65]

脂肪也会在你喉咙后面一个叫作咽部的地方积聚。在这个地方，你的上呼吸道会向下延伸到下呼吸道，最终到达肺部。当你睡着时，喉咙肌肉会放松，咽部的脂肪也会变得松弛。这会导致呼吸道部分阻塞，使得组织在你吸气时振动，产生响亮的鼾声。有时，松弛的肌肉会完全堵塞你的气道，导致窒息。当血液中的氧气含量急剧下降时，你会突然惊醒。这种情况在整个晚上反复发生，被称为睡眠呼吸暂停，是一种严重的健康问题，影响着全球超过1亿人。睡眠呼吸暂停会导致头痛、白天疲劳、易怒和学习困难，因为你从来没有真正睡过一个好觉。睡眠呼吸暂停不仅会让你白天感到昏昏沉沉，还会增加你患糖尿病、心脏病、心力衰竭或中风的风险。[66]

你的舌头也会有过多脂肪

睡眠呼吸暂停有一个惊人的诱因，那就是舌头脂肪——内脏脂肪的一种。是的，你的舌头上也会长出脂肪。圣地亚哥县法医办公室对 121 名年龄和身材各异、因自然或意外原因去世的人进行了尸检，并测量了他们舌头中脂肪的含量。[67] 成年男性舌头的平均重量为 99 克，大约相当于一块肥皂的重量，女性则略轻一些。整个舌头由肌肉组成，可以灵活运动，特别是舌尖部分。但比起身体其他肌肉，舌头也含有更多的脂肪。舌尖和舌头前部含有 11% 的脂肪，而后 1/3 的舌头（帮助吞咽食物的部分）则含有30% 的脂肪。这些脂肪分布在舌头的肌肉上，就像肋眼牛排上的大理石花纹一样。与此相比，你的颈部肌肉或大腿肌肉只含有 3% 的脂肪。这次尸检研究发现，体重越大，舌头脂肪含量就越大。

舌根处的脂肪堆积可能导致睡眠呼吸问题。宾夕法尼亚大学的一个研究小组对 121 名参与者进行的研究发现，患有睡眠呼吸暂停的人的舌头脂肪量比没有睡眠呼吸暂停的人多出 140%。[68] 睡眠呼吸暂停患者通常会发出响亮的鼾声，这是因为他们的氧气水平会周期性地下降到危险水平，而其中部分原因是松弛的舌头脂肪。

疲劳和脑雾只是睡眠呼吸暂停引起的问题的开始。缺氧还会导致高血压、糖尿病、肝病和危险的心脏节律紊乱，如心房颤动，甚至心力衰竭。[69]威斯康星州睡眠队列研究团队对 1 522 名受试者进行了为期 18 年的研究，发现睡眠呼吸暂停患者的死亡率比正常人高 3 倍。[70] 相比没有睡眠呼吸暂停的人，有睡眠呼吸暂停的人患上致命心血管疾病的概率是前者的 2 倍。

再说一遍，体型可以欺骗你。即使身材苗条的人也可能有一条导致睡眠呼吸暂停的"胖"舌头。在一项临床研究中，在 18 岁至 30 岁、身材苗条的年轻人中，高达 23% 的人被发现患有轻度睡眠呼吸暂停。[71] 除了疲劳，有睡眠呼吸暂停的受试者还出现了代谢异常，其中包括胰岛素敏感性降低 27%。因此，与没有睡眠呼吸暂停的人相比，他们的身体不得不多产生 37% 的胰岛素。

瑞典一项针对 400 名年龄在 20 岁至 70 岁之间的女性的研究发现，50% 的女性都有某种形式的睡眠呼吸暂停。其中，84% 的肥胖女性患有这种疾病，这一点并不让人意外。然而，令人惊讶的是，即使身材苗条的女性也可能患有这种疾病。[72] 在 45 岁以下的苗条女性中，有 20% 的人被发现患有睡眠呼吸暂停；而在 55 岁以上的女性中，即使没有超重，也有 70% 的人患有睡眠呼吸暂停。腹部、呼吸道和舌根处的多余脂肪都是这些危险状况的成因。[73] 因此，如果你认识一个身材苗条但晚上打呼噜的人，那可能就是过多的舌头脂肪造成的。

一项针对接受减肥手术或大幅度改变生活方式以减轻体重[74] 的睡眠呼吸暂停患者的研究发现，那些睡眠质量改善最大的受试者在减肥过程中也减掉了最多的舌头脂肪。

所有医生都知道，开具减肥处方是治疗睡眠呼吸暂停的最有效方法之一。但是我敢打赌，你从来没想过你的舌头也含有脂肪，以及减去舌头脂肪的重要性。

脂肪会使新冠肺炎变得更糟

在新冠肺炎大流行期间，我开始注意到了与体脂相关的新问题。我一直担心病人的肥胖问题的最主要原因是它会引发慢性疾病。在 2020 年初，当新冠疫情开始在全球范围内升级时，人们很快发现肥胖是导致新冠肺炎致命的主要风险因素之一。当然，我知道肥胖会影响人体的免疫防御，但新冠病毒在超重和肥胖人群中的致死率似乎远远超出比例：一项针对疫情最初几个月内 32 个国家 350 万患者的分析表明，肥胖使病人的入院率和致死率增加了一倍。[75] 我想知道，为什么身体脂肪会带来如此巨大的危害？我们能做些什么来改变这种情况吗？

肥胖增加新冠肺炎死亡风险的原因之一是过量脂肪在全身肆虐导致的高基线炎症水平。感染新冠病毒时，炎症会变得更加严重。我们已经知道，肥胖导致的免疫力下降使新冠病毒更难被清除。进一步的研究还发现，新冠病毒会直接攻击脂肪细胞，而这种攻击导致的破坏会引发更多炎症。[76] 肥胖患者脂肪细胞释放的瘦素等激素还会减少能够产生抗体以对抗新冠病毒的免疫 B 细胞的数量。[77] 此外，肥胖导致的肺活量下降也会影响正常呼吸，增加各种病毒感染肺部的危险。

肥胖对健康的危害远远不限于免疫系统。2020 年春天，我曾加入一个国际研究团队，我们发现新冠病毒会对身体各处的微小血管造成严重损伤，这是一种名叫血管内皮细胞病的危险疾病。我们的发现改变了对新冠肺炎重症患者的治疗，我们呼吁使用血液稀释剂，以防止因血管损伤而引起的危及生命的血栓。[78] 由于肥胖人群的血管已经受损，我们意识到新冠病毒感染造成的进一步血管损伤将对肾脏、心脏、大脑甚至睾丸造成更大的伤害。[79]

在新冠疫情的后期，我开始研究"长新冠"（long COVID），即感染新冠病毒后，患者会出现并持续数月甚至数年的奇怪症状。[1] 这种慢性疾病在超重或肥胖的人身上也更严重。长新冠的特征是持续性血管损伤（微血管损伤）、慢性炎症（伴自身免疫）和神经损伤（神经病变）。身体脂肪过多时，会进一步触发自身免疫反应，导致身体产生抗体，攻击健康器官，包括血管和神经。[80] 一项对意大利巴里 5 750 名感染新冠的医护人员的研究显示，体重过重会增加人们遭受持续超过一个月的长期感染影响的风险，这也让身体脂肪成为长新冠的一个风险因素。[81]

---

[1] 长新冠也被称为新冠病毒感染后遗症（PASC）。

☾ 减轻一点体重，收获许多益处

尽管过量的体脂可能会带来危险和毁灭性的后果，但我有一个好消息：你不需要减掉很多体重就能在健康方面获得巨大的胜利。与流行的饮食方法常常承诺的大幅减重不同，健康的减重目标对几乎任何人都是现实、可行且可持续的，而且你不需要摆脱所有的脂肪。你只需要合理地控制你的脂肪含量，使身体脂肪能够发挥作用，支持你的健康。

区分有意识的减重和无意识的减重是非常重要的。有意识的减重是目的明确的减重，而无意识的减重通常是由疾病引起的营养不良或消瘦所致。一项由伦敦大学学院医学院进行的研究表明，无意识的减重会让死亡的风险增加71%，而有意识的减重则会使死亡风险降低41%。[82]

当有意减肥时，对大多数人来说，减掉1～20磅的体重益处最大。收益多少确实会因减轻的体重不同而有差异，但减肥带来的好处不是像你想象的那样叠加的。医学研究人员发现，减肥并不是减得越多越好。

让我们从少量减重说起。

减轻1～4磅体重的惊人好处

即使只减轻一点体重也对心脏和大脑有好处。荷兰瓦格宁根大学的研究人员分析了25项临床研究，对4 874名参与者的减重和血压状况进行了观察。这些研究从1966年一直进行到2002年，历时36年。[83] 研究分析发现，每减轻2磅体重，受试者的收缩压就会降低1点。例如，正常血压是120/70毫米汞柱，其中120就是收缩压。当血压达到130/80毫米汞柱或更高时，你就会患上高血压，这会增加患心脏病、中风、肾衰竭以及老年痴呆的风险。

降低血压意义重大。一项对 60 万名降压临床试验参与者的分析显示，收缩压每下降 10%，参与者患心力衰竭的风险就降低 28%。因此，仅减轻 2 磅体重就可以降低 2.8% 的心力衰竭风险，而减重 4 磅可以降低 5.6% 的风险。[84]

减轻 5 磅体重的好处

当你减掉 5 磅或更多的体重时，减重的好处就会真正显现出来。每减少一点体重，都能减轻新陈代谢的负担，有助于逆转过量脂肪对健康防御系统的危害。减重 5 磅对降低癌症风险而言，是一个最有效的"甜蜜点"[1]。

由美国癌症协会支持的一项研究调查了来自美国、澳大利亚和亚洲的 180 885 名女性在 10 年内的体重变化。[85] 这些女性在研究开始时年龄都在 50 多岁，都超重且没有使用激素替代疗法，她们要么体重稳定（没有变化），要么在过去 10 年中减轻了不同程度的重量。[2] 研究人员将体重减轻的程度与乳腺癌的诊断联系起来。结果显示，减掉 5 磅或更多体重并能维持住的女性，患乳腺癌的风险降低了 18%。减轻的体重越多，这种益处也随之增加。减掉 10 磅体重，患乳腺癌的风险降低了 25%；当减掉的体重为 20 磅时，患病风险会下降 32%。即使是非常容易实现的减重 5 磅，带来的好处也是巨大的。

---

[1] 甜蜜点，高尔夫球运动专业术语，球具广告上常见宣传名词。每一支球杆的杆头都有一个用于击球的最佳落点，可以把球准确地击出去并激发出球最远的飞行距离。——译者注
[2] 她们的平均身体质量指数（BMI）是 25.1。

减轻 10 ～ 12 磅体重的好处

让我们提高减肥的标准，看看减掉 10 磅有什么益处。这个程度的减重也是大多数人可以实现并且维持的。减重 10 磅的好处包括降低另一种致命疾病——子宫内膜癌的风险。这种癌症在绝经后妇女的子宫内膜上发展出来。有强有力的证据表明，身体脂肪过多会增加患这种癌症的风险。[86]

印第安纳大学的研究人员进行了一项为期 14 年的研究，旨在探究有意识的减重和子宫内膜癌之间的关联。[87] 研究对象为 36 794 名年龄在 50 岁至 79 岁的超重女性，她们均参与了女性健康研究。[1] 该年龄段是子宫内膜癌的最高发时期。在接下来的 3 年中，研究人员监测了这些女性的体重变化情况（体重增加、减少或维持稳定），并在随后的 11 年里对其健康状况进行持续追踪。

研究表明，在最初 3 年内减掉 10 磅或更多体重的女性，接下来的 10 年中患子宫内膜癌的风险降低了 39%。[88] 相比之下，同期体重增加 10 磅或更多的女性，患子宫内膜癌的风险则有所增加。因此，研究结论是，即使是轻度减重也会对降低女性患致命癌症的风险产生长期影响。[2]

除了减少患癌风险，适度减重还能有助于降低血压。正如你所知，这是你能采取的对心脏健康最有利的措施之一。哈佛大学的一项名为高血压预防试验（TOHP）的研究调查了从 1987 年到 2013 年的 16 年间，有意识的减重是否会影响死亡率。[89] 研究人员招募了 2 182 名 30 岁至 54 岁、体重 184 ～ 219 磅的超重男性和女性。结果发现，那些体重下降 5% 或更多（平均 11 磅）的人的总体死亡的风险降低了 18%。相较于体重增加 11 磅

---

[1] 她们的身体质量指数（BMI）在 25 ～ 30，被归类为"超重"。其平均体重约为 200 磅。
[2] 我从我的医学院教授韦恩·克里斯托弗森博士（他是一名妇产科外科医生）那里学到了一个非常重要的知识，每位女性都应该知道。一天晚上，在癌症病房巡视病人时，他对我说："任何女性都不应该死于子宫内膜癌。"他建议每一位女性在完成她们希望的所有生育后，都考虑做子宫切除术："如果你没有子宫，你就永远不会得子宫内膜癌。"

的人，减少了同等体重的人死亡风险降低了 36%。实际上，在这项研究中，体重每增加 5%，死亡风险就会增加 14%。

维克森林大学医学院和塔夫茨大学的研究人员在一项元分析中发现了适度减重对挽救生命有益的证据。他们分析了 15 个经过精心设计的随机临床减重试验，这些试验持续时间至少 18 个月，研究对象一开始都为肥胖人群，需要减去很多体重才能进入平均体重范围。[90] 共有 17 186 名中年男性和女性参与了这项研究，研究时间从 18 个月到 12.6 年不等。所有干预措施都涉及饮食行为的改变，其中 5 项研究还包括一些锻炼。结果显示，仅减掉 12 磅体重就能将总体死亡风险降低 15%。

减重达到 20 磅的更多好处

减轻更多体重可以带来更多好处。然而，20 磅是一个相当大的数目，需要共同努力才能安全实现这一目标，不必采取极端（通常是不可持续的）措施。一般来说，每周减轻 1～2 磅是明智的，这样你就不会失去肌肉含量。这意味着完成 20 磅减重目标的时间不应该少于 10 周。

减掉 20 磅体重可以降低死于糖尿病的风险。美国疾病控制和预防中心、美国癌症协会、埃默里大学和科罗拉多大学的科学家进行了一项研究，分析了 49 337 名 40 岁至 64 岁之间、超重但不肥胖的男性的数据。研究人员研究了 13 年来有意识的减肥导致死亡的风险。糖尿病导致死亡最常见的原因包括心脏病、中风、肾脏疾病、癌症和血管疾病。[91]

在没有其他健康问题的糖尿病患者中，研究人员发现那些有意识地减轻 19 磅体重的人，其糖尿病相关疾病引起的死亡风险降低了 22%。在有心脏病、中风和高血压等其他健康问题但没有癌症记录的糖尿病男性病人中，他们与糖尿病相关的死亡率甚至降低了 36%（表 1.1）。

表 1.1　有意识地减少少量至大量体重对健康的益处

减去的重量	结果
1～4 磅	收缩压降低 心力衰竭风险降低最多 6%
5 磅	患乳腺癌的风险降低 18%
10 磅	患乳腺癌的风险降低 25% 患子宫内膜癌的风险降低 39%
11 磅	总体死亡风险降低 36%
12 磅	总体死亡风险降低 15%
19 磅	糖尿病导致的死亡风险降低 22%
20 磅	患乳腺癌的风险降低 33%

　　总而言之，减重对你是有好处的，但这个故事远不止于此。减重通常意味着减掉脂肪。正如你所看到的，脂肪在身体中有许多不同的身份和作用，有些是有益的，而有些则是有害的。要真正理解食物和健康之间的关系，我们需要深入了解脂肪是如何由内到外发挥作用的。

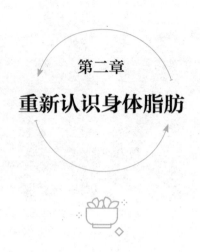

第二章
重新认识身体脂肪

所有婴儿看起来都一样可爱。就像流水线上生产的好时之吻糖果一样，他们的手臂、腿、脸颊和下巴都有鼓鼓囊囊的脂肪。一个胖嘟嘟的婴儿会让你不由自主地微笑，你的直觉是正确的：在这个生命阶段，肥胖绝对是健康的标志。如果你看到一个身材瘦小的婴儿，胳膊、腿和腰都很细，脸也很瘦，你会认为有什么严重的问题——这是对的，因为对婴儿来说，脂肪是必需的。

不过，对成年人来说，身材也并不是健康状况的决定性标志。以奥运会运动员为例，为了参加这个每四年举办一次的最高级别竞赛，他们要进行高强度的训练。对他们来说，完美身材的标准是多样的，我们会看到娇小的体操运动员、强壮的举重运动员、结实的铅球运动员以及苗条的花样滑冰运动员等。职业拳击也是一个典型的例子。这项运动有 17 个重量级别，从 105 磅的最轻量级（是的，我没有写错）开始，上升到 126 磅的羽量级，然后是 160 磅的中量级，最后是 200 磅以上的重量级。每个拳击手都属于其中一个级别，每个重量级别都有一个世界冠军。此外，还有相扑手。这些传奇的日本体育选手身形庞大，每个人体重都在 300 ～ 400 磅之间。他们需要达到这个体重才能站上土俵[1]，准备参加比赛。尽管身材庞大，相扑手仍然非常健康，而且并没有因此提高心脏病、糖尿病、中风和癌症等与肥胖有关的典型疾病的患病概率。[1] 很明显，身形庞大并不等同于有健康问题。

同样地，瘦也并不意味着健康，体重过轻也会带来健康风险。一项对 1 035 727 名接受过心导管术这种常见心脏手术的患者进行的研究证实了这一点。在这个手术过程中，医生会给向心脏供血的冠状动脉注射液体染料，以精确定位可能导致心脏病发作的狭窄或阻塞区域。虽然这是由心脏病专家进行的常规检查，但它是一种侵入性检查，有时会导致并发症。研究人员想知道患者的体重是否与接受检查后的死亡率相关。[2] 值得注意的是，他们发现体重过轻的患者死于手术并发症的可能性是正常体重患者的 3 倍。

通过减少脂肪而变得过瘦并不一定能带来健康，运动医学医生和健身教练都深知这一点。例如，一些健美运动员在训练期间会进行极端节食，以尽可能降低体脂水平，使他们发达的肌肉在做动作时突显出来，获得观众和裁判的赞叹。健美运动员经常将他们的体脂率从安全的 10% ～ 15% 降低到可怜的 5%。当你的体脂率掉到 5% 时，你的心跳会减慢 50%，达到危险水平，[3] 睾丸素水平也可能因此骤降 75%。当体脂率低于 5% 时，人们不仅会失去肌肉，还会流失骨质。[4] 在年轻女性中，超低水平的体脂可能造成闭经，导致不育。

位于加拿大多伦多的李嘉诚知识研究院和圣迈克尔医院的研究人员查验了 51 项将体重与任意原因导致的死亡关联起来的临床研究，发现体重过

---

[1] 日本相扑比赛时的圆形黏土擂台。——译者注

轻造成死亡率升高的风险甚至比超重更大。与严重肥胖的成年人相比，体重过轻的成年人在 5 年内死于任意原因的概率要高出 38%。[5]

所以，瘦并不总是好的，胖也不总是坏的。现在是时候更深入地探究科学，重新思考你所知道的关于脂肪的一切了。

让我们从它的正式名称"脂肪组织"开始。"脂肪"（adipose）这个术语来自拉丁文 adipem，意思是"猪油"，即猪的肥肉。[1] 这肯定不是最吸引人的定义，但从历史角度来看，它是准确的，因为人类把猪作为家畜进行驯养并利用它们的脂肪已经超过一万年了。[6]

与人们普遍认为的相反，脂肪既不是一团无定形块状物，也不是人们印象中的健康的敌人。事实远非如此。脂肪对生命来说是不可或缺的。正如前面解释的那样，当脂肪正常运转时，它其实是一个为身体健康服务的器官。大自然的智慧构建了身体脂肪，使它能够高效履行自己的职责，支持你的健康。因此，脂肪是健康的一个重要盟友。

我需要明确一点：脂肪的作用可以从原本的健康保障转变为对健康的巨大威胁。有害的化学物质、糟糕的食物选择、缺乏锻炼，甚至是睡眠不足都会打乱生理平衡，使得脂肪过多地堆积在不恰当的身体部位。不良的生活习惯也会导致不同类型的脂肪失衡，有些脂肪的危害要大于其他脂肪。可以看出，脂肪不是一个独立存在的实体，它有多种形式，对你的健康可能有益也可能有害，关键在于如何控制它的影响。

大多数生物系统都在一个区域内运作，脂肪对身体是有利还是有害完

---

[1] 猪油（lard）是来自猪的脂肪，而来自牛的脂肪（比如你能从牛排上看到的）被称为牛油（tallow）。

全取决于那个区域内的平衡。就像《三只熊》[1]的故事一样，维持恰好的数量对脂肪而言是最重要的，太多或者太少都不好。就像你需要心脏、肺、大脑和肾脏等器官才能维持生命一样，脂肪对于保障生存也是必需的。

暂时忘记镜子和浴室里的体重秤吧，是时候开始尊重我们的身体脂肪了。脂肪对保持健康至关重要。一旦你明白了这一点，你就会对自己的身体、新陈代谢以及体重管理方式有全新的看法。

认识脂肪

人的身体里有两种脂肪组织，其中一种被称为皮下脂肪组织（从单词subcutaneous的组成可以了解词意；sub表示"下面"；cutis在拉丁语中是"皮肤"的意思）。这是一种你可以用手指捏到的脂肪。你腰部、胳膊、下巴、大腿以及臀部的赘肉，都是由皮下脂肪组织构成的。这些皮下脂肪构成了你体内总脂肪的90%。

另一种脂肪是内脏脂肪组织。这种脂肪在一个健康的人体内占脂肪总量的10%。内脏脂肪通常是肉眼看不到的，所以你可能意识不到它的存在。内脏脂肪堆积在你的体内深处，它会释放激素，影响你的整个身体系统。这种脂肪会像个保护垫一样，填充你的腹腔，以及肝脏、肠道和胃等器官之间的空间。

人体内还有一个完全由内脏脂肪组成的特殊器官：网膜。它呈围裙状，由两部分组成，覆盖在胃和肠上，并由韧带连结到你的腹部内壁上。7每个

---

[1] 英国作家罗伯特·骚塞（Robert Southey）创作的童话故事，意在说明"恰到好处"的重要性。——译者注

人体内的这个"围裙"大小不同，小的可能有 300 克，大约是一个汤罐头的重量；大的可能重达 1 500 克，相当于一大瓶碳酸饮料。

这条脂肪"围裙"承担着重要的职责——为你的新陈代谢处理能量，调节食欲，控制炎症，并激发包括再生在内的健康防御系统。此外，网膜还是一个时刻警惕着腹部可能出现的严重问题的卫士，医生称其为"腹部警察"，因为在发生肠道或阑尾穿孔时，网膜可以保护你免受感染的威胁。一旦这种情况发生，你的腹膜会迅速采取行动，像章鱼一样包裹在穿孔区域以封闭伤口，防止感染扩散并避免造成致命危险。

我把脂肪称为一个器官，因为它可以执行重要的任务来维持生命。内脏脂肪中含有的激素可以指导其他器官，包括大脑；另一种脂肪，皮下脂肪，负责塑造身体形状并为新陈代谢储存燃料。这两种脂肪都为肌肉、骨骼和内脏器官提供缓冲作用，保护它们不因突然的创伤而破裂。如果你的脂肪不能胜任这些职责，你就不可能健康。所以，下次你想诅咒你的脂肪时，请记住，没有它，你将无法生存。

现在，让我们仔细看看脂肪在维持生命上具体承担了哪些职责。

脂肪是你的油箱

脂肪储存的能量来自摄入的食物。当食物充足时，任何来自正餐或者零食的多余能量（额外的热量）都会被存储进脂肪细胞里。通过这种方式，你的身体建立起能量储备，就像给汽车的油箱加了油一样。脂肪细胞通过制造一种叫作甘油三酯的物质来从食物中储存"燃料"，甘油三酯是以脂肪为基础的能量的"货币"。在脂肪细胞中产生甘油三酯的过程称为"脂肪生成"，对于健康的新陈代谢至关重要。

在两餐之间，当你的身体需要能量时，你的脂肪细胞会将储存的甘油三酯转化为可用的"燃料"，并释放到血液中。这些"燃料"为肌肉提供能量，为肝脏提供支持，同时滋养你的大脑和其他器官。这个过程被称为"脂肪分解"，类似于从汽车油箱中提取汽油。血液中的"燃料"用于维持器官正常工作，但当你进行体育活动或锻炼时，需要更多的"燃料"。你伸展的肌肉和跳动的心脏都需要能量，因此你的脂肪组织也会释放"燃料"以维持它们。身体脂肪提供"燃料"的原理是非常简单直接的：储存的"燃料"可以被释放出来，用以提供维持身体功能正常运行所需的能量。就像汽车油箱一样，脂肪"油箱"也可以通过进食来定期加满。

然而，在加油站加油和坐在餐桌旁进食是有区别的：如果油箱里的油从汽车的两侧溢出，形成地面上不断扩大的一摊油，那将非常危险。因此加油站的油泵具有安全切断机制，以防你把汽车的油箱加得过满。但是在进食方面，人体没有这样贴心的设计。如果你摄入过多的热量，你身体的"油箱"很容易就会被过度填充。在汽车中，多余的燃料可以储存在后备箱中的油桶里。但是在你的身体中，来自食物的过量"燃料"会填满你的脂肪细胞，脂肪就不得不膨胀并占据你身体的其他空间。所以，如果你关注身体脂肪、体重控制和身体健康，就必须适量饮食。

脂肪是内分泌器官

很少有人知道，脂肪是一种释放激素的腺体。就和垂体、甲状腺、肾上腺、胰腺、卵巢或睾丸释放的激素一样，你的脂肪激素控制着许多身体功能。也许会让你感到惊讶的是，脂肪是人体内最大的腺体。脂肪细胞产生脂肪激素，释放到贯穿并滋养脂肪组织的血管网状结构中。随后，脂肪激素通过血液循环被输送到身体的其他部位。

当激素进入器官时，它们会向器官发送指令。大多数激素的作用类似于音量开关，可以增加或降低器官的活动水平。当身体需要某个器官更加活跃时，脂肪会释放大量激素，以提高该器官的活动水平。当器官的活动水平达到所需程度时，脂肪就会减少激素的释放。你的脂肪至少会释放 15种不同的激素，这些激素会影响大脑、免疫系统、肠道、循环系统、肌肉、生殖系统，还有你的新陈代谢。[1] 其中一些脂肪激素会加速新陈代谢，而另一些则会减缓它。这些脂肪激素被统称为"脂肪因子"。让我们来看看那些对健康影响最大的脂肪因子。

瘦素、脂联素和抵抗素是脂肪细胞释放的最重要的 3 种激素。它们不仅影响你的新陈代谢，还与你的 5 个健康防御系统——血管生成、再生、微生物组、DNA 保护和免疫系统相互作用。现在，让我们熟悉一下每种激素的具体功能。

瘦素被称为饱腹感激素，它是一种食欲抑制剂，告诉你要慢下来，停止进食。瘦素对食欲的影响基于身体脂肪和大脑之间的直接化学联系。通常情况下，当瘦素被释放到血液中时，它会到达大脑的指挥中心——下丘脑。在那里，激素会作用于大脑饥饿中心的神经回路，即促进食欲的神经元（这些神经元负责激发你的食欲）。瘦素可以抑制这些神经元的活动，从而减弱你的饥饿感。此外，为了加强这种效果，瘦素还会触发大脑产生厌食的特殊蛋白质，主动抑制你的食欲。通过调整或关闭食欲开关，瘦素可以确保你在几个小时内都不会有进食的冲动。

当你不吃东西的时候，也就是通常我们所说的"禁食"的时候，你的身体会感受到这是两餐之间，因此它会释放能量来维持自身的正常运转。此时，你的新陈代谢会加快，脂肪中的"燃料"会从储存模式中被调取出

---

[1] 这 15 种激素是脂联素，爱帕琳肽，趋化因子，成纤维细胞生长因子 -21（FGF21），铁调素，白细胞介素 -6，瘦素，单核细胞趋化蛋白 -1，网膜素，第一型胞浆素原活化抑制剂，抵抗素，转化生长因子 -β，肿瘤坏死因子 -α，丝氨酸蛋白酶抑制剂，内脏脂肪素。

来，送入血液来为器官供能。当脂肪燃烧"燃料"时，它会减少瘦素的分泌，这会使得大脑的食欲中枢恢复正常，你就会开始想要进食。

当瘦素水平处于健康状态时，它能够激活你的免疫防御系统。这种激素可以帮助你的免疫细胞快速对抗细菌和病毒。如果身体不能产生足够的瘦素，你会更容易感染。受伤后，免疫系统需要产生适当的炎症作为应对，这时瘦素也会发挥引导作用。同时，瘦素可以帮助免疫系统释放 T 细胞对抗感染。T 细胞会释放一种叫作细胞因子的化学物质，摧毁进入你身体的入侵者。[8] 在瘦素的另一重免疫作用中，它还能指导免疫系统产生保护性抗体。[9]

瘦素会保护你的心脏和心血管系统。这种激素会让你的血管扩张，以增强流向器官的血流。它还能激活血管防御系统，生成新的血管并改善血液循环。[10] 此外，瘦素还能保护血管的细胞内壁，也就是血管内皮，它甚至有助于保持你的心肌形状。随着年龄和心肌功能的衰退，心脏会逐渐变得松软、直径变宽，丧失原有的形态。弗莱明翰心脏研究、波士顿大学和塔夫茨大学的研究人员对 432 名受试者进行了研究，发现血液中瘦素水平较高的人能够在年龄增长的同时保持心脏的尺寸不变。[11]

脂联素是调节新陈代谢的主要脂肪激素，其作用是确保能量摄取的正常进行。脂联素对健康的新陈代谢至关重要，它在血液中的含量比其他激素高出 1 000 倍。[12] 血液中足够的脂联素含量也是健康的标志。脂联素的作用机制是帮助身体维持所需的适量葡萄糖（血糖）来满足能量需求。血液中始终有一定量的葡萄糖作为"燃料"以维持器官的正常运作，这个葡萄糖基线量被称为空腹血糖，医生会在例行的健康检查中测量。抽血会在早餐前进行（你会被要求禁食一晚），以确定你的新陈代谢在基线水平上的表现。如果空腹血糖高于正常水平，即每分升 70 ～ 100 毫克，这意味着你的血液中有多余的能量，新陈代谢没有有效地运作。

脂联素的工作是确保血糖始终处于正常水平。它控制胰岛素（由胰腺产生的代谢激素）所发挥的作用。当你进食时，胰腺会释放更多的胰岛素。胰岛素在血液中的作用是帮助细胞吸收葡萄糖并储存能量。脂联素能增强细胞对胰岛素的敏感性，从而更快速有效地吸收葡萄糖。这就是所谓的胰岛素敏感性，它对维持健康的新陈代谢至关重要。

当细胞失去对胰岛素的反应能力时，你的血糖就会开始上升到异常水平，因为细胞无法吸收"燃料"。这是一个巨大的问题，因为缺乏胰岛素或胰岛素敏感性不足会导致肌肉变弱、大脑变得迟钝，其他器官也会因缺乏能量而迅速衰弱。所有这些症状都是代谢综合征的征兆，并预示着可怕的糖尿病的到来。

脂联素也具有消炎作用。[13] 当这种激素在血液中的含量处于常见的高水平时，它可以保护全身免受炎症的影响，防止血管内皮受到炎症的损害。没有炎症的健康血管更不容易发生动脉粥样硬化，或遭受冠状动脉疾病中出现的阻塞。[14]

除了影响胰岛素敏感性，脂联素还会刺激血管生成，以确保有足够的血管将胰岛素输送到身体的所有细胞。[15] 身体脂肪是生产脂联素的工厂，因此你需要足够的脂肪，才能维持健康的新陈代谢。肥胖的人有大量身体脂肪，但由过多脂肪引起的故障会导致脂联素的正常水平下降。肥胖症患者常常出现低水平脂联素和高水平全身炎症，这构成了危险，因为许多严重的慢性疾病都与炎症有关。[16]

抵抗素是第三种重要的脂肪激素，它通过抵消脂联素的作用来对其进行微调。这有助于调整和减缓你的新陈代谢，就像在行驶中换到一个较低的挡位一样——这是非常重要的，因为持续让新陈代谢高速运转会磨损引擎。抵抗素还可以帮助身体"抵抗"（它也因此得名）胰岛素的作用，使血糖以较慢、可控的速度进入细胞，就像控制淋浴时的热水流量一样。

这种脂肪激素有助于帮身体引发炎症，这是免疫防御系统中非常正常且重要的一部分。抵抗素可以抵制脂联素减少炎症的功能，确保身体能够产生炎症反应来对抗感染或受伤。这对组织修复非常重要。抵抗素还能促进血管生成，这样新的血管就会生长出来修复受损的组织。[17] 它还能召集干细胞帮助修复心肌和其他受损器官。像许多激素一样，抵抗素在支持健康防御时担任着多重角色。[18]

这三种激素——瘦素、脂联素和抵抗素——在保护健康和预防疾病方面发挥着至关重要的作用，其重要性不仅限于新陈代谢方面。这些必要的脂肪激素必须由脂肪细胞制造，并在适当的时候适量释放。当身体脂肪过多时，这些激素的制造和控制中心就会陷入混乱。激素信号会被干扰，或在错误的时间、以错误的数量释放。这种混乱的信号会影响大脑、心脏、其他器官以及循环和免疫系统，导致身体代谢紊乱。因此，无论你的体形如何，保持适当的身体脂肪水平都是十分重要的。

我不打算展开讲脂肪产生的其他十几种激素，只想强调一件事，那就是健康的脂肪含量对于身体的能量储存与运用，以及新陈代谢的顺畅运转都极其关键。

脂肪是一个加热器

你的脂肪还有第三个重要功能：它是你身体的加热器。每个人都知道在游泳池里游完泳后颤抖着从水里走出来是什么感觉。当我们的肌肉自发地收缩以产生热量时，我们就会颤抖。这种反应使我们温暖起来。脂肪也能产生热量，但不需要颤抖。它是通过一个非凡的系统来产生热量的，这个系统与你摄入的食物以及所处环境的温度有关。

脂肪产生热量的方式叫适应性产热。有一种特殊类型的脂肪细胞，名为棕色脂肪细胞或棕色脂肪，它们的工作是"增加热量"。棕色脂肪产生的热量对健康有着巨大的影响。首先，启动适应性产热机制会消耗多余脂肪中的"燃料"，燃烧掉有害脂肪，从而使体重减轻。许多可以激活这种机制的因素已经被发现。如低温可以激活棕色脂肪产热；情绪和身体上的压力也能激活棕色脂肪，让其发挥作用；饥饿也会引发产热，但这是一种不健康的极端情况；有意识的禁食可以更加可控地促进适应性产热。

除了燃烧有害脂肪，当你的适应性产热系统开始运作时，它还会激活你所有的健康防御系统：血管生成、干细胞、微生物组、DNA 保护和免疫系统。值得注意的是，这一系列反应都可以由某些食物引发，比如辣椒！你体内的棕色脂肪是这种激活作用的秘密所在，我们将在第三章中进一步讨论这一点。

棕色脂肪的发现

棕色脂肪的历史非常有趣，因为它最初不是在人类身上，而是在阿尔卑斯旱獭身上发现的。旱獭是一种类似于土拨鼠的大型地面啮齿动物。1551 年，一位名叫康拉德·格斯纳的瑞士博物学家在解剖一只旱獭时，发现它的肩胛骨之间有一团奇怪的东西。[19] 在寒冷的冬天，它们会蜷缩在洞穴里冬眠，其心率和呼吸会下降到几乎无法察觉的水平。[20] 旱獭的身体会产生热量，并用储存的脂肪来供应能量。当春天来临时，它们从洞穴里出来，骨瘦如柴，准备重新进食以进行交配。

格斯纳没有意识到他发现的组织实际上是由棕色脂肪构成的，他将其描述为"一种既是脂肪又不是脂肪的组织"。但很快，其他科学家开始注意到，类似的棕色物质也存在于其他冬眠动物的体内，如蝙蝠、仓鼠和老鼠等。这种肿块被称为冬眠腺。[21] 直到 1961 年，加利福尼亚大学洛杉矶分校一位名叫罗伯特·E. 史密斯的敏锐的生理学家更仔细地检查了这种组织，才认识到冬眠腺实际上是由脂肪组成的。史密斯发现这种不寻常的棕色脂肪可以产生热量，特别是当它暴露于低温中时。[22]

直到 1964 年，人类才发现了棕色脂肪存在于人体中。[23] 就像阿尔卑斯旱獭一样，新生儿体内棕色脂肪的功能是产生热量并保持体温。当棕色脂肪在后期被激活时（在下一章中将有更多相关内容），它可以燃烧多余的脂肪，促进新陈代谢并减轻体重。

如果你认为身体脂肪具有的所有这些特征令人难以置信，别担心，许多人都和你一样。医学研究人员在以惊人的速度揭开体内脂肪的奥秘时，也对自己的发现也感到惊讶。仅在 2021 年，就有 1.1 万余篇关于脂肪组织的科学文章发表，其中 2 000 多篇关于瘦素，1 500 多篇关于脂联素，1 000 多篇关于棕色脂肪。现在，你应该明白我说的需要重新审视你对脂肪的认识的含义了。

在深入探讨食物对脂肪的影响之前，我还有一点想和你们分享。尽管我们普遍认为大卫像和米洛斯的阿芙洛狄忒所展现的曲线代表了最理想的身体形态，但这并不是美丽的唯一标准。实际上，每个人的体型和身体特征都是由脂肪塑造的。了解你身体内所有有用、健康的脂肪如何在你的一生中发挥作用，是非常有价值的。

从婴儿到成人

当你还在母亲的子宫里时，脂肪便开始形成。那时，你甚至还没有脸，也没有过任何进食活动。当你父亲的精子与母亲的卵子结合时，便激活了你未来身体中的脂肪蓝图。在两周的时间里，你只是一个细胞团。然后，你的干细胞开始形成头部、胸部和腹部等身体部位。的确，在最初的几个月里，你有着短小的四肢和短粗的尾巴，看起来更像一只蝌蚪而非人类。你的器官，包括脂肪，在你只有几厘米长的时候就已经在身体里成形。大约在怀孕后 14 周（3 个半月）时，产生脂肪细胞的基因指令开始生效，这时足月（40 周）妊娠的旅程才走了约 1/3。此时此刻，你的身体只有柠檬大小，并且正准备形成面部。脂肪首先会塑造你的脸颊和下巴，然后填充你的眼眶。

无论成年后的身形如何，每个发育中的胎儿在此阶段的经历都是相同的。在脂肪形成之前，少量结缔组织标志着它们即将生长的位置。接下来，血管通过血管生成过程在该区域生长，为即将形成的组织输送氧气和营养物质作为基础。脂肪和你的血管生成健康防御系统之间的这种联系在生命早期就开始了。可以想象这就像一个房屋建筑师在建筑区域做标记，然后在地基和管道的位置进行铺设。

接下来，前脂肪干细胞开始聚集在新血管周围。[24] 这些一簇一簇的东西名为脂肪小叶，它们看起来就像一串葡萄。大约 2 周后，也就是怀孕 4 个月时，前脂肪细胞会像干细胞一样变形，变成真正的脂肪细胞。这些全新的脂肪细胞迅速被液体脂肪填满，变成金色的球体。大约在怀孕 6 个月的时候，胎儿胖乎乎的脸颊就会在产前超声波检查中清晰可见。正是脂肪细胞创造了这可爱的轮廓，让父母在看到婴儿的第一张照片时惊喜不已。[1]

---

[1] 1982 年，密歇根大学和巴黎皇家港医院进行了一项具有里程碑意义的研究，确定了人类胎儿体内脂肪组织的形成时间和过程。研究人员利用显微镜技术，对 805 个不同发育阶段的人类胚胎和胎儿进行了仔细研究，并记录了他们的发现。他们发现，面部脂肪是最早形成的脂肪类型之一，且形成过程分为 5 个阶段。值得注意的是，在此之前，人们对人体脂肪的形成时间和过程知之甚少。

在接下来的 2 个月中，不会有新的脂肪细胞生成，但现有的脂肪细胞会随着更多液态脂肪的填充而不断增大。不久之后，这些脂肪堆（现在被称为脂肪组织）会在身体的各个部位形成。皮下脂肪位于皮肤下方，而内脏脂肪则位于腹部——所有脂肪都保持在维持健康所必需的量。

这些基本原理对每个人来说都是相同的，尽管这个过程发生的细节因人而异。早在出生之前，我们之间的区别就已经开始形成了。外部因素，比如母亲吃什么，食物的质量和数量，医生是否给她开具了抗生素或其他药物，她接触的环境毒素，她的压力水平，她是否喝酒、吸烟或与吸烟者同住——所有这些都会影响怀孕和儿童时期脂肪组织的生长。饮食与脂肪发育之间的联系是准妈妈在怀孕期间应避免或控制食用深度加工食品的主要原因之一。

食品包装也可能引起问题。邻苯二甲酸酯，又称增塑剂，通常用于制作瓶子、保鲜膜以及其他食品和饮料容器，以增加它们的弹性。研究表明，邻苯二甲酸酯可以从塑料包装中渗入预制或冷冻的食品里，如比萨饼、春卷、汉堡、薯条、鸡块等。[25] 此外，塑料也可能通过快餐店员工戴的手套进入食品。[26]

妈妈们要小心了，因为邻苯二甲酸酯从塑料容器渗出后会出现在瓶装水里。[27] 邻苯二甲酸酯属于一类被称为环境诱胖剂的化合物。"环境诱胖剂"这个名字来自一项研究，该研究显示母亲在怀孕期间接触这些化合物，会使后代患肥胖症的风险更高。[28]

在出生时，婴儿的健康脂肪大约占其体重的 10%，其中大部分是皮下白色脂肪组织。但是也有棕色脂肪填充在婴儿肩胛骨之间的空隙中，就像阿尔卑斯旱獭一样。棕色脂肪不是婴儿看起来胖嘟嘟的原因，皮肤正下方、可以被捏到的皮下白色脂肪才能达到这样的效果。在人类生命的前 6 个月，这种白色脂肪会快速增加。[29]

让我们来看看脂肪是如何生长的。

脂肪组织通过两种方式生长变大。一种是让现有的脂肪细胞储存更多的液体燃料，这被称为肥大，意味着大量组织通过增加细胞的体积而扩大；第二种是由脂肪干细胞发育出更多的脂肪细胞，这被称为增生。在这种情况下，脂肪通过增加细胞的数量而变大。无论哪种方式，婴儿的脂肪组织内都有大量的血管提供氧气并有营养物质作为支持，且很少有炎症。婴儿体内迅速增长的脂肪是健康且完美的。

当婴儿长至 1 岁时，他们的脂肪细胞比出生时大了 5 倍。一项研究调查了从婴儿到青春期及以后的脂肪变化情况。2 岁至 5 岁的儿童开始变得更高、更瘦，在这个年龄段，男孩和女孩的身体脂肪均会减少。男孩的身体脂肪量大约会减少 25%，而女孩则会减少约 20%。[30] 在这个时期，男孩和女孩在身体脂肪上的差异不大，因此他们的体型看上去也相差不多。但在随后的青春期和成年期，男性和女性的身体脂肪差异会变得更加明显。

脂肪分布的差异

新西兰奥塔哥大学的研究人员分析了青春期前到成年早期男女之间的体脂差异。在这个时期，脂肪会自然地塑造出年轻的身体曲线，许多人认为这是理想的健康身体形态。研究人员使用了双能 X 射线吸收法（DEXA）扫描男孩和女孩身体脂肪发育差异最大的部位：躯干（包括颈部、胸部和腹部）、腰部和臀部。DEXA 扫描是一种经典的、非常详细的身体组成测量方法，因为它可以准确地测量身体脂肪、脂肪质量、内脏脂肪组织、肌肉质量和骨密度。

新西兰的研究小组调查了 1 009 名年龄在 5 岁至 29 岁、体重正常的健康儿童和青年。该研究探索了男性和女性的身体脂肪在发育方式和发育位置上的特点。研究发现，男性在青春期早期会经历一次脂肪激增，然后在成年后趋于平稳。女性在整个成熟过程中身体脂肪则会稳步增加。而且，女性和男性的脂肪的生长部位也存在差异。

让我们来看看身体的主干，即颈部和骨盆之间的区域，也就是肩膀和臀部之间的轮廓。在青春期，相较于男性，女性在这一区域的脂肪会稳步减少。到了青春期后期，女性躯干周围的脂肪量相较于男性要少 17%，而到了青年时期，女性躯干周围的脂肪量相较于男性则会少 34%。

接下来，让我们看看腰部。这是女性腰部变细、臀部变宽，展现出沙漏型身材的地方。事实上，女孩的腰部脂肪几乎总是比男孩少，因为她们的腰围在青春期会缩小。在青春期初期，女性的腰部脂肪已经要比男性少 15%，而在青春期结束时，她们的腰部脂肪会比同龄男性少 35%。当女人到了 20 多岁的时候，男女之间的差异就更大了，女性的腰部脂肪要少 48%。

现在来到臀部。女性的臀部比男性大，这不仅仅是因为她们骨盆骨骼的形状，也有部分原因在于身体脂肪。臀部的形态塑造始于青春期前，研究人员测量显示，这个时期女孩的臀部脂肪含量已经比男孩高 6%。当进入青春期后，女孩的臀部脂肪会比男孩多 16%，而在青春期后期，这个差距会增加到 47%。在成年早期，年轻女性的臀部脂肪比年轻男性平均多 66%。请记住，这项研究分析的是一群体重正常的人的脂肪组织，其脂肪都在健康范围内发挥作用。

在成年期，男性和女性的体脂继续以不同的方式增长。来自哥伦比亚大学、葡萄牙里斯本技术大学和阿拉巴马大学的研究人员进行了一项具有里程碑意义的研究。[31] 他们着手研究了在一个健康的人体内，脂肪是如何在整个生命周期当中分布的。调查对象共有 499 人，其中 147 人是 5 岁至 17 岁的儿童及青少年，352 人是 18 岁至 88 岁的成年人。所有人都体重正常。这些研究对象来自纽约，种族多样，有白人、黑人、拉丁裔人以及亚洲人（包括中国人、印度人、韩国人和日本人）。

研究人员用磁共振成像（MRI）对受试者进行了全身扫描，共得到了200张身体脂肪图像。通过计算，研究人员得出了受试者的身体脂肪总量，包括皮下脂肪和内脏脂肪的数量。接着，他们将脂肪量与性别和年龄相结合，以探寻脂肪变化规律，再根据规律总结出脂肪以10年为维度的增量。研究人员提出的问题是：健康男性和女性的身体脂肪含量如何随时间变化？

结果显示，随着青春期荷尔蒙（激素）的变化，脂肪的分布特征也会开始发生改变。18岁以上成年男性的内脏脂肪比成年女性多50%。男性的内脏脂肪量在12岁时就开始增加，并且始终高于女性。女性的内脏脂肪增长速度相对较慢，但在26岁后会以更快的速度累积，并在一生中持续增加。在40岁至50岁期间，女性的内脏脂肪增加了大约两杯多一点。在此后的10年内，女性体内的脂肪又会增加大约两杯。因此，在40岁至60岁期间，女性内脏脂肪增加了约相当于半个大汽水瓶的量，这些脂肪分布在腹部，是你无法用肉眼看到的。

然而，在青春期到35岁之间，女性的皮下脂肪会快速积累，之后增长速度开始减缓。研究表明，50岁后，女性的皮下脂肪增长幅度很小，主要的增长发生在内脏脂肪。这与女性更年期的时间重合。有趣的是，研究人员发现，体重在健康范围内的女性，其更年期与脂肪积累之间不存在联系。这意味着，与普遍认知相反，更年期激素变化并不会直接导致身体脂肪增加。

在男性体内，皮下脂肪在17岁之前迅速积累，之后脂肪的增长速度会趋缓。到成年时，男性的皮下脂肪比女性少20%～30%。到了50岁以后，男性的皮下脂肪积累速度急剧减缓。健康的女性总是比健康的男性有更多的皮下脂肪，但男性却总是比女性有更多有害的内脏脂肪。

✿ 棕色脂肪的分布

到目前为止，我们一直在谈论的脂肪类型主要是白色脂肪。那么棕色脂肪呢？它分布在身体的哪个部位？

美国国立卫生研究院绘制了世界上第一张人类棕色脂肪"地图"。[32] 为了制作这张地图，研究人员对 28 名年轻、健康的受试者在控制温度的条件下进行了研究。他们将苗条男性和肥胖男性作为对照组，以观察两组人之间的棕色脂肪数量或位置是否有显著差异。研究人员使用计算机断层扫描（CT）和正电子发射断层扫描术（PET）来确定棕色脂肪组织的位置。在扫描过程中，研究人员将环境温度控制在 15.5 至 31 摄氏度的范围内，因为他们知道棕色脂肪在较凉爽的环境下更加活跃和明显，并因为这种活跃表现而更容易被发现。

这项研究的结果让人大开眼界。并非每个人都拥有同样数量的棕色脂肪。在受试者体内检测到的棕色脂肪量从 500 毫升到 2 000 毫升不等。如果将其与一个鸡蛋的大小相比（约包含 50 毫升液体），那么人类拥有的棕色脂肪相当于 10 至 40 个鸡蛋的大小，这比之前所认为的含量要多得多！

研究显示，棕色脂肪在人体内的含量很少，仅占总体重的 1.5%，总脂肪量的 4%。研究人员还发现，人体的棕色脂肪不像康拉德·格斯纳之前描述的在阿尔卑斯旱獭身上发现的那样以块状形式存在，而是以薄片的形式覆盖在骨骼、肌肉和器官周围的 6 个解剖位置：颈部两侧、锁骨周围、腋下两侧、脊柱周围、胸骨后面和腹部内部。

棕色脂肪最多（大约 66%）的区域是颈部、锁骨和腋窝周围。人体中约 70% 与棕色脂肪相关的活动都是在这些部位进行的。

身材苗条和肥胖的人的棕色脂肪存在显著差异。身材苗条者的棕色脂肪含量平均为肥胖者的 2.5 倍。与此同时，苗条者的棕色脂肪要比肥胖者活跃 4 倍。也就是说，在那些有更多身体脂肪的人体内，棕色脂肪没有被充分激活并燃烧。关于这一点，我会在下一章进一步讲解。

⟳ 白色脂肪如何从朋友变成敌人

有很多因素导致体重增加，白色脂肪含量超出健康水平。在脂肪变得不好的过程中，遗传、环境、饮食和日常行为都会起作用。

有 400 多种基因与超重倾向相关。其中一种名为 FTO 的基因与脂肪含量和肥胖相关，在现代人中非常常见，43% 的人体内都携带这种基因。[33]
FTO 基因与腰围的增长、脂肪的快速积聚、臀部的增大和食欲的不断增加都有关联。更重要的是，这种基因与癌症相关（这或许并不出人意料）。[34] 当然，拥有这个基因并不意味着一定会导致肥胖或患癌，但它确实会通过影响食欲和食物选择来增加体重。对那些携带 FTO 基因者的脑部扫描显示，当他们看到"增肥食物"的图像时，他们的前额叶皮质，即大脑中与决策执行有关的区域，比看到其他物体时要活跃得多。[35]

一项由英国 18 家研究中心开展、对 38 759 人进行的调查发现，携带 FTO 基因的个体发生肥胖的可能性比其他人高 67%，而且这种风险不是从成年之后，而是从 7 岁起就开始增加了。[36] 但是良好的生活习惯可以减轻 FTO 基因的有害影响，从而改善我们的健康状况。一项有 97 家医疗机构参加、237 434 名成人和儿童参与的国际研究表明，即使是携带 FTO 基因的人，通过各种体育活动，如散步和健身等，都能够将肥胖风险降低

27%。[37]一项有 9 653 人参与的荟萃分析显示，饮食和生活方式的调整能够有效帮助携带 FTO 基因的人减轻体重。[38]因此，对携带肥胖基因的人来说，命运并非不可改变，采取积极行动可以改善其健康状况。

还有其他一些不太常见的基因突变会增加肥胖的可能性。其中一种基因突变会干扰身体制造瘦素的能力。正如你了解到的，瘦素会降低你的食欲。当发生这种突变，饥饿感就永远不会消失，从而导致过量饮食。这种遗传缺陷是罕见的，只有约 7% 的病态肥胖儿童被发现携带这种遗传缺陷。[39]其他基因突变会影响大脑中控制食欲的区域。大脑紊乱不仅会影响饮食，还会影响认知，因此受影响的个体的精神和身体健康状况都会恶化。[40]

你可能认为吃美味但不健康的油炸食品是完全自愿的行为，但研究表明，基因会影响你的行为。基因会根据你所处的环境影响你对食物的选择。经常做出不良选择会导致身体脂肪超过健康水平。[41]例如，吃油炸食品与体脂增多、体重增加和肥胖有关。[42]哈佛大学对 37 423 名受试者进行了一项研究，发现有体重增加遗传倾向的人吃油炸食品的可能性更大，每周可达到 4 次或更多。[43]人们在饮用会增加脂肪的碳酸饮料和含糖水果饮料方面也表现出类似的遗传倾向。[44]当然，通过培训和教育，你可以意识到这些选择的后果，从而学会做出更好的决策。

每当过度饮食时，你都在强行让过多的能量进入身体，这相当于让身体的燃料过载。这种情况在每个人的生活中都时有发生。为快乐而吃，也就是所谓的"享乐"饮食，可能会有各种各样的潜在原因，比如享受烹饪体验的美食家，或者出现强迫性饮食失调的人，尽管他们的身体里已有足够的能量。

通过一份"食物力量量表"，我们可以测试身体、大脑和行为之间的联系。[45]在这个表上的得分更高，意味着你会摄入更多的食物，不管你的身体实际上需要多少能量。有些人会因为心理压力而暴饮暴食，而另一些人则是因为进食时注意力被分散（如在同时使用电子设备）而吃多。此外，还有一些人吃得太多是因为他们进食过快，在大脑发出停止信号之前就把食物塞进了胃里。[46]

食品质量也会影响体重变化。摄入富含纤维的食物可以改善新陈代谢，从而减少身体脂肪。你的肠道微生物组能消化纤维并产生短链脂肪酸，这不仅能减少炎症，还有助于抑制食欲、控制脂肪组织的增长。[47] 摄入较少纤维的人，体内肠道细菌产生的短链脂肪酸也会更少，其降低食欲的作用也较弱。[48] 同时，缺少短链脂肪酸也意味着摄入不健康食品会引发更多炎症，使你更容易患上慢性疾病。

双重信号

经常性的过度饮食会让你的脂肪细胞变得越来越大，直到它们被"燃料"填满。当现有的脂肪细胞已被填满时，就需要产生更多的脂肪细胞来存储多余的"燃料"。脂肪会产生脂肪，肥胖人群脂肪细胞生成的速度比正常体重的成年人快 2.6 倍。快速膨胀的脂肪会导致另一个严重的问题——它会超出其血液供应的能力。

请记住，你的血管是所有组织的生命线。你的血管生成防御系统随时准备在需要时生长出新的血管。但当脂肪生长过快时，血管生成就跟不上了。膨胀的脂肪细胞得不到足够的氧气，出现缺氧的状况，会导致代谢紊乱。

就像在海里游泳的人在感觉可能溺水时会惊慌一样，缺氧的脂肪组织也会在生物学意义上表现出混乱。脂肪的调节功能失去了控制，脂肪细胞开始以不协调和不受控制的方式制造和释放脂肪因子。这是因为脂肪细胞疯狂地试图通过释放细胞因子和生长因子来募集更多的血管。缺氧本身就会引起炎症，细胞因子则会让炎症更加严重，就像往火中加油一样。显微镜下，肥胖青少年的腹部脂肪活检清楚地显示了这一点。[49] 失调的激素、大量释放的细胞因子、缺氧和炎症，这些因素结合在一起，会让你的健康严重受损。

让我们更仔细地了解一下代谢紊乱的情况。此前提到的脂肪细胞调节功能受到了破坏。你的脂肪细胞不再与大脑协调控制你的食欲，储存和释放"燃料"为身体提供动力，减少炎症，并支持你的免疫系统，而是失控了。脂肪过剩还意味着脂肪细胞无法处理过多的甘油三酯，导致它们从脂肪细胞中泄漏出来，回流到血液中。这些渗出的脂肪在你的器官中堆积，尤其是在肝脏，那里堆积的渗出脂肪是有毒的。这就是所谓的"脂肪中毒"，它会导致肝损伤和非酒精性脂肪性肝病，这是肝癌的主要危险因素。[50]

你可以选择一些对过量脂肪引起的炎症有缓解作用的食物，它们有助于平衡体内的混乱状态。通过减少热量的摄入，可以减少体内 40% 的炎症。路易斯安那州立大学进行了一项研究，针对 10 名肥胖者实施了热量限制计划，并让他们成功减少了 7% 的体重。在研究开始前和一年后，研究对象都接受了脂肪活检。通过比较显微镜下脂肪的外观，研究人员发现，限制热量不仅使脂肪细胞的体积缩小，还显著降低了炎症水平。[51] 在限制热量摄入后，研究对象的脂肪细胞对胰岛素表现出了更强的反应，这意味着由过量脂肪引起的代谢缺陷得到了逆转，帮助脂肪细胞恢复到更正常的功能。

另一个伴随着身体脂肪紊乱的信号与瘦素相关。肥胖的人会产生瘦素抵抗，这是一种大脑在响应饱腹激素上的故障。[52] 产生瘦素抵抗后，即使你的脂肪细胞继续分泌瘦素，试图抑制你的食欲，你的大脑也无法做出应有的反应。回想一下，瘦素通常会发送一个信号给大脑的指挥中心："现在已经有足够的能量了，让我们把餐具放下。"然而，由于瘦素抵抗，大脑会不停地运转，并告诉你的身体："你还很饿，所以继续吃吧。"在大脑对瘦素没有反应的情况下进食，就像给电量耗尽的手机打电话一样。你可以想拨多少次就拨多少次，但是没有人会接电话。患有瘦素抵抗的人总是渴望食物。

当你摄入更多食物时，你的脂肪细胞会随之释放更多的瘦素，但由于缺乏来自大脑的反馈，瘦素会被释放得过多。这种恶性循环会让你体内的瘦素水平急剧上升。与任何激素一样，瘦素一旦过量，就会对你的健康产生灾难性的影响。过量瘦素会干扰你的免疫系统，削弱产生抗感染抗体的能力。研究人员从年轻、健康、苗条的人身上收集能产生抗体的免疫 B 细胞，并将其暴露在高水平的瘦素中，发现它们几乎无法对流感疫苗产生抗体反应。[53]

目前尚不清楚瘦素抵抗形成的确切原因，但你需要知道，这与一种常见的食品成分有关：高果糖添加剂。果糖是糖的一种形式，天然存在于许多水果和蔬菜中，但它以浓缩加工形式——果葡糖浆——出现在硬糖、糖果棒、碳酸饮料、工业糕点和其他导致肥胖的零食中。当研究人员给实验室老鼠喂食高脂肪食物和高浓度的果糖时，老鼠便不再对瘦素做出反应，并贪婪地进食。[54] 但是去除果葡糖浆后，高脂肪饮食本身并不会导致瘦素抵抗。

⚙ 用食物对抗脂肪

不管你的基因或所处的环境如何，你的最终目标是控制多余的脂肪。这将使你的身体在新陈代谢方面恢复到自然的平衡状态。这就是减肥真正的健康益处所在。然而，传统观点认为，要想减脂就必须放弃享受美食。必须做出牺牲才能对抗身体脂肪，是这样吗？并非如此。

科学表明，正确的食物能够满足你的新陈代谢需求，帮助身体燃烧多余脂肪，并将其保持在更健康的水平。不必通过剥夺自己进食的快乐或进行手术来清除脂肪，也不必将脂肪吸出或冻死。基于食物的方法可以保持能量生成、激素和产热等脂肪关键功能的正常运行，从而优化新陈代谢，提高健康水平。通过饮食来对抗脂肪意味着你不必进行严苛的节食，可以保持愉快的生活。

当你第一次听到这个概念时，可能会大吃一惊：通过饮食来对抗脂肪？没错！在接下来的章节中，我将向你介绍如何实现这一目标，以及如何通过饮食来激活身体的开关，燃烧多余的脂肪。正确的饮食方式可以帮助你调节新陈代谢、减少腰围和体重。不管你的体型如何，这都是能让身体更加健康的科学方法。接下来，我们来看看这些方法如何帮助你调节新陈代谢。

悠悠球节食法的好处

许多人发现他们无法坚持节食，尤其是那些比较极端的节食方法，所以即使节食帮他们减轻了体重，减下去的体重也会很快恢复。在一段时间的高强度节食后，摄入不健康或过量食物的诱惑是难以抗拒的。常见的解决方案是重新开始同一种或另一种节食方法，试图再次减肥。这种模式被称为体重循环，更常见的名字是"悠悠球节食法"——你的体重像玩具悠悠球一样下降、上升、再下降。[55] 传统观点认为这对健康有害，常识可能让你觉得这种说法是对的。

可能会让你感到惊讶的是，只要不吃垃圾食品，多次尝试减肥是有益的，尽管我不建议严格限制饮食。只有当你在体重反弹时摄入的是会增加危险的内脏脂肪的食物或饮料（如碳酸饮料、超加工零食、油炸食品、红肉和加工肉类等）时，悠悠球节食才是不健康的。来自英国诺丁汉大学、哥伦比亚大学和东英吉利大学的研究证明了这一点。[56] 研究人员检查了 2 218 对双胞胎的饮食习惯，发现那些主要吃红肉和加工（熟食）肉、鸡蛋、快餐和油炸食品的人比那些吃水果和全谷物食品的人有更多的内脏脂肪。[1]

　　研究发现，通过悠悠球节食法，人们可以降低罹患癌症的风险。来自美国国家癌症研究所、北卡罗来纳大学和德国雷根斯堡大学的研究人员在美国退休人员协会的饮食与健康研究中对 161 738 名男性和女性进行了检查。他们观察了每个人在 20 年内试图减肥（减掉至少 5 磅体重）的次数，并将其与任意原因导致的死亡风险进行了比较。[57] 研究发现，只尝试一两次节食后就放弃，会使任意原因导致的死亡风险降低 6%。但是，那些尝试减肥 7～8 次的人，死亡率降低了 9%；而尝试减肥 11 次或更多次的人，死亡风险降低了 12%，这个数字是那些只尝试了一两次减肥的人的 2 倍。此外，当研究人员研究特定疾病时，他们发现有意识地减肥超过 11 次，每次至少减轻 5 磅，会使死于癌症的风险降低 22%（表 2.1）。

---

[1] 有趣的是，这些人的高内脏脂肪与一种肠道细菌——细长真杆菌以及红色和加工肉类中发现的高血液水平化学物质有关。这些化学物质是 α - 羟基异戊酸盐和丁酰基肉碱，在食用红肉和加工过的肉类和鸡蛋后，它们会作为代谢物存在于血液中。细长真杆菌是第一个被证明与内脏脂肪增加有关的细菌。

表 2.1　中年时期，尝试减去至少 5 磅体重的
次数所降低的死亡风险

尝试减肥的次数	任意原因造成的死亡风险降低比例
1～2	6%
3～4	4%
5～6	9%
7～8	9%
9～10	13%
≥ 11	12%（22% 的癌症死亡风险）

　　这个令人惊讶的结果告诉我们，通过体重循环，坚持少量减重（即使只是减少 5 磅体重），实际上也是对健康有益而非有害的。很明显，如果不让减掉的体重反弹、不进行悠悠球式节食会更好。但是，任何人都可以减掉 5 磅体重，然后又长回来，之后再毫发无损地减掉它。关键是在体重循环之间不要食用太多垃圾食品。

小结

谈到减肥，即使是少量的减重也是值得努力的，因为它可以降低一系列对健康构成威胁的风险。减掉 5 磅就能延长寿命并改善生活品质。继续减肥可以获得更多的好处，减肥对健康的益处是渐进的。

即使最初减掉的体重反弹回来，也不要灰心丧气。回到原来的体重后，再重新开始减肥。然后再重复。反复减肥并不像以前认为的那样对身体有害，它也不会破坏你的新陈代谢，只是在减肥周期之间要避免食用不健康的食物。正如你将在第二部分看到的，我们可以通过食用美味的食物来减肥，因此永远没有必要采取极端的饮食。吃出代谢力意味着让自己吃得更好，享受食物，每次减轻一点体重，如果需要的话，就再来一次。

所有这些都与你的新陈代谢有关。在下一章中，我将与你分享新陈代谢运作的科学秘密。做好准备吧，我们将挑战你的许多先入之见，还有那些书本、网络，甚至医生告诉你的东西。

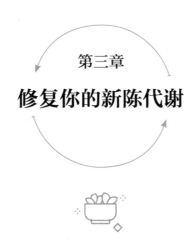

第三章
修复你的新陈代谢

现在你已经了解了身体脂肪的科学，是时候了解新陈代谢以及如何通过饮食代替节食来改善新陈代谢了。你可能已经知道，强大的新陈代谢对身体健康至关重要，但你所了解的关于新陈代谢和身体脂肪的知识也许是错误的。

几十年来，传统观点一直认为，一些人"注定会发胖"，因为他们的新陈代谢天生就更慢，因此人们对此束手无策。另一个流行的看法是，人到中年时，新陈代谢会减缓，所以减肥变得很困难。流行的增强新陈代谢的方法包括少食多餐、饮用各种饮料和补充剂，但新的发现表明，我们还没有了解关于新陈代谢的全部知识——以及它真正的运作方式。

事实证明，每个人天生的新陈代谢是一样的！在你的一生中，它只会以4种模式运行。并非缓慢的新陈代谢导致了你的身体脂肪增加；相反，是你体内的脂肪减慢了新陈代谢。多余脂肪的积累迫使你的新陈代谢放缓，就像压在赛车车顶上的重物一样。但好消息是，这意味着你可以通过减脂来控制你的新陈代谢。减肥不仅可以帮助恢复变慢了的新陈代谢，还可以通过激活棕色脂肪来加快新陈代谢。

新陈代谢并不是不可改变的，它的作用也不仅仅是燃烧卡路里那么简单。

你的新陈代谢系统控制着身体的每一个功能，它是生命的基石。新陈代谢（metabolism）这个词源于希腊语 metabole，意为"变化"。你的身体一直处于不断的变化之中，包括运动、生长、消化、思考、呼吸、愈合以及其他各种简单的生理运作。就像一辆汽车由许多相互连接的部件组成——从油箱到发动机，再到车轮以及中间的所有部件——所有这些部件共同工作，以确保汽车能够顺畅行驶。同样，你的新陈代谢也是由成千上万相互连接的生物化学和细胞反应构成的，它们共同协作以保证你的生存和健康。当你生病时，强大的新陈代谢能够帮助你恢复到正常状态。而新陈代谢受损会导致疾病并增加你从任何疾病中康复的时间。

你的新陈代谢如何与身体脂肪相互作用？它们之间的联系是"燃料"，即来自摄入食物的生物化学能量。你的脂肪组织储存这些"燃料"，而你的新陈代谢从脂肪组织的"燃料"库中汲取能量，为身体的其他部分提供动力。同样，与汽车类似，你给发动机提供的燃料质量越高，它运行得就越好，运行时间也越长。给身体提供低质量的燃料，最终会削弱你的新陈代谢，并损害健康。

新陈代谢的秘密

新陈代谢的概念至少可以追溯至 13 世纪，与营养密切相关。公元 1260 年，一位名为伊本·纳菲斯的埃及医生写下了第一条有记载的描述：

"身体及其部分都处于持续的溶解和被滋养的状态，因此它们不可避免地经历着永恒的变化。"[1]1614 年，一位名为桑克陶瑞斯的威尼斯医生尝试测量自己的新陈代谢。他在吃饭前称量饭菜的重量，然后将其与粪便的重量进行比较，以确定身体从食物中提取了什么。[2]令他出名的是，这些测量是用他自己发明的设备进行的，桑克陶瑞斯坐在像秋千一样悬挂的椅子上，并与体重秤相连（图 3.1）。他在吃饭、工作、排便以及睡觉时，都会计算每次活动对体重的影响。[3]这项研究结果记录在他的历史巨著《关于计量医学方法》中。直到今天，能量摄入、能量储存，以及通过活动消耗能量仍然是新陈代谢的核心概念。

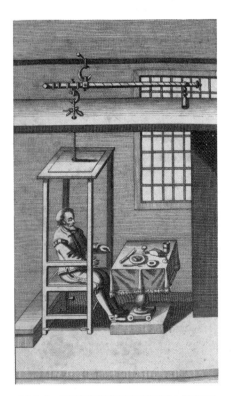

图 3.1　桑克陶瑞斯坐在称重椅上的版画

然而，尽管经过了几个世纪的研究，许多关于新陈代谢最重要的细节仍未被了解。最惊人的发现之一出现在 2021 年。一群大胆的研究人员尝试为两个常见问题找到明确的答案：人类的新陈代谢在一生中如何变化？如何解释个体在能量（包括脂肪）的储存、处理和燃烧方面的明显差异呢？

研究人员发现，所有人在不同的生命阶段都有相同的代谢模式，但这种模式不符合我们过去的认知。个体之间的代谢差异并非由"基因"引起，而是由于部分人体内脂肪过量导致标准代谢模式受到破坏。

这项开创性的研究由杜克大学演化人类学教授赫尔曼·庞瑟领导，来自 19 个国家、47 个机构的 81 名科学家参与其中。[1] 这个科学团队调查了来自 29 个国家的 6 421 名受试者，年龄跨度从 8 天到 95 岁，这是有史以来规模最大、最雄心勃勃的关于人类新陈代谢的研究。

庞瑟和他的合作者测量了研究对象的日常代谢情况，他们对不同年龄和来自不同国家的人使用了完全相同的测量方式。这是测试的关键。他们采用了双标水法（DLW），在这种方法中，研究对象会饮用一种特殊的水（H_2O），由氢（^2H）和氧（^{18}O）原子组成，这种水与天然水不同，但不具有放射性，可以安全饮用。这些原子对研究很有用，因为它们在人体内的作用就像普通的水一样，但可以被一种特殊的同位素探测器探测到。[4] 就像现代版的桑克陶瑞斯称重椅一样，双标水法会测量你在喝水前体内的原子情况，然后在一段时间后评估这些原子是怎样在身体中代谢的。

水对于新陈代谢是必不可少的，因此每个受试者饮用的氢原子和氧原子都会通过新陈代谢处理，并随尿液排出体外。通过收集不同时间的尿液，并在两次测量之间比较这些容易识别的原子的数量，庞瑟和他的合作者们

---

[1] 这项全球代谢研究的研究人员来自中国、美国、日本、奥地利、丹麦、英国、芬兰、法国、德国、荷兰、挪威、苏格兰、瑞士、加纳、肯尼亚、摩洛哥、南非、牙买加和毛里求斯。

能够以完全统一的方式准确计算出每个人每天的总能量消耗（即新陈代谢）。这种方法考虑了每个人维持基本生存所消耗的全部基线能量，除此之外，还考虑了日常活动所需的能量。来自各个国家的所有结果都输入了一个由位于奥地利维也纳的国际原子能机构管理的单一数据库。[5]

比较 6 000 多人的新陈代谢结果并不是一件容易的事。为了达成这个目标，研究人员必须开发一个数学公式，该公式要能够解释所有受试者之间的年龄、性别、身体组成和体力活动的差异——身材矮小和身材高大、男性和女性、好动和不好动、肥胖和苗条。尤其是，这个公式要能够消除受试者之间身体脂肪的差异，从而使研究人员能够观察到去除脂肪这一变量时新陈代谢的真实情况。将这个关键的"无脂肪"数学方程式应用于原始数据，便可以揭示当身体脂肪的影响被消除后，真实的人类新陈代谢是怎样的。

结果是完全出人意料的。庞瑟和他的团队发现，人类，我们所有人，在一生当中都有同样的 4 个代谢阶段，从出生到童年，然后到成年，最后再到老年。下面是关于这 4 个阶段的划分。

第一阶段：第一阶段是从出生开始，一直持续到 1 岁的时候。在出生之前，胎儿的新陈代谢水平与母亲相似，而这也是新生儿出生时的代谢水平。但在出生后的第一年，随着成长为蹒跚学步的婴儿，他们的新陈代谢水平会提高。婴儿的新陈代谢会加速并达到高峰值，与成年人相比，婴儿的新陈代谢水平高出 50%，以他们较小的身体来调整数值的话。

第二阶段：第二阶段从 1 岁开始，到 20 岁结束。在此期间，新陈代谢从早期的高水平稳步下降，贯穿青少年时期，最终在成年后趋于平稳。信不信由你，在青春期或青少年时期，新陈代谢并不会增加。在这个时期，青少年会经历生长的高峰，他们的活动水平也会随之上升。青少年的晚餐吃的是双份的量，他们的新陈代谢却在随着年龄的增长而下降。

第三阶段：第三阶段是代谢的"成人期"，始于 20 岁，终止于 60 岁，这个阶段相当稳定。在这些年里，我们的代谢不会发生变化。令人惊讶的是，在怀孕期间或分娩后，代谢也不会发生变化。绝经后，代谢也不会降低，而且男性和女性之间也没有代谢方面的差异。

第四阶段：60 岁以后，人体新陈代谢确实开始下降，但下降速度非常缓慢，每年只下降 0.7%。需要注意的是，这项研究有许多 95 岁的人的数据。即便在 90 多岁时，我们的新陈代谢水平仍然能达到 20 岁时第三阶段成年期的 74%。

图 3.2 通过一个图表展示了人体代谢在人生中的 4 个固定阶段。[6]实线显示了如果没有"过剩脂肪"，你的内在代谢将呈现何种状态。竖着的虚线则表示所有人在一生中经历的主要转折点：1 岁、20 岁和 60 岁。这是你身体自然的、固有的新陈代谢，它展示了当多余的身体脂肪被去除后，人体新陈代谢的真实情况。

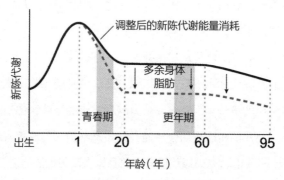

图 3.2　人一生的新陈代谢

过多的身体脂肪可以完全改变正常的新陈代谢模式，图中的点描绘的那条更低的线展现了这一点。随着脂肪组织的增加，脂肪会通过抑制其正常的健康水平来扭曲人体的新陈代谢曲线。并非巧合的是，新陈代谢减慢会导致慢性疾病恶化。脂肪增加是慢性疾病的主要诱因。现在我们来仔细探究一下它是如何发生的。

脂肪会损害新陈代谢

脂肪过多对新陈代谢和健康造成的损害，有个名字：代谢综合征。代谢综合征患者的身体对胰岛素的敏感性会降低，这是一个严重的健康问题。细胞吸收血糖变得困难，因此血糖水平会和血压一起升高。你的身体状态表明你有不稳定的新陈代谢，无法正确处理能量，你可以把它想象成新陈代谢在酒后驾驶。

随着时间的推移，这种新陈代谢的不平衡会让你患上 2 型糖尿病，你的细胞对胰岛素的反应会越来越弱，导致血糖长期处于高水平，最终严重损害你的心脏、血管、眼睛、肾脏和神经。患有代谢综合征对健康来说是一个巨大的危险信号，它预示着坏事即将发生。所有这些都与身体脂肪过多有关。还记得过多的脂肪是如何让脂肪组织的激素和能量功能紊乱的吗？这也会让你的新陈代谢失衡。[7]脂肪膨胀会减缓新陈代谢，引发代谢综合征。

世界上约 1/4 的人口（超过 20 亿人）患有代谢综合征。[8]患有这种综合征的人群患心脏病、2 型糖尿病，甚至结肠癌和肝癌的风险都很高。一项对 2 357 名 70 岁以上男性进行的长达 16 年的研究表明，患有代谢综合征且伴随体重增加的人早逝的可能性增加了 44%，而糖尿病患者死亡的风险增加了 86%。[9]在控制身体脂肪这件事上，很难想象还有什么理由比这更有说服力。

怎么知道你是否患有代谢综合征？在下列描述中，如果有 3 种及以上符合你的情况，那你就要注意了：

■ 空腹血糖高于 100 毫克每分升（约合 5.6 mmol/L）

■ 血压高于 130/85 毫米汞柱

■ 血液中甘油三酯水平高于 150 毫克每分升（约合 1.7 mmol/L）

■ 有益的高密度脂蛋白胆固醇水平低

■ 男性腰围大于 40 英寸（约合 100 厘米），女性腰围大于 35 英寸（约合 89 厘米）

代谢综合征就像接连倒下的多米诺骨牌，会对你的身体造成一波又一波的伤害，它几乎会干扰你新陈代谢的每一个功能。例如，燃料（甘油三酯）从负荷过重的脂肪细胞中流出，泄漏到你的血液中，会毒害你的肝脏（脂肪中毒），并损害你体内负责血液排毒的主要器官。此外，过多的脂肪会引发慢性炎症，干扰身体 5 大健康防御系统的正常功能，降低你对疾病的抵抗力。炎症会损害血管脆弱的内壁，破坏其正常光滑的表面。[10] 当血管内壁受损时，你的血管就难以放松，血压也会因此急剧升高。[11] 受损的内壁容易积聚黏性斑块，从而缩小血管的直径，阻塞血液流向包括心脏在内的器官。高血压会给心脏带来压力，也会增加肺和肝脏的负担。你的新陈代谢必须从正常身体的运作中转移能量，来补偿多余的身体脂肪造成的损害。[12]

如果你正在与这些症状做斗争，不用担心，你的新陈代谢并没有遭受永久性的损害。你可以通过减掉多余的脂肪和积极运动来逆转代谢综合征，重建健康的新陈代谢。

减掉脂肪的方法很重要

减脂可以帮助你重建新陈代谢、恢复健康。然而，重要的不仅仅是你减掉了多少，还有你采用的减脂方式。像脂肪抽吸、减重术、胃束带手术以及服用处方减肥药等方法，虽然能让体重大幅减轻，但它们都存在很大的风险。若你没有适量摄入健康的食物，这些方法都不能使你的新陈代谢恢复平衡。让我们来看看原因。

抽脂手术可以去除无害的皮下脂肪，但所有威胁健康的内脏脂肪仍会留在原位，包裹在器官周围。减肥手术可以缩小胃的大小或改变胃的开口的大小，使过度进食变得更加困难，但这同时也会干扰胃部释放重要激素。使用阻止身体吸收脂肪的药物不仅会降低从健康脂肪中获益的能力，还可能导致液体和油性粪便从肛门流出。这可不好玩。其他治疗肥胖的药物可能会抑制食欲或提前产生饱腹感，使人失去享受食物的乐趣。此外，这些药物还会带来严重的副作用，如自杀倾向、胰腺炎和甲状腺癌。除非你面临威胁生命的肥胖问题，否则这些方法都不值得冒险尝试。

此外，你并不需要借助药物或手术来减少有害脂肪。你可以通过激活自身的棕色脂肪来减掉这些脂肪。

用棕色脂肪帮忙！

每个人都有棕色脂肪。它是一种隐藏的资产，随时待命，准备令开启产热作用，燃烧多余脂肪，优化新陈代谢。当棕色脂肪被激活时，它会吸收白色脂肪中储存的"燃料"，这是其作为加热器工作的自然结果。这种产热作用能够在细胞层面暂时提高新陈代谢。研究人员估计，激活棕色脂肪可以在一年内燃烧相当于9磅脂肪组织的能量。请记住，即使减轻5～10磅的体重对健康也有极大的益处。激活棕色脂肪可以改善新陈代谢，为健康带来好处。

值得注意的是，多年来，棕色脂肪甚至不被视为成人新陈代谢的一个因素。虽然产科医生和儿科医生早已知道，新生儿的肩胛骨之间有一些棕色脂肪，但这被视为进化的遗迹，为了让刚出生的婴儿在洞穴的地面上保持温暖。根据以前的一些寻找棕色脂肪的尸检研究，棕色脂肪存在于儿童时期，但大多数专家认为棕色脂肪在 10 岁以后就消失了。[13] 就在 2008 年，医生们还认为棕色脂肪在进化过程中已经走到了尽头，是进化的残留物，因为人类现在生活在一个有恒温器、室内暖气和温暖衣服的世界里，不再需要生物加热器。

但在 2009 年，波士顿内分泌学家罗纳德·卡恩及其哈佛医学院的同事偶然中从一个成年人的身上找到了大量的棕色脂肪。他们甚至并不是有意去寻找的。这是一个惊人的、具有突破性的发现。情况完全出乎意料：这些棕色脂肪是在一个患有肿瘤的病人身上发现的。

一位 67 岁的女性因为胸部有肿块而来到波士顿的一家医院检查。她的医生使用 CT 扫描确定了肿瘤位于她的膈上方、肋骨下端的位置。医生还对她进行了 PET 扫描，这是一种寻找高代谢组织的扫描技术。由于肿瘤通常有高水平的代谢，PET 扫描的彩色图像可以定位体内代谢异常旺盛的区域，这通常是癌症的征兆。

这位患者的肿瘤呈现出像圣诞树一样的形状。但是令研究人员惊讶的是，当他们通过手术切除肿瘤并在显微镜下检查时，发现它根本不是癌组织。相反，这是一种罕见的良性肿瘤，被称为"冬眠瘤"——它是由棕色脂肪组成的！肿瘤在 PET 扫描上显示出来，是因为棕色脂肪正在加速新陈代谢，并通过产热作用产生热量。[14] 出于好奇，卡恩想知道成年人体内到底有多少棕色脂肪。

卡恩与波士顿 4 家医院的合作者们一起前往医疗记录室，查看了来自1 972 名患者的 3 640 份 PET-CT 扫描。这是一个壮举！有些患者甚至接受了多次扫描。卡恩和他的团队仔细检查了与从患有冬眠瘤的女性身上观察到的相同的棕色脂肪信号。令人惊讶的是，他们的确发现了信号，但并不是在婴儿肩胛骨之间携带棕色脂肪组织的位置。在成年人身上，棕色脂肪信号出现在颈部和锁骨、胸肌和肩胛骨周围，以及胸部和腹部。

但为什么棕色脂肪会在 PET 扫描中出现，而在其他扫描中没有呢？卡恩知道低温会激活棕色脂肪，因此研究人员研究了 PET-CT 扫描期间的天气情况。当研究人员将波士顿的天气报告与扫描结果进行比较时，他们发现在冬季室外温度最低的时候，棕色脂肪信号最高。在春季和秋季，棕色脂肪信号要比冬季少；信号在炎热的夏季最低。这与 20 世纪 80 年代初芬兰的医学报告显示出吻合度，据报告，户外工作者（如伐木工人、画家和农民）比在室内工作的人拥有更多棕色脂肪。[15]

荷兰马斯特里赫特大学医学中心也证实了人类棕色脂肪与低温之间的联系。研究人员在 22 摄氏度的正常室温和 16 摄氏度的低温下对 24 名年龄在 18 岁至 32 岁的受试者进行了检查。在正常室温下进行扫描时，并没有在受试者身上观察到棕色脂肪。但在温度较低的房间里，96% 的受试者在扫描中被发现有棕色脂肪组织（图 3.3）。

芬兰图尔库大学医院和瑞典哥德堡大学之间的一项合作研究证实，与室温相比，低温暴露会使棕色脂肪信号增加 15 倍。[16] 有趣的是，身材苗条的人发出的棕色脂肪信号比肥胖的人更为强烈。

激活棕色脂肪

显然，通过在寒冷的环境中降低体温来获得棕色脂肪对新陈代谢的促进作用,并不是一种实用(或舒适)的方法。但是,通过追踪激活棕色脂肪的途径,我们可以找到无需低温、更令人愉悦的方式来激发其产热作用。

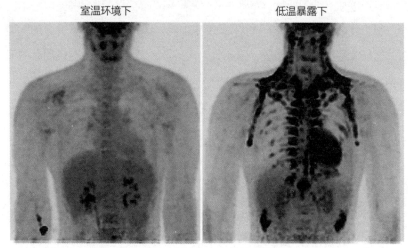

室温环境下　　　　　　　　低温暴露下

图 3.3　室内温度和低温下受试者身上的棕色脂肪(黑色区域)对比

(来源:W.D.范·马尔肯·利希滕贝尔特,J.W.范霍默里格等,"寒冷激活的健康男性棕色脂肪组织",新英格兰医学杂志,2009 年第 360 卷第 15 期,1500-1508 页。)

作为一位科学家,我擅长寻找细胞开关。在用新生物技术治疗对抗癌症、慢性伤口、糖尿病性视力丧失和黄斑变性的研究工作中,我的出发点总是寻找细胞靶点。这些靶点是细胞上的特定分子或化学结构,可以被"关闭"或"打开",从而达到理想的治疗效果。在把食物作为药物的研究中,我使用了同样的方法,找到食物可以激活的细胞目标,以保护健康——包括如何触发褐色脂肪和产热。

以下是激活棕色脂肪的细胞步骤。寒冷的温度会促使大脑释放去甲肾上腺素,这是一种神经递质和激素,它能调动身体采取行动,激活神经和其他组织,如棕色脂肪。当它被释放到你的血液中时,会激活一种

叫作 β3 肾上腺素能受体的开关，这个开关存在于你的棕色脂肪细胞中。当这个开关被打开时，棕色脂肪就会启动其脂肪燃烧引擎。

除了低温之外，还有其他方法可以促进大脑释放去甲肾上腺素，你也可以让身体在没有去甲肾上腺素的情况下触发 β3 肾上腺素能受体。这些都可以通过摄入食物做到！我会告诉你哪些食物可以打开棕色脂肪的开关，以及它们是如何做到的。

首先，我想告诉你们一种具有同等功效的药物。在我对食物作为药物的研究中，通常从检查药物开发者的发现开始。这是一个很强大的起点，可以由此找到一些类似的甚至更好、更安全、更令人愉悦的食物。

这种药物名为米拉贝隆，是为治疗膀胱过动症而研发的。[17] 患有膀胱过动症的人会因为膀胱痉挛而突然、频繁地产生尿意。[1] 米拉贝隆通过触发位于膀胱壁的 β3 肾上腺素能受体（与棕色脂肪中发现的受体相同）来舒缓膀胱。通过激活这种受体，药物能够使膀胱放松，减少其过度活动。

波士顿加斯林糖尿病中心的研究人员发现了一个测试米拉贝隆是否能激活棕色脂肪的机会。他们对 12 名 20 岁出头的苗条、健康的男性进行了临床研究。研究人员将研究对象暴露在低温下，然后进行 PET 扫描来寻找彩色信号，证实了他们确实有棕色脂肪。然后，研究人员测量了他们的基础静息代谢率。

接下来，受试者服用了 200 毫克的米拉贝隆。这一剂量比通常用于治疗膀胱过动症的剂量高 8 倍。[2] 然后，研究人员再次对他们进行了扫描。研究人员见证了米拉贝隆使受试者的棕色脂肪进入产热状态。值得注意的是，在受试者体内的至少 8 个区域，包括通常难以发现的肾脏、脾脏和肝脏，

---

[1] 2012 年，米拉贝隆在美国和欧盟被监管部门批准用于治疗膀胱过动症。
[2] 米拉贝隆的正常剂量是口服 25 毫克，每天一次。

周围的棕色脂肪燃烧活动被提升了 1 000 倍（见图 3.4）。

安慰剂　　　　　　　　　　　　　　米拉贝隆

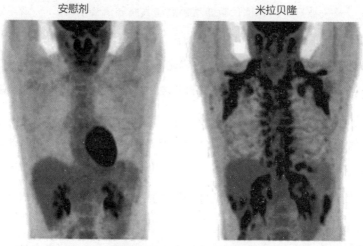

图 3.4　米拉贝隆激活棕色脂肪上的细胞受体并引发强烈的产热作用
（图片和使用许可由美国国立卫生研究院医学博士亚伦·赛普斯提供）

在测量药物对新陈代谢的影响时，研究人员发现，与服用安慰剂的人相比，米拉贝隆使新陈代谢平均增加了 13%。[18] 棕色脂肪燃烧了储存在白色脂肪中的"燃料"。根据这种新陈代谢的增长速度，研究人员计算得出，米拉贝隆可以在 1 年内使体重减轻 11 磅，在 3 年内使体重减轻 22 磅。

但是米拉贝隆没有被批准用于激活新陈代谢。此外，即使在正常剂量下服用，它也会引起诸如高血压、鼻子和喉咙肿胀、头痛、腹胀和视力模糊等副作用，而棕色脂肪研究中使用的米拉贝隆剂量要比正常剂量高得多。

你无法通过药物安全地激活棕色脂肪，至少目前还不行。但是我发现了另一种更可行的方法——通过食物来触发产热作用。我开始研究能够激活 β3 肾上腺素能受体以激发棕色脂肪的食物。我发现大自然提供了许多途径，以及许多食物，可以引导棕色脂肪提升新陈代谢。

☽ 能激活棕色脂肪的食物

　　你喜欢吃辣吗？现在爱上辣酱的理由又多了一个！人体临床试验已经研究了辣椒对减肥的有效性。辣椒含有生物化学物质，这些物质是辣椒的辣味和风味的来源。它们被称为辣椒素和辣椒素酯类物质。这些化学物质可以激活身体，减少脂肪产生，燃烧多余的脂肪，提高新陈代谢，并减少你的饥饿感。

　　马里兰大学巴尔的摩郡分校的研究人员进行了一项对辣椒作用的研究，参与研究的对象是 80 名年龄在 30 岁至 60 岁的肥胖人士。一组实验对象每天摄入 2 次干卡宴辣椒[1]的辣椒油提取物，提取物中含有 6 毫克的辣椒素酯类物质，持续 3 个月。[19] 第二组服用不含辣椒提取物的安慰剂。研究人员对受试者进行称重，并用 DEXA 扫描测量他们的身体成分，以确定他们腹部内脏脂肪和全身脂肪的情况。

　　研究人员旨在探究使用辣椒激活棕色脂肪是否可以燃烧有害脂肪。在试验中，所有参与者都会见了营养师，咨询如何基于他们的日常活动水平，将每天的热量摄入量降低 300 ～ 600 卡。这并不是一个严苛的要求，一个涂有奶油奶酪的普通百吉饼大约就含有 300 卡。参与者将保持他们习惯的活动量，无须开始锻炼计划。

　　经过 3 个月，与服用安慰剂的受试者相比，摄入辣椒提取物的受试者的腹部内脏脂肪（有害物质）减少的程度是前者的 6 倍（图 3.5）。[20] 减少内脏脂肪对健康有明显好处：身体对胰岛素更为敏感，新陈代谢得到改善，体内炎症水平也降低了。

---

[1] 实验用的辣椒是非辛辣品种 CH-19 甜椒，被称为卡宴辣椒。

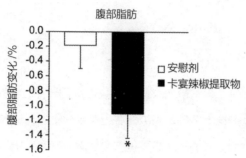

图 3.5　摄入安慰剂和辣椒提取物的受试者的腹部内脏脂肪变化对比

辣椒通过神经系统激活棕色脂肪。就像你体内的大多数生理过程一样，棕色脂肪会对电信号和化学信号做出反应，这些信号从身体的一个部位发送到另一个部位，像接力赛中的接力棒一样在细胞间传递。一旦信号在其最终目的地被接收，细胞就会采取相应行动。

激活棕色脂肪的信号是由交感神经传递的。交感神经是分布在你身体各处的细丝，它们在棕色脂肪中尤其丰富。每条神经的末端都与棕色脂肪细胞接触。[21] 交感神经系统最为人熟知的是它在战斗或逃跑反应中的作用——它会对之前提到过的去甲肾上腺素做出反应，但这些神经也帮助肠道消化、心脏收缩和产热。

现在我来解释一下辣椒是如何触发产热作用的。当辣椒碰到你的舌头时，你的战斗或逃跑神经立即被激活。舌头表面有温度传感器，它们位于特殊的感觉神经纤维末端，其工作是检测高温物质（想想滚烫的汤）和疼痛（想想辣椒酱和芥末带来的灼烧感）。其中一种传感器被称为 TRPV1（有时被称为辣椒素受体）。[1] 正如之前提到的，辣椒素是在辣椒中发现的生物活性物质。其他能激发这种受体的生物活性物质存在于黑胡椒（胡椒碱），姜（姜辣素），甚至丁香油（丁香酚）中。

---

[1] TRPV（transient receptor potential vanilloid）代表瞬时受体电位香草酸，于 1997 年被发现。除了舌头，这种受体还存在于心脏、大脑、肺和胰腺中。

　　像辣酱这样的食物会激活你舌头上的 TRPV1 受体，从舌头通过感觉神经传递强有力的信号到大脑。这种受体也存在于食道、胃、肠和结肠的神经上，因此辛辣食物从进入胃部开始到被排出之前一直都可以发送信号。[22] 这意味着，即使进食速度很快，你的身体仍然会接收到信号。你一定听说过辛辣食物在摄入和被排泄时都会带来灼烧感，这就是原因。

　　来自 TRPV1 受体的信号会促使大脑释放去甲肾上腺素。当去甲肾上腺素传递到棕色脂肪细胞时，它会激活 β3 肾上腺素能受体。正如你刚刚了解到的，这是细胞表面的一个特殊开关，会引发细胞内的连锁化学反应。最终，这个过程会激活一种叫解偶联蛋白 1（UCP1）的重要蛋白质。[23]
UCP1 存在于细胞内的一个微型器官——线粒体当中，线粒体是细胞的能量生产者，它就像机械发电机一样，能够产生热量。UCP1 的作用类似于火花塞，可以点燃线粒体，在棕色脂肪细胞中产生能量。这样一来，产热就开始了。身体的加热器被打开，新陈代谢加快，多余脂肪中的燃料被燃烧，有害的白色脂肪也会减少。看，这就是把食物当作药物来使用的方法——直达细胞层面。

辛辣食物之外

　　还有别的食物可以激活 TRPV1 受体或利用这个产热途径上的其他步骤来激活棕色脂肪。一些食物含有生物活性物质，可以绕过 TRPV1 受体，直接激活棕色脂肪细胞表面的 β3 肾上腺素能受体。另外一些食物可以直接开启 UCP1，打开线粒体的启动开关。

　　例如，含有生物活性物质白藜芦醇的食物可以刺激棕色脂肪细胞产生双倍 UCP1，从而启动产热作用。许多人知道白藜芦醇存在于红葡萄酒中，但它也存在于蓝莓、蔓越莓、葡萄甚至花生中。实验室研究表明，被喂食白藜芦醇的动物表现出代谢增加的特征。[24]

大豆也能增加 UCP1。人们已经在实验中证明它可以减少 31% 的身体脂肪。[25] 喂食富含大豆的饮食（其生物活性水平与人类食用的大豆食物成正比）的实验室小鼠变得更瘦，相比标准饮食的小鼠，体重减轻了 7.6%。染料木素和黄豆苷元是能够优化代谢的生物活性物质，这两种物质在以大豆为基础的亚洲日常饮食中含量丰富。另一种能激活棕色脂肪的食物是绿茶。它所含的生物活性化合物——表没食子儿茶素没食子酸酯（EGCG），也能刺激产热。但是绿茶并不是 EGCG 的唯一来源。苹果、樱桃和柠檬也含有这种生物活性物质，能促进新陈代谢并使体重减轻。[26] 就像在辣椒中发现的辣椒素一样，EGCG 能促进去甲肾上腺素的产生，刺激棕色脂肪上的 β3 肾上腺素能受体，激活 UCP1，并打开线粒体的动力开关。食物激活新陈代谢的方式是显而易见的。

香草和香料也是出人意料的产热生物活性物质的来源。薄荷醇是薄荷中的生物活性物质，研究人员已经通过实验证明，它可以通过激活棕色脂肪来增加 UCP1 并减少体重增加。[27] 姜黄等香料也能通过增加 UCP1 激活棕色脂肪。此外，姜黄还有另一个奇妙的作用：它能将白色脂肪转化为危害较小的米色脂肪，后者不完全是白色，但也不完全是棕色。这种转化被称为"米色化"，有助于控制体内有害的白色脂肪含量。[28] 棕色和米色脂肪细胞都可以通过产热来燃烧多余的脂肪。

激活棕色脂肪只是食物改善新陈代谢的众多方式之一。下面，我将介绍更多不同食物对抗并控制身体脂肪的方法。准备好迎接更多惊喜吧！

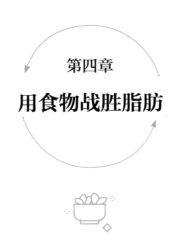

第四章

用食物战胜脂肪

自然这位母亲极富智慧，物产丰富。几乎所有的自然生物物质都具有不止一种功能。五颜六色的水果、蔬菜、香料、香草、坚果和种子中含有成千上万种生物活性物质，其中大多数尚未得到充分研究。这是对我这样的科学家而言最有趣的部分，那就是搞清楚当我们摄入这些物质时，它们在我们体内到底起到了什么作用。

在我的上一本书《吃出自愈力》出版后，我收到了很多令人印象深刻的信件和电子邮件，来自世界各地的读者写信给我，说他们变得健康、感觉身体更强壮了，还有许多人告诉我，他们变得更苗条，体重减轻了。如果我在《吃出自愈力》一书中提到的200种食物中的某些生物活性物质不仅能激活健康防御系统，还能对抗身体脂肪并促进新陈代谢，那会怎样呢？

我的医学研究使我深入探索了代谢领域的知识。我知道炎症、干细胞、微生物组、表观遗传学和循环都与代谢健康密切相关。当我深入研究它们与脂肪细胞和食物之间的联系时，我发现许多有益的生物活性物质也能够对抗脂肪并促进新陈代谢，这是它们生物能力的一部分。此外，人体研究提供的临床证据表明，食用这些含有生物活性物质的食物可以帮助改善身体状态，促进修复和优化新陈代谢。

我将揭示 150 种对新陈代谢有显著益处的食物，它们都有科学和人体研究证据作为支持。如果你愿意，你可以选择相信我，直接查看这部分内容（它们在第三部分）。但我希望你能真正了解如何通过食物来改善新陈代谢，因此我需要告诉你这些食物所含的生物活性成分，以及它们如何对抗多余身体脂肪带来的危害。

这里有一张记分卡，显示了食物中的生物活性物质如何通过多种方式帮助新陈代谢。每种食物都有其中一种或多种好处：

- 减少多余脂肪引起的炎症
- 提高身体对胰岛素的敏感性
- 激活触发棕色脂肪产热作用的通路
- 使白色脂肪转变成棕色脂肪或米色脂肪
- 引导干细胞产生更多有益的棕色脂肪，而非有害的白色脂肪
- 减少内脏脂肪量，缩小腰围
- 从健康的脂肪细胞中产生更多有益的脂联素
- 通过恢复微生物组改善脂质代谢
- 减缓脂肪的生长
- 抑制食欲

让我们来看看在食物中发现的一些生物活性物质。你的厨房里可能已经有这些食物，在你当地的超市里肯定也能找到它们。

香芹酚

这种生物活性物质存在于我最喜欢的一些厨房香料中，如牛至、百里香和马郁兰等，它可以为你的食物增添风味。在任何食物中添加少量香料，都能提高它的口感，这种高效也体现在香料的抗脂肪能力方面。位于意大利基耶蒂的国家研究委员会的实验室研究人员表明，食用香芹酚最多可以使要变成白色脂肪细胞的人类干细胞减少 27%。[1]

榭皮素

榭皮素是一种强效的生物活性物质，存在于刺山柑、红洋葱（尤其是洋葱皮）、红苹果、番茄、青葱、大葱、卷心菜、蓝莓、黑莓和樱桃中。作为一种强大的脂肪燃烧剂，榭皮素可以通过许多方式对抗脂肪。在实验室研究中，研究人员将榭皮素添加到高脂肪食物中喂给肥胖老鼠，8 周后它们的体重有所减轻，有害内脏脂肪的数量也有所减少。相比只吃高脂肪食物导致体重增加、变得肥胖的老鼠，摄入榭皮素的老鼠体重减轻了 10%，体脂减少了 23%。[2]

榭皮素可以降低脂肪组织的炎症，提高细胞对胰岛素的敏感性，这有助于新陈代谢更高效地利用葡萄糖作为能量。此外，这种生物活性物质还能增加去甲肾上腺素的含量，刺激棕色脂肪细胞上的 β3 肾上腺素能受体，从而引发产热作用。为了进一步扩大其作用，榭皮素还可以增加 UCP1 的数量，UCP1 是启动线粒体热引擎的开关，能够促使线粒体燃烧脂肪。并且，榭皮素还有一个作用：它能使白色脂肪变成米色脂肪，从而减少其对健康的危害。

木犀草素

木犀草素是一种抗脂肪的生物活性物质，存在于菊苣、青椒、芹菜、南瓜、红叶生菜、朝鲜蓟和苤蓝菜中。它具有耐热性，在烹饪过程中能够保持活性。实验室研究表明，木犀草素能够防止体重增加，减少内脏脂肪和皮下脂肪。[3]

与槲皮素类似，木犀草素也可以通过多种方式消除身体脂肪的危害。它能向棕色脂肪发送信号，促使其制造更多的 UCP1，从而引发产热。此外，木犀草素还能够将白色脂肪组织转化为棕色脂肪。这种生物活性物质也能降低脂肪炎症，提高胰岛素敏感性，所有这些都有助于改善代谢健康。

绿原酸

这一生物活性物质存在于胡萝卜、洋蓟、苹果、梨、李子、葡萄、猕猴桃、牛蒡和咖啡豆中，能够非常有效地对抗脂肪。实验室研究表明，绿原酸能够通过三种方式处理脂肪组织：它能够引导脂肪干细胞转化为有益的棕色脂肪，让白色脂肪变成米色脂肪，并开启棕色脂肪细胞的产热功能，燃烧掉多余的脂肪，促进新陈代谢。[4]

熊果酸

这种生物活性物质存在于多种水果和香草中，如百里香、迷迭香、牛至、马郁兰、薰衣草、接骨木花、薄荷、蔓越莓、越橘和山楂浆果等。根据艾奥瓦大学的实验室研究，熊果酸可以增加棕色脂肪，提高代谢效率、增加运动能力并减轻体重。[5]墨西哥瓜达拉哈拉大学的研究人员发现，熊果酸还能促进脂联素（一种维持胰岛素敏感性的脂肪激素）的产生。[6] 此外，熊果酸还能降低由身体脂肪引起的炎症。[7]

橙皮苷／新橙皮苷

橙子、橘子、葡萄柚、柠檬、酸橙和薄荷中都含有橙皮苷和新橙皮苷这两种彼此密切相关的抗脂肪生物活性物质，对柑橘爱好者而言，这无疑是一个好消息。橙皮苷和新橙皮苷可以抑制食欲，改善血液中胆固醇的代谢，并让负责制造更多脂肪细胞的基因降低其制造水平。[8] 此外，它们还能刺激脂肪分解（已存在的脂肪细胞的分解过程）。再者，橙皮苷和新橙皮苷还能增加 UCP1 的含量，从而促进棕色脂肪的产热作用和白色脂肪的棕色化。[9]

实验室研究表明，新橙皮苷可以通过改善肠道微生物组来预防体重增加，这种效果在使用抗生素治疗感染并清除健康细菌后尤为有价值。[10] 因此，如果你正在服用抗生素，务必注意这种以及下一个提到的生物活性物质，它们可以滋养你的微生物组。

β-D- 葡聚糖

这种生物活性物质是一种可溶性纤维，存在于蘑菇、燕麦、大麦、小麦和可食用褐藻中。β-D- 葡聚糖可以减少由脂肪引起的炎症，并通过滋养微生物组来改善肠道健康。[11] 它还可以对抗身体脂肪，减轻体重，并通过增加胰岛素敏感性来增强新陈代谢。含有 β-D- 葡聚糖的食物可以减缓胃排空食物的速度，这样一来，胃就有更多时间向大脑发出饱腹信号，大脑也可以因此关闭食欲。[12]

番茄红素

番茄红素鲜艳的红色提醒我们，它存在于番茄、西瓜、番石榴、木瓜、柿子、红甜椒甚至粉红葡萄柚中。番茄红素通过使白色脂肪变成棕色脂肪，然后激活棕色脂肪开始产热来对抗体重增加。[13] 此外，这种生物活性物质还能降低体内脂肪的炎症水平，并阻止新的脂肪细胞生成。[14] 除此之外，番茄红素还有一个独特的对抗脂肪的方式：它会减少储存在脂肪细胞中的液体脂肪量，使每个脂肪细胞变小。[15]

木脂素

木脂素是一个生物活性物质家族，存在于芝麻、葵花籽、南瓜子、亚麻籽和大豆等种子中。芝麻中的木脂素被称为芝麻醇，实验室研究证明，芝麻醇可以刺激棕色脂肪的产热作用，从而防止体重增加。[16] 另一种名为亚麻木酚素的木脂素存在于南瓜子和亚麻籽中，通过抑制脂肪生成来防止形成新的脂肪细胞。[17] 木脂素还有助于脂肪细胞产生脂联素，这是一种健康的激素，可以提高细胞对胰岛素的敏感性，改善新陈代谢。[18] 除了种子之外，西兰花和卷心菜等蔬菜，以及杏子、油桃和草莓等水果中也含有木脂素。

鞣花酸

草莓的酸味源于其内含的不同种类的酸，其中之一便是鞣花酸。此类生物活性物质也存在于蔓越莓、覆盆子、石榴以及核桃、山核桃和栗子中。鞣花酸有多种方式促进新陈代谢。它可以引导脂肪干细胞向有益的棕色脂肪转化，并促进白色脂肪的棕色化。此外，它还能通过增加 UCP1 的数量直接影响棕色脂肪细胞并诱导产热作用。[19] 鞣花酸还能防止脂肪细胞增大，提高身体对胰岛素的敏感性，降低因过量脂肪引起的炎症。[20]

花青素

这种生物活性物质是一种天然色素，其颜色从蓝色、紫色、黑色到红色不等。在自然界中，花青素可以吸引蜜蜂为花朵授粉，动物会食用五颜六色的果实并传播种子。蓝莓、黑莓、紫玉米、紫薯、野樱莓、黑树莓、越橘、接骨木莓和黑布仑中都含有花青素。[21] 实验室研究表明，喂给老鼠含有花青素的食物可以使其体重减少 20%，并且使其总脂肪组织减少 18% ～ 20%。[22] 花青素也是一种抗炎物质，可以降低由多余脂肪引起的炎症。实验室研究还显示，花青素可以刺激脂肪细胞释放脂联素，从而促进新陈代谢。[23] 此外，它还能引发白色脂肪细胞的米色化，并通过刺激棕色脂肪细胞上的 β3 肾上腺素能受体启动产热作用。[24]

羟基酪醇

橄榄是这种强大的生物活性物质的来源。羟基酪醇是在水果成熟时产生的。它主要存在于制作特级初榨橄榄油时从橄榄中压榨出来的水状液体中，但也存在于橄榄油里。实验室研究表明，羟基酪醇可以抑制腹部内脏脂肪的生长，这种效果与它对肠道微生物组的有益作用有关。羟基酪醇可以增加肠道微生物组的细菌多样性，这是肠道健康的明确标志。[25] 此外，羟基酪醇还能防止干细胞产生更多的白色脂肪，并具有抗炎作用。[26]

萝卜硫素

萝卜硫素是独特的，因为它可以逆转瘦素抵抗。[27] 回想一下，瘦素是脂肪细胞释放的一种激素，它作用于大脑，能抑制你的食欲。随着多余脂肪的积累，大脑会对瘦素产生抵抗，导致你的饥饿感得不到缓解。萝卜硫素可以逆转这种瘦素抵抗，这样你的大脑就能做出对新陈代谢有益的反应，降低你的饥饿感——这是对抗身体脂肪的重要举措。[28]

ω-3 脂肪酸

众所周知，ω-3 多元不饱和脂肪酸是一种有益健康的生物活性物质，它存在于海鲜，尤其是像鲑鱼、沙丁鱼和凤尾鱼这样的油性鱼类之中。它起源于海洋藻和浮游生物，但在食物链的作用下，在许多以浮游生物为食的鱼类和贝类中也发现了 ω-3。这种物质通过刺激肠道中的 TRPV1 受体来激活棕色脂肪，就像辣椒和绿茶一样，这会向大脑发送一个信号，告诉它是时候释放去甲肾上腺素了。ω-3 还能增加棕色脂肪中 UCP1 的含量，并有助于将有害白色脂肪转化为有益棕色脂肪。

能激活健康防御系统以对抗脂肪的食物

回想一下，你的脂肪细胞与你的 5 个健康防御系统紧密相连。这些细胞依赖于充足的血液供应（血管生成），由干细胞形成（再生），并受肠道细菌（微生物组）的影响。它们的 DNA 会受到你所处环境和行为的影响

（DNA 的表观遗传变异），且脂肪细胞与脂肪组织内的免疫和炎症细胞共存（免疫防御）。事实证明，激活健康防御的食物正是利用这些联系来帮助你调节身体脂肪的。事实上，很多对抗体内多余脂肪的食物和我在《吃出自愈力》一书中提到的是一样的。这是一个好消息，因为这意味着你可以通过食物同时提升代谢力和自愈力。

能让脂肪"挨饿"的食物

你的血管生成防御系统为身体脂肪提供氧气和营养，让脂肪保持健康状态。这样，脂肪可以发挥作为身体保护层、燃料库、加热器（产热作用）和激素生产器官的功能。这些血管还能将重要的脂肪激素如瘦素、脂联素和抵抗素输送到你的大脑、肌肉和其他器官。

就像抗血管生成食物可以通过切断血液供应来让癌细胞"挨饿"一样，它们也可以通过限制血液循环来控制脂肪的增长。之前讨论过的许多抗脂肪生物活性物质都有抗血管生成的能力：槲皮素、绿原酸、羟基酪醇、萝卜硫素、染料木素、黄豆苷元、花青素、β-D-葡聚糖——它们都能帮助抑制为多余脂肪提供营养的有害血管（和抑制肿瘤的原理一样），进而改善你的新陈代谢。

另一个有助于新陈代谢的行为是禁食，它能让癌细胞"挨饿"，也能通过切断脂肪的血液供应来减少多余脂肪。生物活性物质可以发挥多种作用：它们可以开启产热作用，促进脂肪燃烧，同时控制血液供应。一个典型的例子是一种在辣椒中发现的产热蛋白——辣椒素，它同时也是一种强大的抗血管生成物质。食用能增强血管生成防御系统的食物，可以提升身体对多余脂肪的控制能力。

再生防御系统对抗脂肪

你的再生防御系统也能帮助对抗多余脂肪。脂肪干细胞，即前脂肪细胞，可以分化为任何类型的细胞，这被称为可塑性。这是一个非常有用的特性，因为你可以通过摄入某些食物来改变脂肪干细胞的命运，使其不会产生有害的脂肪。存在于苹果、梨、洋蓟、猕猴桃和刺山柑中的绿原酸，以及存在于梨、石榴、蔓越莓、栗子和核桃中的鞣花酸都能起到这种作用。这些物质有助于让干细胞制造有益的棕色脂肪而不是白色脂肪。

还有一些食物能够阻止干细胞转化为任何类型的脂肪细胞，比如橄榄和特级初榨橄榄油中的羟基酪醇，以及辣椒和辣酱中的辣椒素。[29] 值得注意的是，所有这些抗脂肪的食物也能够引导干细胞帮助器官进行修复和再生。

调动你的微生物组对抗脂肪

你的微生物组不仅负责肠道健康，也能帮助促进代谢健康，这两者都受你吃的食物的影响。[30] 例如，众所周知，肠道细菌的种类越多，肠道健康状况就越好。相比超重或肥胖的人，苗条的人往往拥有更多种类的肠道细菌。食用含有膳食纤维的益生元食物，如西兰花、小白菜、猕猴桃、蘑菇，甚至梨，可以促进更多不同种类的细菌生长，让你的身体状态向苗条的人靠拢。[31]

食用益生菌食品，如酸奶、泡菜、酸菜、酸黄瓜等，能够将更多健康的细菌直接送入你的肠道。尽管肠道细菌的多样性非常重要，但有一种细菌是你最需要培养的，因为它是健康的守护者，那就是 Akk 菌。[32] 虽然这种椭圆形的微生物只占健康人类肠道细菌的 3% ~ 5%，但它能帮助你维持新陈代谢、控制体重、增强免疫防御能力，甚至支持你的精神健康。值得注意的是，这种细菌在苗条者的肠道中存在，而在肥胖者的肠道中却几乎找不到。

　　来自北京医院、昆明医科大学和中国科学院[33]的研究人员对 10 534 名 20 岁至 99 岁的人进行了一项研究，发现肠道中存在 Akk 菌可以预防肥胖，但这种细菌的数量会随着年龄的增长而下降。[34] 他们还发现，只要 Akk 菌的数量高 10%，肥胖的风险就会降低 26%。这或许可以解释为什么随着年龄的增长，有些人更需要与体重增加做斗争：Akk 菌越少，身体脂肪就会越多。有助于 Akk 菌在肠道生长的食物包括石榴、蔓越莓、康科德葡萄、姜黄、绿茶、红茶以及辣椒等。

　　另一种对新陈代谢有益的肠道细菌是罗伊氏乳杆菌。这种微生物具有抗炎、抗肿瘤、促进伤口愈合以及支持身体免疫防御的作用。实验室研究表明，罗伊氏乳杆菌可以将白色脂肪转化为棕色脂肪，并增加 UCP1 蛋白的产生，从而激活棕色脂肪的燃烧，引发产热作用。[35]

　　一项针对罗伊氏乳杆菌补充剂的临床研究在 71 名年龄从 6 个月到 22 岁的年轻人中进行。所有的研究对象都是普拉德－威利综合征患者，这是一种罕见的遗传性疾病，会导致致命的儿童肥胖、认知障碍和行为问题。[36] 研究人员连续 12 周每天给受试者服用罗伊氏乳杆菌益生菌或安慰剂胶囊，并在研究开始 6 周和 12 周之后测量他们的身体指标。结果显示，服用罗伊氏乳杆菌益生菌的受试者体重指数下降了 7%，而服用安慰剂的受试者则没有明显变化。[1] 含有罗伊氏乳杆菌的益生菌食品包括奶酪（如帕玛森干酪、哥瑞纳－帕达诺奶酪、托马奶酪、格吕耶尔奶酪、朗卡尔奶酪、伊迪亚萨瓦尔奶酪等）、酸面包、韩国泡菜、酸菜和一些酸奶。[37]

---

[1] 有罕见的普拉德－威利综合征的患者往往还会出现发育迟缓和神经精神症状。临床研究显示，相比服用安慰剂的患者，接受罗伊氏乳杆菌的患者在社交沟通和互动方面有所改善。这与已知的罗伊氏乳杆菌能带来的有益的肠－脑相互作用相吻合。

用 DNA 防御系统对抗脂肪

你的 DNA 防御系统能保护你的遗传密码免受破坏力量的侵害，尤其是氧化应激源，这种化学物质会像暴躁的武士一样攻击你的 DNA。过多的脂肪会增加氧化应激，还会引发慢性炎症，两者都会导致 DNA 损伤。[38] 具有抗氧化和抗炎特性的食物可以抵消这些影响，起到保护作用。猕猴桃、番茄、西瓜、西兰花和西兰花芽、柑橘、木瓜、红甜椒以及富含 ω-3 脂肪酸的海鲜等都是很好的例子，这些食物可以帮助保护你的 DNA 免受过多脂肪的影响。

一些食物可以通过开启或关闭你的 DNA 来避免脂肪对身体的伤害，这被称为表观改变。深色绿叶蔬菜、豆类和甜菜等食物都能达到这种效果。它们会带来一种叫 DNA 甲基化的过程，这种表观遗传变异会促使腹部脂肪减少，体重减轻，并提升新陈代谢。[39]

另一种对抗脂肪的表观遗传学策略是激活那些能将有害的白色脂肪细胞转化为有益的棕色或米色脂肪细胞的基因。[40] 在棕色和米色脂肪中，至少有 27 种基因可以被激活，而在白色脂肪中却不行。[41] 通过启动这些基因的开关，白色脂肪可以被转化为棕色脂肪。辣椒（辣椒素）、苹果（槲皮素）、洋葱（木犀草素）、薄荷（薄荷醇）、咖啡（绿原酸）、牛至（熊果酸）、番茄（番茄红素）、草莓（鞣花酸）、蓝莓（花青素）和小白菜（萝卜硫素）等食物可以激活这些有益的抗脂肪基因，从而改善你的新陈代谢。你可以在自己的厨房里进行基因治疗！

让免疫防御系统成为对抗脂肪的伙伴

你的免疫防御系统可以抵御细菌、病毒和癌细胞，还可以抑制体内多余脂肪的产生。这种防御作用也能降低这些攻击引起的炎症。虽然大部分免疫系统都基于肠道（和你的微生物组在一起），但还有一部分免疫系统位于你的脂肪组织当中。[42] 实际上，有一整个免疫细胞军团生活在网膜这个巨大的脂肪组织中，它就存在于你的腹部。

这块脂肪有保护作用，它会在肠道可能受损的区域周围移动并成型，以保护身体其他部位免受危险感染。一旦发现并锁定感染点，网膜脂肪会像火焰喷射器一样将炎症爆发集中到感染区域，以消灭有害生物体。当危险结束时，你的网膜会利用 M2 巨噬细胞和调节性 T 细胞（Tregs）这两类特殊免疫细胞来消除炎症。[1] 这些细胞的作用是使脂肪中的免疫防御恢复到正常的健康水平。

过多的身体脂肪会破坏免疫力和炎症之间的微妙平衡，导致炎症占据主导地位并在身体里肆虐。[43] 更为糟糕的是，当防御性免疫细胞（保护我们免受感染的免疫细胞）陷入这种困境而无法正常运作时，它们会释放一种名为细胞因子的蛋白质，引发更多的炎症。这种炎症越来越多的恶性循环是一个危险的生物学陷阱，会导致糖尿病、动脉粥样硬化、癌症等炎症性疾病。

摄入含有抗炎生物活性的物质，如槲皮素、木犀草素、番茄红素、鞣花酸、花青素、羟基酪醇、熊果酸和萝卜硫素，有助于控制和消除脂肪组织中被脂肪诱发的炎症。有些食物可以起到双重作用，既能减轻炎症，又能激活免疫细胞，保护你免受感染和癌症的侵害。蓝莓、绿茶和含有维生素 C 的食物，如柑橘、红卷心菜和猕猴桃等，都是免疫多面手，它们可以阻止过多身体脂肪对身体造成的危害，帮助恢复新陈代谢。[44]

---

[1] 你可以把巨噬细胞看成免疫细胞，通常是促炎反应的一部分。身体的大多数部位在大多数情况下都是如此。然而，在脂肪中，巨噬细胞起着不同的作用，它们作为抗炎细胞处于待命状态。在专业术语中，它们被称为"M2 巨噬细胞"。

✂ 复仇者集结！

在著名的漫威超级英雄漫画和漫威宇宙电影中，复仇者联盟的成员们组成了一个团队，用他们的共同努力和各种超能力击败威胁地球的、来自银河系的敌人。[1]而通过食用正确的食物，你也可以在自己的体内组建一个生物活性物质的超级英雄团队。记得我在本章开头提到的记分卡吗？这些天然的化学物质以多种方式作用于身体，促进新陈代谢，燃烧多余的有害脂肪，帮助你保持健康的体重。一些食物可以阻止更多白色脂肪产生，另一些食物可以将白色脂肪转化为有用的棕色或米色脂肪，还有一些食物可以向大脑发出信号，命令它释放激素，触发棕色脂肪细胞开始产热并燃烧脂肪。有一些食物甚至可以在棕色脂肪细胞内部发挥作用，促使它们产生更多的蛋白质，从而引发产热作用。

这些食物还能够增强你身体的 5 种健康防御能力，并利用它们的力量帮助你抵御脂肪过剩的负面影响。每个健康防御系统都有不同的方式来对抗脂肪，比如通过抗血管生成来让脂肪细胞"挨饿"，或者阻止干细胞形成更多的白色脂肪，引导其产生更多有益的棕色脂肪，或者通过支持你的肠道微生物组来对抗脂肪对新陈代谢的损害，并降低脂肪释放的炎症。

让所有这些元素联合起来可能听起来很复杂，但用食物来完成这一任务其实非常简单。我来告诉你怎么做。在第二部分中，我将首先告诉你哪些食物被证实可以改善新陈代谢，对抗身体脂肪。然后，在第三部分，我

---

[1] 在漫威漫画中，最初的复仇者联盟团队由 6 位超级英雄组成，分别是钢铁侠、绿巨人、雷神、美国队长、蚁人和黄蜂。除此之外，漫画中还有其他超级英雄团队，包括神奇四侠、X 战警和捍卫者联盟。天然产品中生物活性物质的多种力量结合在一起产生预期效果，这一概念被称为"随行效应"。

会为你提供一个高度可定制化的方案，你可以遵循并完善该方案，以适应你的生活，满足你自己的喜好和口味。

　　促进新陈代谢和增强健康防御能力的食物通常是同一种，更妙的是，它们都是传统美味食谱中的食材，大多数都很容易找到，也很好烹饪。这些食物不仅能让你健康快乐地生活，还能帮你改善新陈代谢，减少有害身体脂肪，提高健康水平。

用食物改善新陈代谢

大自然的秘密力量
往往在不经意中被
发现。
————汉斯·克里斯蒂安·安徒生

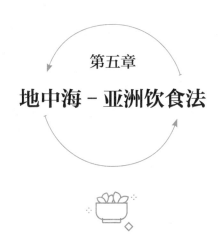

第五章

地中海－亚洲饮食法

由于我的研究，许多人认为我自己一定在遵循某种特殊的节食方式。他们会问："李医生，你都吃些什么？"我想，多年来，由于各位大师及其著作对我的影响，人们普遍认为我遵循着严格的饮食习惯。但实际情况是，我喜欢享受饮食，特别是健康饮食。

我在前几章中分享的内容可能会促使一些人尝试成为"生物黑客"，试图自己动手，用生物学来改善健康、对抗脂肪。他们可能会选择服用胶囊或创造一种代餐来操控新陈代谢和脂肪，这样就无须考虑真正的食物的好处了。然而，我强烈建议采用以食物为基础的方法。几个世纪以来，世界上一些最伟大的饮食文化的创造者，如生活在地中海和亚洲的人，一直在烹饪中使用美味的天然食材组合。这些食材含有促进新陈代谢、燃烧有害脂肪和激活健康防御的生物活性物质。比起服用胶囊或喝代餐奶昔，吃这些美食是更好的选择。

对我而言，餐食可口是头等大事。由于我的童年、旅行和生活经历，以及我对食物和健康的研究，我自然而然被地中海和亚洲的传统美食所吸引。那里的菜肴非常美味！地中海和亚洲都有被称为"蓝区"的地区，那里的人衰老缓慢、寿命更长，总体上更健康。[1] 这些地区的饮食结构中富含天然食品，如水果、蔬菜、香草、坚果、豆类以及全谷物，沿海地区则有丰富的海鲜。在希腊的伊卡利亚岛，一项针对 90 岁以上老人的研究的结果显示，87% 的人胆固醇水平正常，82% 的人体重正常，80% 的人没有糖尿病。[1] 即使如此高龄，仍有 30% 的人没有慢性疾病，并且代谢非常健康！

我不遵循任何节食方法，相反，我利用食物。我将这种方法称为地中海 – 亚洲饮食法，因为它能将这两个美食世界中最健康的食物和最诱人的味道结合在一起。地中海 – 亚洲饮食法融合了我们在前一章讨论过的抗脂肪和促进健康的成分，但它不需要你记住那些化合物的名称，也不需要你遵循复杂的食物搭配规则。我的方法是一种直观的方法，让所有的科学研究为你服务，而无须分析在分子水平上发生的所有有益行为。

地中海 – 亚洲饮食法可以让你品尝各种美味食物，同时提升健康防御，促进新陈代谢，对抗有害脂肪。这种饮食哲学能让你在一生中享受食物的乐趣，而不必与食物对抗。

地中海 – 亚洲饮食之路

我一直是一个充满热情和好奇心的旅行者，喜欢探索不同的美食、文化，寻找促进健康的方法，我将其中许多都融入了自己的生活。世界上有

---

[1] 地中海的蓝区是希腊的伊卡利亚岛和意大利撒丁岛的奥利亚斯特拉省。亚洲的蓝区是日本的冲绳。

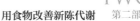

各种各样的食物，我所遇到的一些最美味的食物往往也与最健康的人有关——从希腊阿索斯山上的僧侣到意大利拉齐奥的村民，再到中国江苏省的茶农。健康的饮食方式包括营养丰富的天然食品和加工程度较低的食物，这是健康饮食的共同特征。

在地中海和亚洲文化中，我观察到的另一个传统价值观是适度饮食。适度饮食的实践基于这样的理念：有意识地克制是一种美德，质量永远比数量重要。这些观点与当前的研究成果完全一致，即高质量的食物含有更多健康的生物活性物质。

在旅行中，我特别喜欢探索新的食物——尤其是那些我不认识的食物。正是通过这种方式，我知道了什么是刺角瓜、鸿喜菇和毛缘扇虾（去查一下吧，它们非常美味）。我的朋友来自世界各地，其中有些是厨师。他们经常邀请我尝试新的菜肴或食材，这让我的味蕾得到了满足。对我而言，发现新的美味是一种令人兴奋和难忘的生活体验。

地中海－亚洲饮食法汲取了我所见、所食、所享、所学、所研究的一切，将世界各地的健康饮食经验、食材和烹饪风格相融合，让人们可以同时享受健康和美味。这种烹饪的灵感源自值得尊敬的饮食传统，并得到尖端生物医学研究的支持。我的使命也引领着我，打破人们对食物的恐惧，解开错误概念。健康饮食适用于每个人、每个地方，无论你以什么为生或处于健康之旅的哪个阶段，你都可以享受美味。

从丝绸之路到厨房

地中海和亚洲的美食都是几千年来对食材进行探索和试验的结果。早在"融合"这个词被用在美食上之前，人们就已经将来自遥远国度的优质食材结合在了一起。你的厨房里之所以能找到肉桂和橙子，都要归功于丝绸之路。这条有着 2 000 年历史的贸易路线曾将中国与地中海连接起来。几个世纪前，丝绸之路由几段道路组成，如果沿着它来一次公路旅行，你会在沿途休息吃东西时体验到地中海 – 亚洲美食。食物在丝绸之路上的运输、交易和交换标志着现代烹饪融合的开端，东方影响西方，西方也影响了东方。

在本书中，你会发现厨房里的很多食物都起源于丝绸之路。例如，你喜欢的桃子和杏就起源于中国。这些果树沿着丝绸之路种植，其果实最终出现在地中海和欧洲的餐桌上，后来又被带到美洲。苹果曾经是生长在天山森林里的一种野果，天山是哈萨克斯坦和中国西北交界的山脉。人们沿着丝绸之路采摘、售卖和食用苹果、核桃、杏仁、葡萄、蜜瓜和黄瓜。² 商人们将鹰嘴豆、大麦、小麦以及各种发酵和腌制食品一起运往东方和西方的目的地。

据沿着丝绸之路遗迹进行考察的考古植物学家的说法，在从丝绸之路的一端到另一端的旅途中，人们能享用到使用完全相同的原料（包括干制的和新鲜的）做成的不同风格的美食。[1] 他们将各种食谱融合在一起，因此姜黄、姜、辣椒、藏红花和肉桂等香料现在在中国、印度、中亚各国以及地中海国家如意大利、希腊、西班牙和法国的烹饪中都非常常见。新鲜的蔬菜、水果、香草、香料以及干制和发酵的食品是一种文化货币，通过 2 000 年的食材交换将不同美食连接在一起。

地中海 – 亚洲饮食不止表面

由于这种融合，亚洲饮食和地中海饮食在健康饮食方面没有明确的分界线。科学家在比较不同饮食模式对健康的好处时需要一个简单的名称，

---

[1] 这项研究是由考古植物学家进行的，他们在丝绸之路沿线旧定居点的废墟中寻找农产品和其他食物的果核、种子、茎和果肉的干燥残留物，并确定其来源。

因此创造了这些标签，它们随后被报道的记者传播。而一旦经过媒体传播，它们就被营养学家、健康领域博主甚至学者在研究中采用。事实上，"地中海饮食"和"亚洲饮食"这些词是营养学俚语的一部分，给了曾经存在于丝绸之路两端之间的饮食模式一个几乎虚假的身份。地中海 – 亚洲饮食摆脱了这些人为的划分，它包含了这条伟大的贸易路线上出现的各种饮食传统；这种广泛性和包容性与典型的"饮食指南"所表现的狭隘性形成鲜明对比。

看看丝绸之路地图（图 5.1），你会发现很难将沿途地区高度多样化的食物风格简单划分成两类。

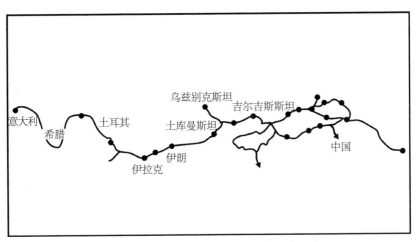

图 5.1　连接亚洲和地中海的丝绸之路主干道
（图片由黛安娜·萨维尔提供）

让我们仔细看看今天地中海地区的国家。你也许很快就能分辨出意大利、希腊和西班牙属于地中海国家，但你可能不知道还有其他国家环绕地中海附近。看看世界地图，你会发现实际上有 21 个邻近地中海的国家，即阿尔巴尼亚、阿尔及利亚、波斯尼亚和黑塞哥维那、克罗地亚、塞浦路斯、埃及、法国、希腊、以色列、意大利、黎巴嫩、利比亚、马耳

他、黑山、摩洛哥、巴勒斯坦、斯洛文尼亚、西班牙、叙利亚、突尼斯和
土耳其。

从北非到中东再到巴尔干半岛，各个国家和地区都有自己独特的美
食和传统的烹饪方法，其中许多都是沿着丝绸之路融合而来。你可能
不认为以色列、埃及或斯洛文尼亚的美食属于地中海饮食，但它们的
确是。

那么"地中海饮食"的概念是从哪里来的呢？它是在 20 世纪 50 年代
由明尼苏达大学的安塞·基斯教授创建的。他旨在证明有一种比当时典型
的"美国饮食"更健康的饮食方式。1952 年，基斯和妻子玛格丽特前往意
大利和西班牙，研究那些他们眼中比美国饮食更优越的饮食方式。美国饮
食充斥着红肉、碳酸饮料和超加工食品，而新鲜的蔬菜和水果很少。受他
和妻子在这两个国家的观察和饮食启发，基斯开始了第一个饮食与健康方
面的长期全球流行病学研究，名为"七国研究"。[1] 这项研究只包括了 21 个
地中海国家中的 3 个：意大利、希腊和前南斯拉夫。[2]

尽管如此，七国研究在食品和健康科学研究方面仍是一个重要突
破。它表明，少摄入脂肪与降低血液胆固醇有关，而这又可以帮助降低
心脏病发作和中风的风险。虽然七国研究没有涵盖地中海周边的大多数
国家（奇怪的是，它还包括了芬兰、日本和荷兰等非地中海国家），但
安塞·基斯和妻子在他们共同创作的、关于此研究的畅销书中首次提出
了"地中海饮食"的概念。[3] 他们所描述的有益健康的传统饮食主要包含

---

[1] 如果想了解有关七国研究的更多信息，请访问：www.sevencountriesstudy.com。
[2] 安塞·基斯研究的 7 个国家是芬兰、希腊、意大利、日本、荷兰、美国和南斯拉夫。
前南斯拉夫现在解体为 6 个国家：波斯尼亚和黑塞哥维那、克罗地亚、马其顿、黑山、
塞尔维亚和斯洛文尼亚。所以在当今世界，七国研究包括了 8 个地中海国家。

植物性食品，如水果、蔬菜、豆类、坚果、种子、健康的油和全谷物等。这是乡村居民的饮食习惯，饱和脂肪和红肉含量低，只适量摄入鱼类和家禽。[4]

21个地中海国家的食物各具当地特色，无法简单地用一个名称来概括，即使是"意大利菜"这个词也只是一个粗略的概括，这个词只对不居住在意大利的人有意义（意大利人不会把自己的饭菜称为"意大利菜"）。事实上，在意大利有20个大区，每个区都以当地种植、饲养和可获得的食材为基础形成了独特而珍贵的饮食传统。[1]在西班牙和法国也是如此，每个地区的食谱都具有独一无二的口味和风格。这种差异在希腊尤为明显，希腊有227个岛屿有人居住，每个岛都有自己独特的饮食传统。这一切都说明，要充分领略地中海美食，还有许多需要探索。

"亚洲饮食"这个词就更不准确了。亚洲是一个比地中海地区更大、更多元化的区域，由48个国家组成。其中一些国家可能通常不被视为亚洲的一部分，如土耳其、格鲁吉亚、约旦和哈萨克斯坦，但这些国家的人都将自己视为"亚洲人"。[2]每个国家都有自己独特的烹饪特色，你很难将日本的食物与泰国、印度或土耳其的混淆。

与地中海国家相似，亚洲各国的烹饪方式也千差万别。在我游历中国时，我发现随着风景的变换，市场上的食材以及家庭、餐馆和夜市所供应

---

[1]意大利的20个大区是阿布鲁佐、巴西利卡塔、卡拉布里亚、坎帕尼亚、艾米利亚-罗马涅、弗留利-威尼斯-朱利亚、拉齐奥、马尔凯、利古里亚、伦巴第、莫利塞、皮埃蒙特、普利亚、萨迪尼亚、西西里岛、特伦蒂诺-上阿迪杰、托斯卡纳、翁布里亚、奥斯塔山谷、威尼托。每个地区都有自己的传统菜肴。

[2]亚洲国家包括中国、朝鲜、韩国、蒙古、日本、越南、老挝、柬埔寨、缅甸、泰国、马来西亚、新加坡、印度尼西亚、菲律宾、文莱、东帝汶、巴基斯坦、印度、孟加拉国、斯里兰卡、尼泊尔、不丹、马尔代夫、阿富汗、伊朗、亚美尼亚、阿塞拜疆、格鲁吉亚、土耳其、塞浦路斯、叙利亚、黎巴嫩、巴勒斯坦、以色列、约旦、伊拉克、科威特、沙特阿拉伯、也门、阿曼、阿拉伯联合酋长国、卡塔尔、巴林、塔吉克斯坦、吉尔吉斯斯坦、土库曼斯坦、乌兹别克斯坦和哈萨克斯坦。

的菜肴也在变化。中国菜的多样性令人惊叹。据我了解，中国有八大菜系：鲁菜、川菜、粤菜、江苏菜、闽菜、浙江菜、湘菜、徽菜。这些菜系使用的原料大部分相同，但它们以不同的方式组合和烹饪，创造出当地的特色。在四川旅行时，我品尝了辣味十足的食物，其中包含辣椒、大蒜和四川花椒。而在江苏，我吃到的则是清淡微甜的菜肴，充满了炖、煨和煮的味道。广东菜则以炒、烤和蒸为主，加入大蒜和姜的食材使得菜肴的自然风味更加浓郁。

整个亚洲的饮食传统值得关注，因为它们体现了维护新陈代谢健康和对抗身体脂肪的基本原则。首先，多样化的食物选择是文化的一部分。食用多种多样的食物，特别是富含纤维的蔬菜，对微生物组有益，能够促进新陈代谢。其次，亚洲使用的许多烹饪方法，如炒、炖、焖和蒸，相较于油炸和烧烤更加健康，对新陈代谢的伤害更小。再次，亚洲饮食中所使用的调味品通常包括具有益生菌性质的发酵食品，以及能够激活棕色脂肪的各种带有香料的酱汁（比如辣椒酱）。最后，亚洲的用餐形式通常是一群人共享许多小盘中的食物，这增加了每个人每餐可食用的食物种类，并让每个人得以控制自己的饮食分量。共同用餐的公共性质也促进了轻松的进餐节奏，有助于避免暴饮暴食。

地中海美食同样基于鼓励健康饮食的原则。这包括使用从新鲜市场获得的原材料和食用应季食品。对食物仅进行简单处理是保留其全部风味和健康益处的关键，有节制地享用美食则是另一个好习惯。均衡的一餐以农产品为主，搭配少量肉类，还有豆类、香草、特级初榨橄榄油、鱼和其他海鲜。

所有这些原则都在地中海 – 亚洲饮食中发挥作用。然而，你不需要成为美食历史学家、美食评论家或厨师才能享用这种饮食方式。你需要做的就是从地中海和亚洲各国传统和现代成千上万的食谱中挑选出你喜欢的，不论是自己在家烹制还是外出就餐时。只需要关注当季食材，研究村民们几千年来一直使用的传统烹饪方法就可以了。不过，采用这种饮食法需要注意一些事项：你需要选择高质量的食材，并花时间准备食谱来制作美味而健康的一餐。但这对你的味蕾和新陈代谢而言，回报是巨大的。

地中海－亚洲饮食法有益健康的证据

　　除了包含美味的食物之外，有大量证据表明地中海－亚洲饮食方式对新陈代谢有益。罗马大学和帕拉塞尔苏斯研究所的研究人员发现，在摄入相同热量的情况下，采用健康的中式饮食明显能够减轻更多体重。[5] 研究小组对 694 名中年白人的身体组成进行了研究，这些人体型肥胖但并未患有心血管疾病、高胆固醇或糖尿病。为了减轻体重，所有受试者都将每天摄入的热量减少到 1 200 卡，但其中一半人的午餐和晚餐采用了基本的传统中国饮食，而另一半人则采用了现代的"西方饮食"。[1] 中国饮食的食材包括大豆、黑豆、芝麻、青葱、蘑菇、姜、各种绿色蔬菜、海藻和鱼，而西方饮食则包括鸡肉、小牛肉、猪肉、牛肉、鸡蛋和奶酪，肉类和奶制品的比重更大，同时还有一些鱼和蔬菜。除此之外，每个受试者还被鼓励每天进行 15 分钟的运动。

　　经过 6 周降低卡路里摄入的实践后，每个人的体重都有所下降。那些

---

[1] 把所有不够健康的饮食模式都称为"西方饮食"是不准确的。实际上，许多传统的北美和西欧饮食传统和食谱相当健康。尽管如此，营养学研究人员还是选择用"西方饮食"这个词来指代那些含有不健康的制作方法和不健康成分的饮食模式。

采用中国传统饮食的人体重平均减轻了 0.8 磅，而那些采用西方饮食的人只减轻了半磅，相当于前者的 62%。在每餐前后比较两组人的"饥饿感"时，中式饮食组的饥饿感减少了 88%，而西方饮食组的饥饿感只减少了50%。这表明中餐更容易让人产生饱腹感。

在减肥方面，传统的中国饮食模式也具有长期的益处。[6] 同一组研究人员招募了 284 名年龄在 25 岁至 70 岁的超重或肥胖的成年人，重复了之前的研究，让两组人在 6 周内分别遵循中国或西方饮食模式。研究再次发现，采用中式饮食能够减轻更多的体重。一年后，中式饮食组中有两倍的人能够维持减少后的体重，与此相对的是，采用西方饮食的人群中有35% 的人恢复了原来的体重。这种效应还有更长的后续。在 5 年的时间里，采用中式饮食的人之中有超过 25% 的人能够保持体重，比采用西方饮食的人多了 4 倍。

饮食方式的益处和风险在人生早期就开始显现。中国医科大学的研究人员研究了中国健康与营养调查的饮食和健康结果，该调查收集了来自中国 15 个省份的 3 万人的数据。[7] 研究人员分析了 489 名年龄在 6 岁至 14岁的儿童的饮食模式，并观察了他们 5 年后肥胖的风险。他们比较了现代中国饮食（包含快餐、红肉和超加工食品）和传统中国饮食的影响。分析表明，年轻时采用传统饮食的人在以后的生活中变得肥胖的风险要低 71%。相比之下，吃现代饮食的人肥胖的风险增加了 3 倍。

日本料理有着类似的好处，它不仅仅限于人们熟知的寿司、手卷和拉面。日本料理种类繁多，以其精致、严谨和食材的和谐、时令性著称。它的特点在于蔬菜和鱼类丰富，肉类和奶制品很少。在冲绳岛，许多居民仍然遵循传统的生活方式，食用传统食物，这些居民拥有非常健康的身体状态，也很长寿。

和中国一样，日本也存在传统生活方式与现代生活方式之间的明显对比。现代日本人的饮食中融入了许多西方元素——也就是说，蔬菜和鱼类较少，面包、奶制品、肉类和油较多。[8] 日本东北大学的研究人员表明，传统的日本饮食对年轻人的身体成分结构的改善更有益。[9] 他们招募了 32 名年龄在 20 岁至 30 岁、身体状况良好的大学生，对此进行了研究。所有研究对象的体重都处于正常水平，在 28 天内，他们被分配在每天三餐采用传统或现代日本饮食。[1] 菜单由注册营养师根据传统和现代日本饮食的规格准备。相比现代饮食，传统饮食在食物组成的丰富度上高 14%，其中包含多 30% 的植物性食品和 43% 的调味品，包括发酵酱。

4 周后的实验结果表明，那些采用传统日本饮食的人体重减轻了 2.4 磅，而采用现代饮食的人体重则增加了 0.2 磅。在分析身体成分时发现，这些损失或增加的重量均为脂肪。采用传统饮食的人体脂减少了 7%，而采用现代饮食的人体脂增加了 1%。

这些好处也反映在受试者的新陈代谢上。研究开始和结束时进行的血液检查表明，采用传统饮食的人体内有害的低密度脂蛋白胆固醇水平有所降低，而有益的高密度脂蛋白胆固醇水平有所提高。而那些采用现代日本饮食的人则情况完全相反——他们的有害低密度脂蛋白含量变得更高，而有益的高密度脂蛋白含量则变低了。

为了确定老年超重人群是否也能获得同样的益处，研究人员对 60 名年龄在 20 岁至 70 岁之间的人进行了同样的研究。[10] 4 周后，采用传统饮食的人平均减重 2 磅，而采用现代饮食的人则平均增重 1.1 磅。而在体脂方面，传统饮食者平均减掉了 1.7 磅脂肪，比现代饮食者减掉的脂肪多 4 倍。研究还发现，年轻非超重人群中观察到的改善血脂水平的好处，即降低有

---

[1] 具体而言，研究人员模仿了 1975 年日本典型的饮食习惯，这种习惯的特征遵从传统的文化价值观。

害低密度脂蛋白和提高具有保护作用的高密度脂蛋白含量，同样也适用于老年超重人群。

采用传统日本饮食的人，血液中的炎症标志物减少了 2/3，而此前，这些人体内的炎症标志物曾因体脂过多而升高。相比之下，在研究期间，那些采用现代日本饮食的人的炎症标志物增加了 1 倍。此外，传统饮食者的腰围略微缩小，而现代饮食者的腰围则增加了 0.4 英寸。腰围是一种便捷的测量腹部脂肪的指标，可以反映腹部有害内脏脂肪的含量。

在丝绸之路的另一边，同样有证据表明，食用地中海国家的传统饮食对减少身体脂肪有益。地中海传统烹饪所使用的许多食材，如番茄、洋葱、大蒜、辣椒和富含 ω–3 脂肪的海鲜等，都能够激活棕色脂肪并触发产热作用，从而改善新陈代谢，燃烧有害的白色脂肪。意料之中的是，对抗脂肪的饮食模式也能够降低患包括癌症在内的慢性疾病的风险。

一项名为欧洲癌症和营养前瞻性调查（EPIC）的广泛流行病学研究旨在探索饮食与特定癌症之间的关系。[11] 该研究收集了来自 10 个欧洲国家（丹麦、法国、德国、希腊、意大利、荷兰、挪威、西班牙、瑞典和英国）的参与者的身体成分、体重、身高、腰围、饮食、体育活动和其他生活方式的信息。

研究人员使用了 EPIC 数据库，分析了年龄在 25 岁至 70 岁之间的 497 308 名参与者的饮食模式和身体成分。为了评估他们所吃的食物，研究人员采用了一种名为"改良版地中海饮食评分"的评级系统。该系统能评估每个受试者的饮食习惯与"健康地中海饮食"的匹配程度，研究对象吃的每一种符合健康地中海成分的食物都会被给予分数。研究人员之后将这个分数与身体测量数据相关联，分析结果表明，那些饮食模式获得高地中海饮食评分的人腰围明显更小，这与较低的体脂和更健康的代谢相关。

　　这个结论也获得了希腊的另一项涉及 3 042 名男性和女性受试者的研究结果的支持。这项名为 ATTICA 的研究揭示了与饮食习惯偏离健康地中海饮食的人相比，那些饮食习惯最接近地中海饮食的人，肥胖的概率要低 51%，腹部肥胖的概率要低 59%。[12]

　　意大利那不勒斯大学和希腊哈睿寇蓓大学的研究人员对地中海饮食对减肥的影响进行了研究。他们分析了 16 个经过精心设计的临床试验，这些试验的受试者是随机挑选的，并且采用了对比饮食。[13] 试验持续时间从 1 个月到 2 年不等，在不同的地方进行，包括美国、希腊、意大利、法国、西班牙、以色列、德国和荷兰，总共历时 16 年。

　　研究人员对 3 436 名受试者进行了分析。结果显示，在 16 项试验中，与其他任何饮食方式相比，地中海饮食都能够使人多减轻 3.86 磅的体重。参与比较的饮食包括低脂饮食、高碳水化合物饮食、美国糖尿病协会推荐的饮食（也称为"谨慎饮食"）和"日常"饮食。当受试者每日卡路里摄入量受到限制，并且进行更多的身体活动时，体重减轻的效果更加明显。当研究地中海食物的脂肪含量时（主要是健康的 ω-3 脂肪酸和特级初榨橄榄油），研究人员发现，在 16 项试验中，这些普遍存在于地中海饮食中的健康脂肪都不会造成体重增加。

　　正如对中国传统饮食的研究发现一样，希腊的地中海体重研究（涉及 565 名成年人）表明，那些最严格遵循传统地中海饮食的人在一年内保持减肥效果的可能性是其他人的 2 倍。[14] 研究还发现，吃富含膳食纤维的水果也会带来不同的结果。每周食用一份整个水果，就会增加 3% 的保持减重的概率。

开始地中海－亚洲饮食之路

如何开始地中海－亚洲饮食法以充分利用其所有好处？很简单！第一步是寻找合适的高质量食材。当地的超市通常会有不错的选择。如果能去农贸市场逛逛就更好了。如果你足够幸运，附近可能就有一个当地的乡村市集。从农产品区开始了解现在可以购买的新鲜食材，这样就可以将你的饮食与季节联系起来。确定你喜欢吃的抗脂肪食物，并记下那些你看到但还未尝试过的食材。购买一瓶纯正的特级初榨橄榄油，放在料理柜里，用于烹饪和调味。如果在当地无法找到食材，不要担心，几乎所有的东西都可以从网上订购，你只需在家等待即可。

地中海－亚洲饮食法没有严格的规定，所以我要强调的是，这不是一种专门为医学设计的饮食模式。这种饮食法是灵活和个性化的，你可以选择自己喜欢的食物。为了获得灵感，你可以从 21 个地中海国家和 47 个亚洲国家的食谱和食材中挑选，总共有 68 种饮食文化可供选择。探索完这些国家的美食需要好几辈子的时间。如果你已经有了适合地中海－亚洲风格的自己喜欢的食谱，那太好了！但如果你还没有，需要一些想法，那么有个简单的办法是上网搜索。你可以匹配季节性食材和食谱进行搜索，只需输入"食谱"、你选择的主要食材的名称和你感兴趣的地中海或亚洲美食的名称，就可以找到大量可供选择的菜肴，以及富有激情的家庭厨师或专业厨师的视频，他们会兴奋地向你展示如何准备这些菜肴以及实用的烹饪技巧。你可以按照这样的计划安排饮食，不久之后，你就会发现你有了一份自己最喜爱的地中海－亚洲食物的食谱。稍后，在第 12 章中，我会分享一些我自己的食谱，帮助你入门。

这种方法高度多样化，能够适应不同的口味，但需要遵循一些实用的基本原则。我将其称为"地中海－亚洲饮食原则"。这些原则可以帮助你最大限度地利用有益新陈代谢和能够激活健康防御的食物，同时享受进食的乐趣。

地中海－亚洲饮食法的 10 项原则

1. 有目的地进食

明智地选择食物是很重要的。将每一餐视为一次享受你真正喜爱的食物，同时促进健康的机会。我们生命中吃饭的次数是有限的，因此我们要让每一餐都有意义。减少或戒掉对健康有害的食物，以改善健康为目的来进食。找不到你需要或想吃的食物？那请看下一条原则。

2. 少吃一或两顿饭

如果你很忙，或者确实找不到自己想吃的健康食物，那么不妨少吃一餐。不必担心，你的身体仍然能从上一餐中获得足够的能量。少吃一餐已经被证明可以激活你的健康防御，因为它可以限制你的卡路里摄入量，降低胰岛素水平，同时帮助改善新陈代谢和燃烧脂肪。这对你的健康非常有益，我建议你考虑养成每周少吃一两顿饭的习惯。但是，要注意下一餐不要过度进食。

3. 吃新鲜的食物

新鲜食品是地中海－亚洲饮食的支柱，它们富含生物活性化合物，有助于促进健康并帮你对抗有害的脂肪。不要被方便的超加工食品诱惑，这些食品可能会导致体重增加、造成健康危害。[15]

4. 定制你的食物选择

这一切都与"你"有关：你的喜好，你的口味，你的环境，以及你的健康状况。根据手边的资源，选择你喜欢和需要的，按你自己的方式去做。不要退而求其次，听从直觉，它会告诉你什么对你有好处，什么没有。

5. 尊重传统

地中海－亚洲饮食尊重传统的食谱和烹饪方法。这意味着我们需要购买正确的食材，从零开始准备，并确保保留食物的完整风味。我们应该充分利用多个世纪以来积累的智慧。在追求健康饮食时，新发明越少越好。

6. 适度进食

面对丰盛的食物，比如在庆典、特别活动或自助餐时，要学会克制和节制。我们要享受美食，但同时也要避免让身体超负荷。控制饮食量是关键。暴饮暴食会增加新陈代谢的压力，这将对身体的健康防御能力造成长期的损伤。[16] 要倾听身体的声音。日本有句谚语叫作"腹八分目"，意思是说，在吃到八分饱时就应该停止进食。这是一个很好的建议。

7. 三种饮料

缺少饮料的地中海－亚洲饮食是不完整的。有三种可以帮助你对抗身体脂肪、对身体健康和新陈代谢有着无可争议的好处的饮料——水、咖啡和茶。它们是世界上消费排名第一、第二、第三的饮料。无论是在餐前、餐中、餐后或一天内的任何时间，都可以饮用。

8. 共同进餐

地中海－亚洲饮食法能够给人带来快乐。在地中海和亚洲国家，人们更倾向于和家人或朋友一起吃饭。因此如果有选择的话，不要一个人用餐。和其他人一起用餐有益于健康——社交可以减轻压力，而且当有人陪伴时，进食的速度通常也会降低。此外，分享食物也能帮你更好地欣赏食物。如果你独居，可以邀请朋友一起用餐，如果有公共餐桌，也可以加入其中。

9. 保持开放，进行探索

在实践地中海－亚洲饮食法时，需要具备冒险精神。尝试未曾接触过的新食材来扩展视野，增加饮食的多样性从而促进健康。请保持开放的思维，勇于尝试新鲜事物，抓住机会去发现你最喜欢的健康菜肴。

10. 为美食而生

吃饭是为了生存。但地中海－亚洲饮食法超越了这种本能，将你变成一个美食家，为美食而生。请允许自己享受食物的乐趣，满足大脑中的享乐中心，用美味的食物来刺激味蕾。与他人分享食物所带来的快乐也不可错过。

◐ 用地中海－亚洲方式过一天

如果你遵循这些基本的地中海－亚洲饮食原则，你就能像我一样享受食物，地中海－亚洲饮食法可以丰富你的饮食选择，而非限制它们。

在本书后面的部分，我将指出地中海－亚洲饮食的主要食物，并提供它们有益健康的证据。但首先，让我们来看看对我来说典型的一天，了解我的食物选择和饮食观念。我的饮食方式旨在将快乐和健康相结合，这是一种饮食方法，而非节食。

早餐

我吃早餐通常清淡而迅速。我每天早上都会喝一小杯浓咖啡，通常是意式浓缩咖啡。制作一杯好咖啡的方法有很多种，而我最喜欢用法式滤压壶或老式的意大利摩卡壶，但是优质的咖啡豆比制作方法更为重要。我不会添加乳制品，因为乳脂会在咖啡中的绿原酸等健康生物活性物质周围形成肥皂泡状的物质，使其难以被肠道吸收。巴西的一项临床研究表明，添加乳制品会使绿原酸吸收减少42%。[17] 坚果奶和豆奶是可以使用的，因为它们不会造成这种影响。为了保护我的微生物组，我从不在咖啡里加入人工香料或甜味剂。

新鲜水果是我地中海－亚洲式早餐的必备品。这让我在一天开始时就能获得水果的生物活性成分和充足的膳食纤维。我从存放在厨房的水果盘里挑选成熟的应季水果，比如秋冬季会拿出橙子、苹果或梨，而春天一般是猕猴桃或草莓，夏天还有无花果和桃子。此外，蓝莓、覆盆子和黑莓也是我的最爱。吃应季的食物能带来最新鲜的味道和最充足的生物活性物质。如果没有新鲜水果，我会用切碎的冷冻水果或干果来代替，这些水果既便宜又保留了健康的生物活性物质。我更喜欢直接吃水果，但你也可以把它们加到酸奶里并加一些蜂蜜，这对你的微生物组有益。[18]

偶尔，我也会炒一个鸡蛋，如果可能的话，我会选择有机和无笼饲养的鸡蛋，我的做法通常是用一点橄榄油迅速炒一下。研究表明，每天食用一个鸡蛋可以提高有益的高密度脂蛋白胆固醇的水平（这是炎症降低的标志），并减少2型糖尿病患者的有害内脏脂肪。[19] 蛋黄中的类胡萝卜素生物活性物质对视力有益，可以降低与年龄有关的黄斑变性的风险。[20] 我尽量购买我能找到的最高质量的鸡蛋，而且我意识到产蛋的母鸡应该以人道主义方式被饲养。

我在日本和中国吃过的清淡早餐也启发了我。虽然准备起来可能需要花更多时间和精力，但我喜欢在早上用清淡的蔬菜汤配荞麦面条。荞麦是一种全谷物，具有低血糖指数，含有生物活性物质槲皮素和芦丁，[21] 这些物质具有抗炎、抗血管生成、抗氧化和促进代谢的特性。[22] 另一种清淡的中式早餐是用姜和骨汤煮的米粥，上面撒上切碎的葱和其他美味小菜。[1]

---

[1] 在亚洲，腌菜经常作为早餐的一部分。但我不吃腌菜，因为研究表明，它们可能会导致患食管癌的风险翻倍，这或许是由于真菌污染。（资料来源：F. 伊斯拉米，J.S. 雷恩等，"泡菜和食管癌的风险：荟萃分析"，《英国癌症杂志》101 卷，第 9 期，2009 年，1641-1647 页。）

这些早餐都适合与用特级初榨橄榄油烹制的煎蛋或炒蛋以及新鲜水果一起食用。相比咖啡，这些食物更适合搭配绿茶或乌龙茶，豆浆也是一种很好的选择。

如果我的日程安排非常繁忙，我可能会选择只喝一杯咖啡，不吃早餐。因为我知道这实质上是一种维持低胰岛素水平、限制卡路里摄入、促进新陈代谢的方法。

午餐

我确实喜欢享用午餐，但我尽量让食物保持简单，不过分挑剔。如果我有前一天剩下的晚饭，我会把它们加热一下，以节省时间。这也给了我另一个享受前一晚美食的机会。有时，饭菜在第二天更加美味！如果我没有吃早餐，我会提醒自己要克制，让自己在午餐时不要过度饮食。

如果我要准备午餐，我会选择一到两种健康的食材来做饭。我会确保其中一种是植物性食物，可以是豆类或绿叶蔬菜。通常我不会花太多时间准备午餐，但我很喜欢沙拉，用橄榄油加柠檬汁、黑葡萄醋或苹果醋作为美味的调味品，再加上一些蛋白质，就是一顿快速而健康的午餐了。汤或炖菜是方便又温暖的食物，我可以事先准备好，然后直接加热，这能满足几顿饭的需求。这就是我对快餐的定义。

午餐是我在餐食中加入海鲜的最佳时间。有时，我会打开一罐橄榄油浸鱼罐头，并搭配一些配菜，如泡菜、酸豆或酸菜等，再搭配一小片酸面包、全麦面包或糙米来食用。午餐时我会避免食用富含奶油的食物和意大利面，因为它们过于油腻。我知道这些食物会导致我的胰岛素水平飙升，对代谢健康不利。

如果我选择亚洲风味的午餐，那可能会是一份组合餐。在这方面，日本的便当盒是完美的选择：它是一个外带的容器，可以将少量均衡的食物放在整齐的格子里。这是一个享受适量、健康多样的饮食的好方法。如果想要形式更加随意一些，还可以选择一盒蒸糙米饭，里面放上清炒蔬菜和少量鱼或鸡肉。

我午餐只吃少量食物。在餐馆用餐时，我会挑选健康的菜肴，只选择当天最想吃的一种，并确保它含有健康成分。如果分量很大，我不会全部吃完，也对此毫不羞愧。有时，我只会点一些开胃菜作为午餐。与朋友或同事外出时，我们会点不同的菜品并分享。

如果我很忙或者找不到既美味又健康的食物，有时我会跳过午餐（但是我从不会在同一天既不吃早餐也不吃午餐）。这是一个有意识的选择，也是间歇性禁食的基本实践之一。我知道这有益于我的健康防御和新陈代谢。我们将在第十一章对间歇性禁食进行详细探讨。

晚餐

我通常把晚餐作为我一天的重点。在晚餐中，我会考虑所有这些方面：新鲜的食材、味道、口感和香气。然后我会决定自己想吃哪种类型的地中海－亚洲菜肴，并准备或下单这一餐。这是选择正确、恰当的食材组合的机会，可以形成"1+1 ＞ 2"的效果，但也不会过于复杂。我是这样做的：

我会从这顿饭的主角——植物性食物入手来设计晚餐。可以选择新鲜的绿色蔬菜，如小白菜、菊苣或芦笋等，或者豆类，如扁豆、海军豆等，也可以选择蘑菇或胡萝卜、甜菜这样的直根系植物，在夏季，新鲜的番茄也是不错的选择。接着，我会设计一个食谱，让它既美味，又包含其他激活代谢和健康防御的成分的食材，如大蒜、洋葱、姜、青葱、特级初榨橄榄油、香草或其他调味料。然后，我会围绕炒蔬菜、甜菜沙拉、烤胡萝卜、炒蘑菇、炖豆子或扁豆，以及新鲜番茄片或美味的番茄酱准备一顿晚饭。我会选择市场上能买到的食材，或者在超市里寻找能激发我灵感的农产品。

如果我在餐馆用餐，我会用基本相同的方法浏览菜单。当晚我想吃的美味蔬菜是什么？它可能是开胃菜或前菜的一部分，或者是一个配菜。这是我的出发点，在我心中，我把蔬菜当作这顿饭的主角。

接下来，我会思考搭配蔬菜的其他食物。可能是菜单上的鱼、贝类或其他海鲜，也可能是鸡鸭之类的家禽，或者米饭、意大利面等主食。我希望这些食物既美味，又能与我选择的蔬菜搭配得宜。

如果我和别人一起用餐，我可能会询问我的伙伴是否愿意点几道菜大家一起分享，这样每个人都能尝试和感受不同的口味和烹饪方法，享受菜肴的多样性，并且能控制自己只吃少量食物。

如果是一顿亚洲式的晚餐，我们就需要注意一些点菜文化。菜肴应使用不同的食材、采用不同的技巧烹饪，如蒸、炒、煎和烤。尽管油炸食品和红肉可能很美味，但我会避免点这些食物。每个人点一道菜通常恰好能满足每个人的食量和食物的多样性。用餐时，每道菜都尝一下，而不必觉得你需要吃掉桌子上的所有食物。如果我在家里做晚餐并招待客人，我会尝试同样的做法，为每个人做一种类型的菜，让所有人一起享用。

我在用餐时会注意克制和节制。无论是在家里、餐馆用餐，还是去别人家吃饭，我都提醒自己不要吃得过多。如果桌上有多种食物，我会快速挑选含有最健康食材的那些，并适量先吃一点。因为我吃得很慢，所以在食物进入胃里时，我的大脑能有充足的时间传达饱腹感。在吃东西时，我会注意身体的感觉，这样就可以在吃饱之前停止进食。即使食物再美味，我也不会再吃第二份，不管它多诱人。

　　我尝试通过晚餐让自己的感官愉悦。研究表明，把吃当成享受不仅更有趣，而且还能提高饮食质量，让人选择更健康的食物并在进食时保持节制。更重要的是，这能提高人的幸福感。[23]

晚餐之后

　　我通常会以一杯茶来结束我的夜晚。绿茶是我的首选，它能够有效地舒缓身心。咖啡因不会困扰我，但如果你担心这个，可以选择无咖啡因的茶水。我会使用"水处理法"去除咖啡因，同时保留茶叶中的生物活性物质。有时候我也会选择普洱茶，将其当作一种益生菌饮料来享用。冲泡茶水时，我通常使用散装茶叶，不过茶包也是一种很方便的选择。浸泡能让更多儿茶素渗入水中。

　　泡茶的理想温度是 82 摄氏度左右。不过，你应该让茶稍微冷却一下，这样喝的时候就不会烫伤自己。饮用过热的水会对食管细胞造成伤害。德黑兰医科大学对 5 万多人进行的一项研究表明，饮用过热的茶水与增加90% 患食管癌的风险相关。[24] 过热的液体会损伤食管细胞内壁，而重复的损伤会导致恶性细胞的发展。实际上，引起问题的是温度，而不是茶水本身。广州中医药大学的研究人员检查了 20 项临床研究，并得出结论：饮用温度适宜、不会造成烫伤的绿茶，可以起到 35% 的预防食管癌的作用。[25]

　　有时候我会在晚饭后喝一小杯浓缩咖啡。这是我在意大利生活时养成的习惯，在那里，人们认为饭后喝一杯浓缩咖啡有助于消化。奇怪的是，我从来没有因为摄入咖啡因而失眠过。

　　地中海 – 亚洲饮食法能够让你品尝到各种各样的、有着不同文化起源的美食。这就是 2 000 多年前丝绸之路上的商人们所经历的，只不过是现代版本。[1]和所有旅程一样，刚开始的时候，旅途似乎让人望而却步。有那么多食材，你该选择哪一种，又该如何确保最好的品质呢？有那么多不同的菜肴，你该从哪里开始制定食谱和饮食计划呢？

别担心，我有策略可以帮助你开始这趟旅程。现在一起看看我们的第一站——超市。

---

[1] 据马克斯·普朗克进化人类学研究所的植物考古学家罗伯特·N.斯宾格勒三世的研究，有证据表明东西方之间的食物交流可以追溯到更早的时期，甚至可以追溯到丝绸之路出现之前 4 000 年。具体来说，早在公元前 2200 年，中国和哈萨克斯坦的食物就已经在准噶尔山脉的一个定居点中融合在了一起。（资料来源：罗伯特·N.斯宾格勒三世，《沙漠与餐桌：食物在丝绸之路上的起源》，奥克兰：加利福尼亚大学出版社，2019 年）

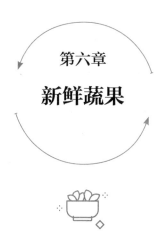

第六章

新鲜蔬果

健康、愉快的饮食从明智的采购开始。我特别喜欢在农贸市场或乡村市场选购农产品。我会赶在人群聚集之前提早到达市场，观察商贩们如何为当天的销售做准备。我听到卡车鸣着喇叭向空着的摊位倒车，看到农民们卸下当季最新鲜的货物。他们小心翼翼地放下装满自己种植的水果和蔬菜的板条箱，又自豪地将它们摆放好，好让这些果蔬漂亮地展示出来。

一旦小摊摆好，成群的购物者就会走进市场开始选购。从这些与商品有直接联系的人手中购买食材是一种特权。如果你有机会进入当地像这样的市场，我强烈建议你利用这个机会。不过，仔细想想，即使是最基础的杂货店也是一个奇迹：来自世界各地的商品，通过卡车、火车、飞机和轮船运输到你面前，供你选择。

无论你是在农贸市场还是在超市购物，农产品都可能是你最先看到的食物。毕竟，卖家知道怎样才能给人留下深刻的第一印象。当你欣赏各种颜色和形状的水果时，我将向你展示其中隐藏的生物－化学之美，并帮你找出对健康最有益的食物。在本章中，我将重点介绍经过临床研究证明对身体成分和新陈代谢有益的食物。

大量科学证据表明，水果、蔬菜、豆类、根茎类蔬菜和蘑菇等天然食物，可以为身体提供抵御疾病的重要资源。大自然为植物赋予生物活性物质，让植物有了不同的颜色和味道。有些生物活性物质吸引传粉者，帮助植物繁殖，保证物种延续；还有一些是天然的"驱虫剂"，可以防止昆虫吃掉植物的叶子和茎。有些错误的观点认为这些防虫物质会阻碍营养吸收，但实际情况与此恰恰相反，很多防虫的生物活性物质能够激活身体的健康防御，促进新陈代谢。

当人们开始食用植物性食物时，这些植物中的生物活性物质就承担了另一项任务：与你的细胞相互作用，保护你的健康，包括对抗身体脂肪和改善新陈代谢。

根据地中海 – 亚洲饮食法选择适合的农产品，可以通过多种方式消除体内多余的脂肪。一些农产品含有的生物活性物质可以减少有害的内脏脂肪，另一些则可以使白色脂肪棕色化，还有一些可以引发产热作用，促进新陈代谢。此外，某些农产品可以降低炎症水平或提高胰岛素敏感性（减少患糖尿病的概率）、降低瘦素抵抗（降低暴饮暴食的可能性），从而对抗肥胖的有害影响。一些农产品还可以降低与体内脂肪过多有关的疾病风险，如代谢综合征、心血管疾病和癌症等。有的食物甚至同时具备以上所有功能。

作为你在农产品市场的向导，我会特别强调一些值得关注的食物。我会指出那些已经被研究证明具有减肥、缩小腰围和改善新陈代谢作用的食物，它们已被证实含有抗脂肪生物活性物质，且有数据支持它们对健康的益处。不过，虽然一些食物（如香草等）也含有有益的生物活性物质，但不宜大量食用。我还会选择符合地中海 – 亚洲饮食主题的地中海或亚洲菜肴中常用的食物。

我要介绍的食物不是像药物，它们本身就是药，是来自农场的天然药品——我打算这样称呼它们。我会介绍科学和临床证据来证明其益处，还会解释相关的"食物剂量"。在《吃出自愈力》一书中，我首次提出了"食物剂量"这一概念。它是根据临床研究得出的达到预期效果所需的食物摄入量和进食频率。就像处方药有剂量一样，促进新陈代谢的食物也有剂量。

对于一些熟悉的食物，基于它们在研究中表现出的对抗身体脂肪的能力，你可能会以一种全新的视角来看待它们。但是，请注意，我提供这些信息的目的并不是鼓励你每天食用我所描述的这些食物，也不希望你沉迷于某一种食物并将其视为"万能良药"。在本章最后，我会提供每种研究所建议的食物剂量的总结，但不要将自己的饮食限制在这些量，这些数字仅供参考。

你的身体天生喜欢多样性，每个人都有不同的口味和偏好。你可以选择喜欢的食物，混合搭配，尝试新的食材或以新的方式使用已备好的食物。以食为药是美妙的，因为它具有巨大的灵活性。食物种类越多，对新陈代谢的好处就越大。美国国家卫生与营养调查项目对 7 370 名受试者进行了一项研究，发现吃更多样化的食物可以将发胖概率降低 50%。[1]

好消息是，如果是以身体健康为目的，你需要食用的水果、蔬菜、香草和香料的数量并不夸张。食物剂量很容易达到。记住，对抗脂肪的首要原则是适度饮食。不要一次把所有的东西都放进购物车（或者你的肚子）。关注食品质量而非数量或频率。在农产品方面，尽量选择应季的食物。在夏天可以享用成熟的草莓，在秋天可以品尝多汁的梨，但你不需要每天都吃草莓或梨。

本章中，我们将首先探索水果区，水果通常是在超市中看到的第一种产品；之后是芸薹属蔬菜、亚洲绿色蔬菜和豆类等蔬菜；接下来，我们会看看胡萝卜、蘑菇、洋葱、大蒜和辣椒。这些常见的农产品听起来很熟悉吗？我将向你介绍它们能为你的日常饮食带来的新的洞察，它们可以帮助你改善新陈代谢。

水果

有一个常见的观点是，水果含有天然糖分，所以我们应该避免吃水果——这是一个需要澄清的误解。真实情况刚好相反，适量食用水果有助于减少体重增长并对抗肥胖。[2] 水果中的纤维能滋养肠道微生物组，帮助这一健康防御系统提高你的血糖利用率和整体代谢，同时降低甘油三酯和总胆固醇。正如你即将了解到的，水果中的生物活性物质对脂肪组织有不同的作用，能阻止有害脂肪的形成或激活产热作用，从而燃烧有害脂肪。此外，水果还能促进饱腹感，使你一整天都不容易感到饥饿。

苹果

"每日一苹果，医生远离我。"而每天吃 3 个苹果还能帮助减少身体脂肪。我喜欢苹果的酸甜味道。它们用途广泛，可以用来做沙拉或零食，也可以烤成甜点，甚至加入主菜中（试试在咖喱料理中加入一些切碎的苹果）。对我而言，苹果能让我想起秋天清新的空气和火红的色彩。

可能让你感到惊讶的是，苹果并不起源于北美或欧洲，而是起源于中亚天山山脉的森林，就在丝绸之路旁边。苹果被装在大篷车上，沿着小径继续种植，一路传到地中海和世界其他地方。

苹果中含有一种生物活性物质——绿原酸，我在第四章提到过。绿原酸能够提高新陈代谢，将白色脂肪转化为能够产热并燃烧有害脂肪的棕色脂肪。苹果还含有大量（4～5克）膳食纤维，可以滋养肠道微生物组。作为你的健康防御系统之一，被良好养护的肠道微生物组会产生短链脂肪酸，减轻由体内多余脂肪引起的炎症。除此之外，健康的肠道细菌还能促进胰岛素反应和脂质代谢，这都对新陈代谢有益。[3]

里约热内卢州立大学的研究人员对苹果的代谢益处进行了研究。[4]他们招募了49名30岁至50岁的超重巴西女性，并将其分为2组。一组受试者每天吃含有3个苹果的小吃，而另一组则被给予热量相同的燕麦饼干。在研究开始和结束时，所有受试者都进行了称重。在第12周结束时，相比吃饼干的实验组，吃苹果的受试者平均减轻了2.7磅的体重。苹果的减肥功效已在美国进行的3项大型临床研究中得到了证实，共涉及133 468人。[1]从这些研究结果的荟萃分析来看，每天吃苹果可以使体重减轻1.24磅。[5]

即使是食用冻干苹果也有助于减肥。佛罗里达州立大学的研究人员招募了160名绝经后的妇女，让她们每天吃2个冻干苹果，持续一年。经过这段时间，她们的体重平均减轻了3.3磅。[6]此外，苹果带来的益处还可以通过血液检查检测出来。研究表明，食用苹果的人血液中的总胆固醇水平较低，胆固醇的下降在女性开始食用冻干苹果3个月后就开始出现。

这些减掉的体重数字可能看起来是渐进的，但请记住，微小的代谢变化会对健康产生重大影响。回想一下，仅仅减掉2磅体重就能将心力衰竭的风险降低3%，中风的风险降低5%。每一次改进都非常重要，好处也会逐渐累积。

---

[1] 这3项研究分别为卫生专业人员随访研究、护士健康研究和护士健康研究Ⅱ。

连同果皮一起食用苹果对健康更加有益，因为果皮中含有熊果酸，这是一种能够减轻与脂肪相关炎症的生物活性物质。熊果酸能够增加体内脂联素的产生，脂联素是一种激素，可以通过提高细胞对胰岛素的敏感性来提高新陈代谢效率。此外，熊果酸还能够激活你的健康防御系统，保护血液循环，促进再生，改善肠道健康，并能通过切断肿瘤的血液供应（抗血管生成）来抗击肿瘤，同时杀死癌症干细胞。[7]果皮的功效非常强大。

讨论果皮的话题时，不可避免地会引出是否应该选择有机水果。简单来说，是的。因为任何水果表面的农药残留都很难清洗干净。马萨诸塞大学阿姆赫斯特分校的科学家进行过一项研究，研究人员将整个苹果暴露在商用杀虫剂中仅24小时。[8]他们发现标准的采后清洗方法，即用漂白剂清洗水果2分钟，对去除农药无效。事实上，人们需要将苹果浸泡在碳酸氢钠（小苏打）溶液中15分钟才能完全去除苹果表面的农药。但即使这样也不够。当研究人员检查果皮时，他们发现20%的农药已经深深地渗入苹果皮中，以至于根本无法被洗掉。

选择有机农产品的好处不仅在于减少有害的化学残留物，还在于有机水果比常规种植的水果含有更多有益的多酚类物质，这是一种促进健康防御和新陈代谢的生物活性物质。[9]一项研究表明，有机农产品的多酚含量要高出10%。

苹果可以刺激血管生成和免疫防御系统，[10]这两者都有助于预防癌症。这一点在护士健康研究和卫生专业人员随访研究中得到了证实，这是两项关于饮食和健康的大型真实世界研究。研究人员分析了125 061名参与者的水果和蔬菜摄入量，并评估了他们患各种癌症的风险。结果显示，每天多吃一份苹果的人患肺癌的风险降低了37%。[11]

哪些苹果的功效最强？虽然全球有7 500多种苹果，但有3种苹果被证明多酚含量最高：澳洲青苹、蛇果和皇后苹果。[12]当我去购买或采摘苹果时，它们是我的首选。[1]

梨

天山也是梨的起源地。我喜欢成熟的梨，可以将它们切成片添加到沙拉中、用于前菜，或者作为健康甜点的一部分来享用。梨是极好的膳食纤维来源（一个中等大小的梨含有6克膳食纤维），有益于肠道健康和增强免疫力。和苹果一样，梨也是绿原酸的重要来源。

梨有助于减小腰围。佛罗里达州立大学的研究人员对40名45岁至65岁之间的受试者进行了梨的效果测试。研究参与者都患有代谢综合征，其特征为高血压、高血糖、高血胆固醇和高体脂肪含量。[13]在研究中，一半的受试者每天食用2个梨（品种为巴特利特梨[2]或安琪梨），而另一半则饮用热量相当的安慰剂饮料。所有人都保持正常的饮食和体育锻炼。

经过12周的时间，吃梨的人腰围减少了2英寸，收缩压下降了8个单位，并减重了1.32磅。相比之下，安慰剂组的体重增加了0.5磅多。一项血液检查表明，吃梨可使血液中的瘦素水平降低5%。回忆一下，瘦素是由脂肪细胞产生的，因此体内脂肪越多，产生的瘦素就越多。脂肪细胞的减少会导致瘦素减少，这样有助于控制你的食欲。

在现有的3 000种梨中，你在市场上最有可能找到的品种有安琪梨、巴特利特梨、波士梨、圣诞梨和塞克尔梨。秋冬季节梨的品质最佳，在这几个月里你能找到最好的梨。提醒一下，如果你想挑选成熟的梨，可以一

---

[1] 皇后苹果是源自中世纪欧洲的一个品种，在欧洲市场很常见。
[2] 巴特利特梨是由马萨诸塞州本地人伊诺克·巴特利特以他自己的名字命名的，他不知道它以前在欧洲被称为威廉姆斯梨。一种著名的叫作"威廉姆斯梨白兰地"的水果白兰地就是用这种梨制成的。

只手握住梨的底部，另一只手捏住茎底部的果肉。如果果肉稍微能捏动，梨就可以食用了。

葡萄柚

葡萄柚是一种受欢迎的早餐水果，因其果实在树上像一串巨大的葡萄而得名。它是一种相对较新的水果，17 世纪才在加勒比海西印度群岛被培育出来，是柚子（一种来自东南亚的柑橘类水果）和牙买加甜橙的杂交品种。葡萄柚以其苦中带甜的果汁而闻名，其酸度介于橙子和柠檬之间。

葡萄柚果肉富含许多生物活性物质，包括抗脂肪的类黄酮成分——橙皮苷和柚皮素，以及维生素 C。维生素 C 是一种能够保护 DNA 的强大的抗氧化剂和抗炎物质。[14] 粉红葡萄柚还含有番茄红素这一生物活性物质，使果实呈现红色，并具有有效的抗脂肪作用。此外，葡萄柚还提供有益于肠道微生物组的膳食纤维。[15] 总之，葡萄柚的生物活性物质具有抗脂肪和促进健康防御的好处。[16]

食用葡萄柚（不要添加糖）可以帮助减肥。斯克利普斯研究所的研究人员招募了 77 名肥胖人士，将他们分成 4 组，测试了葡萄柚的效果。4 组受试者的食用方案分别为：每天食用半个新鲜葡萄柚 3 次；饮用 8 盎司 [1] 的葡萄柚汁；使用佛罗里达州种植的冻干葡萄柚（包括果皮）制成的膳食补充剂；服用不含任何葡萄柚成分的安慰剂药片。[17]

所有参与者被要求每周进行 3～4 次 30 分钟的散步，以促进研究期间的减肥效果。3 个月后，身体测量结果显示，食用葡萄柚的人减掉了 3.5 磅。那些食用其他葡萄柚产品（果汁和补充剂）的人也减轻了一些体重，但完全

---

[1] 1 盎司约合 28.3 克。——编者注

食用水果的人减掉的体重最多。重要的事实是：完整的葡萄柚比果汁或补充剂能提供更多好处。

蓝莓

蓝莓是一种小而圆的甜美水果，有许多别名。在北美部分地区，它们被称为野生越橘或黑莓。在欧洲，它们被称为黑果越橘。归功于国际种植和运输，消费者们全年都可以在超市中看到蓝莓，但它实际上是夏天的应季水果。我经常将蓝莓作为早餐食用，它们与酸奶、沙拉、派或松饼搭配都非常美味。

蓝莓之所以呈现蓝色，是因为其中含有名为花青素和原花青素的生物活性物质。这些化合物能够通过改善身体对胰岛素的反应来促进新陈代谢，并具有抗炎作用。此外，蓝莓含有生物活性槲皮素，可以将白色脂肪转化为有益的棕色脂肪。蓝莓还具有增强免疫系统的功效。[18]

蓝莓对抗身体脂肪有帮助吗？土耳其布尔萨乌鲁达大学的研究人员回答了这个问题。[19]他们招募了54名超重或肥胖的成年人参加为期12周的体重管理计划。在前6周，他们要求受试者减少每天的卡路里摄入量，从而每周减掉半磅到一磅的体重。在6周的热量限制和锻炼之后，其中一半的人的日常饮食中被加入1/4杯冷冻有机蓝莓，持续6个星期。另一半的人则摄入相等卡路里的安慰剂。

在第12周时，研究人员对每个人进行了体重测量。他们发现，吃蓝莓的人平均减掉了8磅体重，比吃安慰剂的人多减了21%。研究人员还发现，与安慰剂组相比，吃蓝莓的人体脂减少了5%，胰岛素敏感性和整体新陈代谢也有所改善。

蓝莓还可以影响脂肪在体内的分布。东英吉利大学和伦敦国王学院的研究人员对 2 734 名 18 岁至 83 岁的女性双胞胎的饮食进行了调查，发现她们饮食中多酚的含量与身体脂肪分布之间存在明显的关联。研究人员发现，摄入更多含有花青素和原花青素的食物的人体内中央脂肪（即腹部的有害内脏脂肪）较少。[20]

购物小贴士：选择饱满、深色、表面有银色光泽的蓝莓。避免食用未成熟的绿色浆果或坏掉的糊状浆果。柠檬可以为蓝莓增添风味，你可以尝试用柠檬给一碗蓝莓调味，制成一道美味佳肴。

其他含有花青素的浆果

偏黑的深蓝色是浆果中含有花青素的标志。黑莓、黑树莓、黑加仑和巴西莓都有这种生物活性物质。一些红色的浆果也含有花青素，如草莓、红覆盆子、越橘和樱桃等。野樱莓中的花青素更是十分丰富。这些浆果在市场上新鲜可得，但酸度较高，通常不被直接食用。野樱莓也可以冷冻或制成粉末。你可以试着把它们放在冰沙中，或加入松饼或面包一起烘烤。

草莓

草莓是我最喜欢的水果之一。在我的童年时期，草莓的鲜红色、令人愉悦的外观和香气，以及香甜的汁水，让我想起糖果。然而，不是所有草莓都具有相同的味道和益处。野草莓，也叫森林草莓，在欧洲夏季市场上可以找到，它们虽然外观小而粗糙，但非常香甜；露天市场上，在见到野草莓之前就能远远闻到它们的味道。另一方面，许多商业种植的草莓外观都非常精美，它们个头大、形状均匀、颜色鲜艳，但口味往往令人失望。还有一些草莓介于这两者之间，既好看又美味，比如水培草莓。要想找到好草莓，最简单的方法就是闻它们的香气，优质的草莓一定很香。

草莓中的大部分生物活性物质主要存在于点缀在草莓皮上的小种子（瘦果）中。[21] 每颗种子都含有鞣花酸和维生素 C，可以激活健康防御系统，对抗身体脂肪。[22] 鞣花酸能促进白色脂肪的棕色化，让棕色脂肪产生更多解偶联蛋白 1（UPC1），从而促进产热作用并提升新陈代谢。[23] 与维生素 C 类似，鞣花酸还具有抗炎作用，能对抗由过多脂肪引起的炎症。[24] 实验室研究表明，冻干草莓粉能减缓脂肪细胞的生长，并降低与脂肪相关的炎症标志物水平。[25]

有机草莓比传统种植的草莓含有更多的鞣花酸，这在得克萨斯农工大学的一项具有里程碑意义的研究中得到了证实。当草莓叶子或茎受到昆虫啃食时，作为自然的伤口愈合反应，它们会产生鞣花酸。鞣花酸是一种天然杀虫剂，可以帮助草莓驱除害虫。[26] 得克萨斯农工大学的研究人员通过在草莓植物的叶子上制造孔洞来模拟昆虫啃食的情况。他们发现，受到损伤的叶子产生的鞣花酸是未受损伤（没有害虫）时的 4 倍。[27] 由于传统草莓种植中常通过喷洒杀虫剂来对抗害虫，因此生产出来的草莓所含鞣花酸较少。我一直对有机食品是否真的具有更高的健康价值持怀疑态度，但这个发现完全改变了我的想法。人们通常宣扬有机食品中化学农药的含量更低，但该研究让我认识到，一般情况下，有机水果含有更高水平的生物活性物质，而且不含农药。好的成分更多，坏的成分更少，这让有机水果在健康方面更具优势。

吃草莓有助于减肥。哈佛大学陈曾熙公共卫生学院和波士顿塔夫茨大学弗里德曼营养科学与政策学院领导的一项研究调查了食用植物性食物（包括草莓）对 133 468 名健康受试者的影响。[28] 研究人员发现，每天吃一杯草莓可以让人们在 4 年内减掉 1.5 磅体重。

草莓还可以预防因脂肪过多而带来的威胁，如代谢综合征、炎症和胰岛素抵抗。吃草莓可以提高身体对胰岛素的敏感性，促进新陈代谢。[29] 内华达大学和俄克拉荷马州立大学的研究人员招募了 33 名肥胖的受试者，对他们的饮食加以控制，同时每天在受试者的饮食中加入一份混合草莓粉（相当于 2.5 杯草莓），或者一份草莓味的安慰剂粉末。这些粉末被溶解在水中，在餐外食用，以确保草莓的效果不会被其他食物稀释。

研究人员在为期 4 周的研究开始和结束时采集了受试者的血样并进行分析，发现吃真正草莓粉的人血液中的胰岛素水平下降了 40%，而血糖水平保持不变，这意味着草莓中的天然糖分并没有使他们的血糖升高。胰岛素水平的下降是由于草莓减少了他们的胰岛素抵抗——当身体对胰岛素的反应更正常时，对胰岛素的需求就会变少，胰岛素水平从而下降。与此相比，安慰剂组的胰岛素水平没有变化。

研究人员通过血液检查发现了一个很有趣的结果：吃草莓的人体内纤溶酶原激活物抑制物 -1（PAI-1）的含量较低。这种蛋白质由脂肪细胞产生，有助于脂肪细胞的生长，还会引起脂肪内的炎症。[30] 吃草莓的人体内 PAI-1 水平下降了 23%，这证明了草莓的减脂效果。此外，草莓还有助于改善血脂水平。吃草莓的人血液中的总胆固醇降低了约 5%，这可能要归功于水果纤维滋养了健康的肠道细菌。[31]

实验室研究还发现，草莓中的鞣花酸有助于激活血管生成防御系统，切断癌细胞的营养供应，预防肝硬化。[32] 在肠道中，鞣花酸被健康的肠道细菌代谢，产生一种名为尿石素 A 的化学物质，它可以保护肠道免受炎症的侵害。[33] 鞣花酸还能减少肥胖的成人体内由骨关节炎引起的炎症的血液标志物。[34]

我喜欢单独吃熟透的草莓，但把它们切成薄片放进沙拉也很美味。在草莓中加入一些优质的香醋可以增加其风味。另外，草莓和罗勒也是绝佳的搭配，可以带来层次丰富的口味。当然，你还可以用草莓来制作奶昔，可以单独用草莓做，也可以将草莓与香蕉、猕猴桃、芒果等其他水果混合，甚至与菠菜或羽衣甘蓝一起，做一杯绿色奶昔。

西瓜

如果要选一个代表夏天的水果，那答案非西瓜莫属。西瓜的起源可以追溯到 5 000 年前的北非，它曾被当作天然的水分来源，因为它多汁的果肉含水量高达 92%，而坚硬的外皮则保护着果肉。西瓜的果肉原本是黄色的，味道苦涩，并不像现在这样又红又甜。随着西瓜从非洲跨越地中海地区进入印度和中国，农民们通过培育不同颜色和甜味的基因，将西瓜培育成了如今的完美状态。

西瓜的红色果肉（瓜瓤）富含番茄红素，正是这种生物活性物质让番茄呈现红色。番茄红素具有强大的抗脂肪能力，它能使白色脂肪转变为棕色脂肪，引发产热作用以增加新陈代谢。此外，番茄红素还具有抗血管生成的作用，可抑制脂肪和肿瘤的生长，并保护 DNA 免受紫外线辐射的损伤。

此外，西瓜还富含维生素 C 和维生素 A，这两种物质具有抗炎和促进循环的作用。[35] 西瓜的果肉和果皮都含有瓜氨酸和精氨酸，这两种氨基酸有助于人体产生一氧化氮。一氧化氮是一种能扩张血管和降低血压的化学信号，它还能激活身体的再生防御系统，促使干细胞对器官进行修复和治疗。[36] 在代谢方面，一氧化氮能够启动棕色脂肪细胞内的产热过程。[37]

吃西瓜也有助于减肥。圣地亚哥州立大学的研究人员招募了 33 名超重和肥胖的受试者，并在连续 4 周的时间内，每天在他们的日常饮食中添加两杯新鲜的西瓜丁。[38] 随后经过两周的间隔，同一批受试者在接下来的 4

周里食用与西瓜丁热量相等的加工零食（92千卡的低脂饼干），以进行效果比较。

　　四周后，吃西瓜的人平均减掉了1.1磅体重，腰臀比也缩小了。吃西瓜可以让受试者保持饱腹感长达2小时，这也有助于减少他们每天摄入的热量。相比之下，吃饼干只能抑制食欲20分钟，之后人们会再次感到饥饿并想要进食。意料之中的是，吃饼干的受试者体重增加了1.3磅，并且腰围也增大了。血液分析结果显示，吃西瓜的人的甘油三酯和有害的低密度脂蛋白胆固醇水平有所降低，而有益的高密度脂蛋白胆固醇水平则有所提升。

　　西瓜可以作为夏日大餐结束时的绝佳收尾。但你也可以将西瓜加入沙拉、冰沙或西班牙凉菜汤中。如果你喜欢冒险，还可以腌制西瓜皮，把它当成酸辣酱用或加入咖喱中。

牛油果

　　"牛油果"这个名字来自阿兹特克语 ahuacatl，意思是"睾丸"。牛油果是一种带核水果，成对悬挂在树上。它们的皮很厚，表面有鹅卵石纹理，颜色有绿色、紫褐色等。我喜欢牛油果果肉浅绿的颜色、柔软的奶油质地和温和的味道。牛油果是美味的脂肪斗士，尽管它不是典型的亚洲食物，而是起源于墨西哥和中美洲，但如今在全球市场上都有销售，包括在意大利、中国和日本。

　　牛油果富含多种抗脂肪生物活性物质，其中包括绿原酸和原花青素，它们也存在于苹果和蓝莓中。此外，牛油果还含有类胡萝卜素，如叶黄素和玉米黄素，这些物质都可以激发产热作用和燃烧有害脂肪，从而阻止脂肪组织的生长。[39]

吃牛油果可以让你的肚子变小。伊利诺伊大学厄巴纳－香槟分校的研究人员招募了 105 名 25 岁至 45 岁之间的超重或肥胖的受试者。[40] 在 12 周内，一半受试者每天食用一个牛油果，而另一半则摄入与牛油果热量相等的食物。研究人员使用 DEXA 扫描测量受试者的身体成分，以确定他们身体不同部位的脂肪含量。结果显示，在女性群体中（男性则不然），吃牛油果的受试者腹部内脏脂肪减少了 5%。

牛油果中的脂肪是健康的单不饱和脂肪酸，可以降低血液中有害的低密度脂蛋白胆固醇水平和患心脏病的风险。[41] 牛油果还富含膳食纤维（一个完整的牛油果含有 10 克纤维，相当于女性每日推荐摄入量的一半和男性推荐摄入量的 25%）。这意味着牛油果是一种益生元食物，有助于滋养微生物组，促进肠道健康。牛油果能够提供满足感，它的纤维可以增加饱腹感，并延缓饥饿。

牛油果中有一种独特的生物活性物质，名为牛油果素 B，已经在实验中被证明可以对抗饮食导致的肥胖。[42] 研究人员发现，牛油果素 B 改善了接受高脂肪饮食的老鼠的胰岛素敏感性，并减缓了它们体重增加的速度。对牛油果素 B 作为一种潜在药物的初步人体研究表明，它是安全且耐受良好的，并有证据显示它具有减肥效果。

番茄

番茄是地中海－亚洲饮食的核心成分，也是我个人的最爱。番茄是夏季的应季水果，在市场上有各种各样的品种。尽管在烹饪中被视为蔬菜，但从植物学角度来看，番茄是水果。有传言说番茄有毒，我要在这里破除这个谣言。

番茄起源于南美洲，被用于烹饪已有至少 2 000 年的历史。在阿兹特克的语言纳瓦特尔语中，番茄被叫作 tomatl，意为"肿胀的水果"。西班牙殖民者埃尔南·科尔特斯在旅行中见到了番茄，并在 16 世纪早期将其引入欧洲，传入西班牙和意大利。然而，早期传入地中海地区的番茄是橙黄色的，而非红色。因其颜色和圆圆的形状，番茄被命名为 pomme d'oro，即"金苹果"。

所以番茄有毒的传言是从哪来的呢？

在 16 世纪，只有富裕的欧洲家庭能够品尝到番茄。当这些家庭将番茄放在锡和铅制的白镴托盘上时，番茄有毒的说法就开始流传了。番茄中的酸性成分滤出了盘子中的铅，这些铅又被番茄果肉吸收。于是，那些食用番茄的人后来遭受了铅中毒。当时人们不知道铅是真正的罪魁祸首，错误地认为番茄有毒。因此，上层阶级不食用番茄，而将其留给农民，因为农民没有含铅托盘，自然也就不会受到毒害。基于上述原因，番茄作为传统烹饪食材的用法通常起源于乡村食谱。

番茄的植物学分类加剧了番茄有毒的传言。番茄属于茄科，该科包含 2 000 多种不同的植物物种。茄科中确实有一些有毒植物，如致命的颠茄和曼陀罗根，但这些植物也被用于医学用途。其中一种被称为阿托品的所谓毒素是心脏病学家用来治疗心率缓慢的化学物质。眼科医生也使用它来扩大瞳孔，军医则用它来治疗神经毒气中毒。另一种物质是东莨菪碱，用于治疗晕船。[1]

番茄不含毒素。大量的临床数据和长期的人类经验已经证明番茄是可以安全食用的。其他茄属食物，如茄子、土豆、甜椒和辣椒等，也一样。我们该和谣言说再见了。

虽然番茄起源于美洲，然后被传到了地中海，但它们也在西班牙殖民

---

[1] 阿托品和东莨菪碱都在世界卫生组织的基本药物标准清单上。

期间通过菲律宾传入了东南亚，最终来到中国。你可能不会将番茄与亚洲菜联系在一起，但在中国菜中，番茄常被用于炒蛋或炒牛肉，也可以加入汤中。番茄在中国菜中很常见，尤其是在家常菜里。

番茄富含多种生物活性物质，如番茄红素、绿原酸和槲皮素等。其中，对番茄红素的研究最为广泛。番茄红素可激活棕色脂肪的产热作用，阻止新脂肪细胞产生。它还具有消炎作用，并能通过减少血液供应抑制癌细胞和脂肪细胞的生长。[43] 烹饪番茄有助于提高身体对番茄红素的吸收效率，使其更易进入血液。[1]

食用番茄甚至被证明可以减少体重正常者的身体脂肪。葡萄牙波尔图大学的研究人员对 35 名 18 岁至 25 岁之间的年轻女性进行了研究，让她们在每天的午餐前食用一个成熟的生番茄，持续 30 天。[44] 研究人员测量了她们的身体成分，并在研究开始、中期和结束时提取了受试者的血液样本。

检查结果显示，每天午餐前食用一颗番茄，在 1 个月后可使体重减轻 2.4 磅，而这种变化最早在 2 周后就会显现。在脂肪含量的测量中，食用番茄的人减少了 1.5% 的身体脂肪。所有减轻的体重都来自脂肪，受试者的肌肉或骨骼重量并未减少。食用番茄还能使血液中的胆固醇水平降低 7.7%，甘油三酯水平降低 7%。此外，食用番茄后，空腹血糖水平（作为新陈代谢指标）也有所改善。总的来说，这些有益的影响是显著的，尤其考虑到这些变化发生在那些并不超重或肥胖的女性身上，且仅仅因为在午餐前食用一个番茄，而没有进行其他饮食或活动上的变化。

我对食物剂量很感兴趣，以及一种食物形式的积极效果是否能在其他

---

[1] 番茄红素在摘下的生番茄中以反式番茄红素的化学形式存在，这种形式不易被身体吸收。烹饪番茄可以将反式番茄红素转化为易于身体吸收的顺式番茄红素形式。番茄酱是煮熟的番茄制成的，食用番茄酱可以增加血液中这种生物活性物质的含量。

形式的产品中得到体现。研究人员分析了这些女性食用的番茄中番茄红素的含量。每100克番茄中含有10.7毫克番茄红素。如果用其他番茄制品换算，从番茄酱（一大汤匙）、番茄浓汤（3/4 杯）或番茄粉（1.5 汤匙）中也能获取相同含量的番茄红素。这些都是非常合理的食用量，任何人都可以摄入。

为什么番茄如此有效？其中一个原因可能是番茄红素可以溶解在脂肪中，被身体脂肪像海绵一样吸收。波士顿塔夫茨大学的研究人员旨在了解人体内番茄红素积累最多的部位。他们招募了25名体重正常的年轻成年人，年龄都在将近 30 岁或 30 岁出头，并记录了他们的食物摄入情况，包括番茄和其他富含番茄红素的食物，如西瓜、木瓜、粉红葡萄柚、红甜椒和柿子等。研究发现，这些人每周摄入的番茄红素相当于大约 5 盎司的番茄汁中的含量。

然后，研究人员对每个受试者的腹部、大腿和臀部的脂肪进行了活检。[45] 活检显示，腹部脂肪含有最多的番茄红素，比臀部脂肪多 41%，比大腿脂肪多 74%。[1] 所以，当你吃番茄时，番茄红素会集中在你的腹部，在这里，它可以很方便地开展对抗脂肪的活动。

番茄红素在健康防御方面具有许多益处。它在身体脂肪中的积累可能有助于其抗癌（抗血管生成）作用的发挥。研究表明，通过饮食摄入番茄红素，尤其是通过番茄酱摄入，与降低 20%～50% 患前列腺癌的风险相关。[46] 一项对美国南部 2 102 名前列腺癌患者的研究发现，那些摄入富含番茄红素食物的人，将大部分番茄红素储存在体脂中，脂肪就像这种抗癌生物活性物质的储存库。[47] 那些脂肪中番茄红素含量较高的人患侵袭性前列腺癌的风险要低 44%。[48]

除了番茄红素，在番茄中还发现了其他促进健康的生物活性物质。β –

---

[1] 塔夫茨大学的研究人员测量的番茄红素是顺式番茄红素，这是最容易被人体吸收的化学形式。

隐黄质是另一种番茄类胡萝卜素（在温州蜜柑中含量也很高），可以阻止脂肪体积变大。实验室研究显示，这种生物活性物质改善了肥胖小鼠的新陈代谢。[49] 另外，番茄中还含有一种叫芦丁的生物活性物质。北京中医药大学的实验室研究表明，芦丁增加了棕色脂肪中 UCP1 对产热作用的触发。它还可以促进肠道微生物组产生抗炎短链脂肪酸，帮助改善新陈代谢。[50] 除了番茄，芦丁还存在于荞麦、桃子、芦笋和柑橘皮等食物中。

所有这 3 种番茄生物活性物质——番茄红素、β - 隐黄质和芦丁——都能激活再生防御系统，支持健康和身体的恢复。[51] 一个实用的小建议是：研究人员发现，在意大利式烹饪中制作意式番茄酱和索夫利特酱这样的美味底料时，洋葱和橄榄油的加入可以保护番茄中的生物活性物质在烹饪过程中不因加热而被降解。[52]

购买时，应选择结实、颜色鲜艳、表皮完好的番茄。如果你不打算立即食用，或者需要让它们进一步成熟，可以将番茄茎朝下放置几天。不要将番茄冷藏，因为低温会影响番茄中负责风味的 DNA 的活性，这也是冷藏的番茄永远不如在厨房柜台上成熟的番茄美味的原因。[53] 请务必在室温下保存它们。

蔬菜

西兰花

西兰花属于芸薹属蔬菜，芸薹属蔬菜还包括抱子甘蓝、羽衣甘蓝、芥菜和小白菜等绿叶蔬菜。西兰花最早起源于地中海地区的一种野生卷心菜。

作为一种农作物，它最初是在意大利南部的卡拉布里亚地区种植的。西兰花的名字来自拉丁语中的 brachium，意为"手臂"，指的是在该植物顶部分叉形成树状小花的众多分支。

对西兰花的喜爱可以追溯到 2 000 年前的伊特鲁利亚和罗马文明覆盖的地区，即现今的意大利。这种蔬菜在 16 世纪传入法国，随后在 18 世纪传至英国（在那里西兰花被称为意大利芦笋）。在 20 世纪初，它开始出现在美国的餐桌上。

西兰花具有独特的味道，可以被形容为"类似硫黄"，这是因为它含有一种名为萝卜硫素的强效生物活性物质，可以对抗脂肪并激活健康防御系统。我与血管生成基金会的同事们进行了一项研究，探索了西兰花的抗癌特性。我们发现，在血管生成防御方面，西兰花的小花确实含有丰富的能够抗癌的萝卜硫素，而西兰花的茎部含有的生物活性成分还更多。西兰花中的萝卜硫素还能激活其他健康防御系统。它们可以保护干细胞，促进DNA 中对健康有益的表观遗传变异，改善肠道健康和新陈代谢，并增强有益的免疫反应。[54]

除了以上所有好处之外，萝卜硫素对解决肥胖问题也有积极作用。回想一下，萝卜硫素可以通过增加棕色脂肪来对抗身体脂肪，并通过启动产热作用来改善新陈代谢。萝卜硫素还能提高大脑对瘦素的敏感度，帮助你减少饥饿感。当妈妈告诉孩子要吃西兰花时，她不知道她是多么明智！

哈佛大学和塔夫茨大学的研究人员已证实了西兰花对减肥的作用。他们利用护士健康研究和卫生专业人员随访研究中的数据，分析了 117 180名受试者的水果和蔬菜摄入情况。这项研究发现，每天食用半杯西兰花，能在 4 年内帮助人们减掉约 1 磅的体重。

发芽 3～4 天的西兰花嫩芽中含有的萝卜硫素是成熟西兰花的 100 倍。

这种高效力已在研究芽类刺激免疫细胞、保护身体免受病毒侵害的能力的临床试验中得到证实。

在对抗脂肪方面，西兰花芽可以保护身体免受过多脂肪引起的炎症。武康大学和西班牙国家研究委员会塞古拉应用土壤生物学研究所（CEBAS-CSIC）的科学家进行了相关研究。[55] 他们招募了 40 名 35 岁至 55 岁之间的超重受试者，并要求他们每天食用 1/3 杯新鲜的西兰花芽，持续 10 周。在研究期间，研究人员通过血液检查检测了受试者体内与过多身体脂肪相关的炎症标志物，特别是白细胞介素 -6（IL-6）和 C 反应蛋白（CRP）。研究人员还收集了尿液样本，以观察食用西兰花芽后萝卜硫素的含量变化。

10 周后，食用西兰花芽的人体内脂肪量减少了 6%。值得注意的是，在他们停止摄入西兰花芽后的 20 天内，脂肪的减少还在持续。然后，他们的身体脂肪逐渐恢复到了食用西兰花芽前的基线水平。

在食用西兰花芽实验的 10 周内，研究人员从受试者的尿液中发现了高水平的萝卜硫素。结果显示，受试者血液中炎症标志物的水平有所下降，其中白细胞介素 -6 下降了 38%。就像他们的身体脂肪持续下降一样，这种抗炎效果在停止食用西兰花芽后仍然持续存在。事实上，白细胞介素 -6 水平持续下降了 90 天。另一种炎症标志物 C 反应蛋白下降了 40%，并在第 90 天逐渐恢复到基线水平。

萝卜硫素可以防止体重增加。在一项相关研究中，研究人员在实验室给瘦小鼠喂食高脂肪食物。[56] 当向老鼠注射萝卜硫素时，它们的食欲下降了。与未注射萝卜硫素的老鼠相比，它们的体重增加减少了 30%。萝卜硫素提高了老鼠大脑对瘦素的敏感性，而瘦素能够抑制食欲，因此老鼠的进食量有所减少。当被给予更高剂量的萝卜硫素时，小鼠的体重增加更少，这种现象被称为剂量反应。更细致地分析其效果后，研究人员发现，即使老鼠摄入的食物减少，萝卜硫素自身仍能增加新陈代谢。

购买西兰花时，应选择具有结实绿色花茎的西兰花。西兰花芽通常被包装起来售卖，最佳选择是具有浅绿色小叶和黄白色根的西兰花芽。此外，它们应该散发出和成熟西兰花一样的味道，没有任何可能表明变质的奇怪气味。

其他芸薹属植物

市场上有许多可食用的芸薹属蔬菜，它们都含有萝卜硫素。卷心菜、芥蓝和抱子甘蓝是维生素 D 含量最高的品种。西兰苔比普通西兰花更细长，顶部的花朵也更小，它是西兰花和芥蓝的杂交品种，并含有萝卜硫素 [值得一提的是，"西兰苔"（broccolini）这个词并非植物学名词，而是曼恩包装公司注册的商标]。[57] 西洋菜心是另一种美味且富含生物活性物质的芸薹属植物，[58] 它具有纤细的茎、叶子以及花蕾。西洋菜心的味道微苦，经过焯水和烹饪后会变得温和，是地中海美食中的经典绿色蔬菜。罗马花椰菜味道温和，黄绿色的花蕾上有引人注目的、几乎具有催眠效果的几何图案。之前提到过的抱子甘蓝、宽叶羽衣甘蓝和芝麻菜也属于这类蔬菜。亚洲还有一些芸薹属植物，如小白菜（一种很好的膳食纤维来源）、芥菜、菜心、大白菜、西洋菜和山葵等，均含有萝卜硫素。

大豆

大豆是全球食品供应中最重要的蛋白质来源之一，早在 4 000 多年前就在中国被首次记载。大豆可直接食用，也可制成豆腐，进行发酵，或者研磨成糊状食品。此外，大豆还可用于酿酒。大豆生长在毛茸茸的绿色豆荚中，豆荚如同蝙蝠一样悬挂在植物的茎上，这种情景在亚洲市场的农产品区很常见。大豆也可以从豆荚中剥离出来，冷冻保存。

大豆本身具有温和、微甜的坚果味道。豆腐有多种形式——新鲜的、包装好的、冷冻的或干燥的。味噌、大酱和酱油等由大豆制成的酱料是增添食物风味的常见选择。不论以何种形式，大豆在佛教和其他素食菜肴中一直扮演着核心角色。有趣的是，大豆还被用于制作蜡笔，其颜色比传统蜡笔更加明亮!

大豆中的抗脂肪生物活性物质包括染料木素和黄豆苷元。这些物质可以激活棕色脂肪细胞的产热作用，促进新陈代谢，同时减少食欲，抑制脂肪堆积。[59] 染料木素和黄豆苷元还能激活人体的 5 个健康防御系统。事实上，食用大豆可以降低多种疾病的风险，包括乳腺癌（降低 30%）、心血管疾病（降低 20%）[60] 和糖尿病（降低 23%）[61]，这些疾病都与身体脂肪过多有关。实验室研究表明，终生食用大豆可以降低小鼠肥胖的风险。[62]

大豆能帮助减肥吗? 伊朗设拉子医科大学的研究人员进行了相关调查。[63]他们招募了 107 名 20 岁至 40 岁的"正常体重型肥胖"女性，她们的身体质量指数（BMI）正常，但器官周围仍然存在着多余的内脏脂肪。受试者中一半的女性被要求在 6 个月内每天食用一份大豆零食，相当于 1/4 杯煮毛豆（50 克），另一半女性则食用卡路里相当的水果零食（3.5 份）。两组人都被要求在午餐前 3 小时食用零食，而日常生活方面没有其他变化，饮食和身体活动都维持原有水平。研究期间，研究人员对这些女性进行了身体测量，并评估了她们的食欲。

6 个月结束时，研究人员发现，与食用水果零食的人相比，食用大豆零食的人平均减少了 6.4 磅体重，并多减掉了 4 倍的体脂。食用大豆的人的腰围平均缩小了 1.7 英寸，是水果零食组的 5 倍。这些变化全部来自脂肪的减少，两组人的肌肉含量没有发生改变。食用大豆零食的人食欲较低，她们称在吃完零食后有更强的饱腹感，这使她们在用餐时摄入的食物更少。此外，一项关于其他大豆临床试验的荟萃分析显示，在肥胖人群、老年人和女性群体中，大豆也对缩小腰围有帮助。[64]

胡萝卜

胡萝卜是一种古老的根类蔬菜，起源于西南亚。最早的胡萝卜并非现今我们所见到的橙色，而是外表呈紫色，内部为黄色。这种外表颜色是花青素造成的，这种抗脂肪的生物活性物质也存在于蓝莓里。如今，在一些农贸市场和超市仍然可以找到引人注目的紫色胡萝卜。[65] 橙色胡萝卜是 17 世纪荷兰农民种植的产物。据说，橙色胡萝卜的种植是为了纪念威廉一世（威廉·奥兰治），他领导的独立运动将荷兰从西班牙的统治下解放出来。[1]

胡萝卜富含有益肠道健康的膳食纤维，半杯磨碎的胡萝卜里就含有 2 克纤维。它们还含有抗脂肪和能激活健康防御的生物活性物质绿原酸。[66] 此外，胡萝卜中还含有名为类胡萝卜素的生物活性物质，特别是 β - 胡萝卜素和 β - 隐黄质。[67] 后者可以增加脂肪细胞中的 UCP1，从而激发产热作用以燃烧脂肪。[68] 在实验室研究中，给肥胖的小鼠喂食 β - 隐黄质可使其体重和内脏脂肪减少 20%。[69] 相反，饮食中缺乏含有类胡萝卜素的食物，是肥胖的一个风险因素。中国吉林大学一项对饮食摄入和肥胖的研究发现，血液中类胡萝卜素水平较低的人患肥胖的风险增加了 73%。[70]

多吃胡萝卜还可以降低患代谢综合征的风险。荷兰乌得勒支大学医学

---

[1] 即荷兰独立战争，也被称为八十年战争。它从 1568 年一直持续到 1648 年。

中心的研究人员对 374 名 40 岁至 80 岁的中老年男性进行了研究。[71] 研究人员要求受试者填写标准的食物频率问卷，说明他们对胡萝卜和其他含有类胡萝卜素的食物（如甜椒、西兰花、芒果、哈密瓜等）的摄入量。他们还询问了受试者是否出现代谢综合征的症状，包括高血压、高血糖、高血液胆固醇和腰围过大。然后，受试者被带到一家医学中心，在那里直接测量了与代谢综合征相关的关键特征，包括腰围、体脂分布、胰岛素水平、血胆固醇水平和血压。22% 的受试者被发现患有代谢综合征。通过将每个人的饮食与代谢综合征患病情况相结合，研究分析表明，增加含有类胡萝卜素的食物的摄入量——相当于每天吃 3 个中等大小的橙色胡萝卜——可以将患代谢综合征的风险降低 58%。在这个剂量下，受试者的腰围平均减少了 1.6 英寸，内脏和皮下脂肪的总量是很少或不吃胡萝卜的人的一半。

为什么有些人比其他人更喜欢胡萝卜？这可能与基因有关。来自日本新潟大学、富山大学和筑波大学的研究人员进行了有关胡萝卜摄入行为和遗传学的研究。他们招募了 12 225 名成年人，并要求他们说明自己对胡萝卜、南瓜和绿色蔬菜（如西兰花、菠菜、青椒、四季豆、卷心菜等）的摄入量，[72] 并收集了每个人的身高和体重数据。毫不意外，研究人员发现，吃更多植物性食物的人体重较轻的概率更大。接下来，研究人员收集了受试者的唾液样本，提取了每个人的 DNA，并评估了样本中的 285 387 个基因。然后，他们进行了全基因组关联研究分析。[73] 全基因组关联分析是一种研究技术，利用高速计算分析特定基因与健康模式或行为之间的相关性。在这项研究中，研究人员分析了与吃胡萝卜有关的行为。

研究结果带来了一个惊喜：在 60 岁以下的受试者中，研究人员发现了一种人类基因（rs4445711）与高胡萝卜摄入量（每天 3 个或更多）以及较低的肥胖概率之间的关联。目前对该基因与胡萝卜偏好之间的关联机制尚不清楚。有趣的是，这个基因也与 85 岁以上个体保持更好的身体机能有关。[74] 可以说，拥有这个基因的人赢得了一张基因彩票：他们会摄入更多胡萝卜，堆积更少脂肪，并能在晚年保持更好的身体灵活性。然而，你不一定非要有这个基因才能喜欢胡萝卜！

胡萝卜有许多不同的食用方式——生吃或煮熟，单独食用或与其他食材搭配——关键在于选择优质的胡萝卜。优质的胡萝卜应该结实且外观均匀。顶部仍带有浅绿色叶子的胡萝卜是最新鲜的，因为采摘后顶部很快就会腐烂。胡萝卜的底部被称为主根，它应该完整且颜色均匀。我在血管生成基金会的研究小组对胡萝卜抗血管生成的抗癌特性进行了研究。我们发现，橙色的胡萝卜主根对此具有一定效力，但绿色的胡萝卜缨的效力是主根的 2 倍。因此，在烹饪时，最好使用整株胡萝卜，并找到能够利用胡萝卜缨的食谱，如沙拉或青酱。

至于你在超市里看到的"迷你"胡萝卜，它们不是尚未成熟的主根，而是那些大而畸形的成熟胡萝卜的切块。商家认为这些胡萝卜的外观不适合展示，因此将其切成小块售卖。如果你仔细看，就会发现它们没有皮，也没有茎。成熟之前收获的真正的小胡萝卜很容易辨认——你可以看到它们一端的茎。

蘑菇

我喜欢蘑菇像肉一般的口感和泥土的味道，它是我最爱的食物之一。新鲜的蘑菇可以煎、炒，甚至用于烧烤，可单独食用，也可加入复杂的菜肴当中。无论在哪个伟大的饮食文化中，你都能找到与蘑菇相关的美味食谱。

森林中生长着 2 000 多种可供食用的蘑菇，但野外觅食的活动最好还是让专业人士进行。那些有毒的蘑菇可能和安全的看起来一模一样。[75] 你可以放心地在超市或农贸市场购买蘑菇。

蘑菇含有一种叫作 β-D- 葡聚糖的可溶性纤维。这种生物活性物质能对抗脂肪并激活健康防御。[76] β-D- 葡聚糖能够刺激血管生成，长出伤口愈合所需的新血管；同时，它还能阻止有害血管供养癌细胞或脂肪。[77]这种纤维还通过滋养你的肠道微生物组来支持你的免疫防御系统。与血管生成类似，β-D- 葡聚糖对免疫防御发挥着双重作用。它可以增强保护性免疫，同时减少炎症。[78]

吃蘑菇有助于减肥。这一效果已经得到约翰斯·霍普金斯大学研究人员的临床研究证实。他们招募了 73 名肥胖的成年人，让其中一半人用大约15 个白蘑菇来代替他们平时吃的红肉，每周 2 次，持续一年。[79]这些蘑菇可以生食，也可以根据受试者的选择进行加工，还可以加入其他食物混合食用。而另一半的人则每周摄入 3 次磨碎的瘦牛肉（相当于每餐 1/4 磅的牛肉饼）。

在一年结束时，研究人员对所有参与者进行了临床测量，并将结果与最初数值进行了比较。那些食用蘑菇的人减掉了 7 磅体重，腰围缩小了 2.6英寸。相比之下，食用牛肉的人仅减掉了 2.2 磅体重，腰围却增加了 3.3 英寸。此外，食用蘑菇的人的收缩压降低了 7.9 毫米汞柱，他们的血液中炎症标志物也有所降低。

蘑菇还可以帮助你降低食欲，使你吃得更少。德国波恩大学的研究人员研究了蘑菇与食欲之间的关系。[80] 他们招募了 22 名肥胖的中年人，这些人都患有葡萄糖耐受不良，也就是说他们的血糖高于正常水平。这是体内脂肪过多、新陈代谢不稳定所致。

研究人员为所有的研究对象提供了两道菜的餐食，包括奶昔和土豆汤。其中，土豆汤中添加了蘑菇粉，每份粉末含有 8.1 克 β-D- 葡聚糖。同样含量的 β-D- 葡聚糖可以在新鲜的切成丁的平菇（1.5 杯）、白蘑菇（6 杯）、牛肝菌（3 杯）、鸡油菌（5 杯）、香菇（1 杯）、小褐菇（1 杯）、切成丁的波特贝勒菇（3.5 杯）和新鲜的金针菇（3.5 杯）中找到。[1] 研究人员在饭后评估受试者的饱腹感，并抽血检测他们的饥饿激素。

在吃完第一顿实验餐后，受试者在接下来的 1 个月内被要求不再食用蘑菇。然后，所有受试者被召回享用第二顿实验餐，这次实验餐中不包含蘑菇。研究人员再次对受试者进行抽血，评估饥饿激素水平，并将其与食用蘑菇餐的结果进行比较。

结果显示，实验餐中的蘑菇能在饭后 90 分钟内减轻每个人的饥饿感，这有助于避免过度进食。一种名为胰高血糖素样肽 –1（GLP-1）的激素在食用蘑菇后增加了 15%。GLP-1 激素是由肠道产生的，通过作用于大脑的饱腹感中枢来降低食欲。值得注意的是，一些减肥药物被设计成模仿 GLP-1 的作用机制。其中包括注射剂型的司美格鲁肽和利拉鲁肽，它们的作用原理和蘑菇一样，能够减少饥饿感并降低卡路里摄入量，从而实现减肥效果。但吃蘑菇显然是一个更美味的选择。

洋葱

洋葱属于葱属植物，葱属植物还包括红葱头、青葱、大蒜、细香葱和熊葱，以及花园中常见的装饰性开花葱属植物。葱属植物是地中海 – 亚洲饮食的基石。它们富含生物活性物质，有助于对抗脂肪，促进新陈代谢。

洋葱是洋葱植物的鳞茎，外部有着纸一样薄的外皮，颜色可以是白色、黄色或紫红色。在外皮下面，洋葱的表皮和果肉中充满了生物活性物质。

---

[1] 蘑菇粉中含有 8.1 克 β–D– 葡聚糖，其他常见的蘑菇料理中按 β–D– 葡聚糖含量相当来计算分量。

切洋葱时，其中一些生物活性物质会从受损的细胞中释放出来，混合在一起形成一种含硫的化学物质。这种化学物质会在空气中扩散，刺激眼睛并导致流泪。[81] 实用建议：在切之前，将洋葱冰镇 30 分钟，可以减缓化学反应，减轻流泪问题。[1]

大蒜素是在洋葱中发现的一种强效的含硫生物活性物质。它能激活棕色脂肪的产热作用，增加新陈代谢。实验室研究表明，大蒜素可以预防体重增加，并通过降低胰岛素抵抗来改善新陈代谢。[82] 大蒜素还能激活血管生成防御，促使血管生长以帮助伤口愈合，同时阻止滋养癌细胞的有害血管的生长。[83] 此外，它还能激活一氧化氮，帮助降低血压和刺激再生。[84]

洋葱也是槲皮素的良好来源。槲皮素是一种能刺激健康防御的生物活性物质，它能够激活干细胞再生，促进肠道健康，有效保护 DNA 并支持健康免疫功能。[85] 与此同时，槲皮素还能促进棕色脂肪的产热作用，防止脂肪增大。[86]

临床研究表明，吃洋葱有助于减少体脂。北海道情报大学和日本国家农业和食品研究机构的研究人员招募了 70 名超重的健康成年人，并要求他们食用添加了洋葱粉的食物。[87] 研究人员制备了 2 种洋葱粉，一种含有槲皮素，另一种则去除了槲皮素。在为期 12 周的研究中，受试者每天将洋葱粉添加到他们的日常饮食中。受试者可以按照个人喜好选择食物和烹饪方式。他们每天摄入的洋葱量相当于半个 Quergold 品种或 1/3 个 Sarasaragold 品种（均为黄色）的洋葱。这些洋葱的槲皮素含量很高，约为普通红洋葱的 3 倍。

在研究开始和结束时，研究人员收集了所有受试者的血液样本，测量了他们的血压，并通过 CT 扫描评估了他们的腹部脂肪。12 周后的结果令

---

[1] 洋葱中致人流泪的化学物质是顺式 - 丙硫醛 -S- 氧化物，它又被称为催泪因子。

人惊讶。食用洋葱使那些因有益胆固醇（高密度脂蛋白胆固醇）较少（低于74毫克/分升）而导致心血管疾病风险较高的受试者的腹部内脏脂肪量减少至1/8左右。

研究中对血液检查进行的分析发现，洋葱对于恢复肝脏健康具有积极作用。在肥胖人群的血液中，一种叫作谷丙转氨酶（ALT）的肝脏标志物往往较高。[88]ALT是一种存在于肝细胞中的酶，它有助于将蛋白质转化为能量。当肝脏受损时，ALT会从细胞中泄漏出来。在研究过程中，食用洋葱的人的ALT下降了98%，这反映了肝脏的愈合情况。

韩国昌原国立大学的研究人员进行了一项研究，仅对洋葱表皮进行了测试。洋葱表皮是洋葱像纸一样的外皮下面的几层薄皮，槲皮素最为丰富。[89]研究人员招募了72名肥胖且患有代谢综合征的受试者，[90]其中一半人每天2次服用含有50毫克槲皮素的洋葱表皮提取物（相当于4个完整的红洋葱或黄洋葱的含量），另一半则服用安慰剂胶囊。研究为期12周，在开始和结束时，受试者接受了身体测量，研究人员还通过DEXA扫描记录了每个人的体脂量。结果显示，服用洋葱表皮提取物的受试者减轻了1.8磅体重，腰围减少了约3/4英寸。他们的臀围也减小了半英寸，手臂脂肪则减少了0.7%。

购买洋葱时，应选择重量大、结实、干燥且没有发软的洋葱。避免购买带有绿芽的洋葱，因为这种洋葱吃起来会更苦。回到家后，将洋葱存放在干燥凉爽的地方。在室温下，洋葱可以保存1个月。切碎或切片的洋葱应存放在可重新密封的袋子中放入冰箱，这种情况下它们能保存7～10天。记住，洋葱的表皮中含有丰富的生物活性物质，能让你充分受益于槲皮素带来的好处。在烹饪时尽可能多地使用洋葱表皮，它们在制作高汤和调味汤底时也非常有用。甚至在煮米饭时加入洋葱皮也会赋予米饭一种美妙的味道。

其他有益的葱属植物

红葱头比传统的洋葱个头小，形状类似被拉长的鸡蛋，皮又薄又干，可食用的部分像蒜瓣一样成簇生长。和洋葱一样，红葱头被切开时会释放出强烈的刺鼻气味，但煮熟后的红葱头味道更甜、更温和。红葱头的槲皮素含量是洋葱的6倍，能起到保护DNA作用的抗氧化能力是洋葱的4倍，这让它具有很强的抗脂肪能力。[91]红葱头可以放在炒菜中用于增加风味，也可以烤着吃，生红葱头还可以被用于制作木犀草酱，它甚至可以被腌制食用。

青葱是另一种重要的烹饪用葱类植物，它有着细长的绿色茎部，一端长着小小的白色球茎。青葱在亚洲烹饪中扮演着重要的角色，常用于炒菜、炖菜和腌菜，还可以作为配菜，为菜肴增添辛辣的葱香。与所有的葱类植物一样，青葱含有槲皮素，具有抗脂肪的功效。实验室研究显示，青葱提取物还具有抗炎和抗癌（抑制血管生成）的特性。[92]

在春季市场上，我最爱的物品之一就是熊葱。如果你没听过这个名称，或许听过"野韭葱"，它们指的是同一种蔬菜。熊葱有着白色的小球茎和白色的细茎，绿色的叶子又窄又平。由于含有大蒜素，熊葱有一种辛辣的蒜味。它还富含槲皮素，大约是青葱的3倍，红洋葱的一半。熊葱的食用季节非常短，只有1个月左右，所以如果你在市场上碰到了，就赶紧购买吧。小贴士：购买熊葱时要仔细挑选，选择完好无损、没有软烂的（它们是野生采摘的），并彻底清洗它们以去除污垢。我烹饪熊葱的方式非常简单：在铸铁锅或平底锅里放入少量特级初榨橄榄油，等油变热后加入熊葱，炒一分钟，然后立即食用。

大蒜

　　大蒜是另一种起源于中亚的食物，已有4 000多年的历史。大蒜作为一种烹饪原料和治疗疾病的药物，在希腊、埃及和印度的古代手稿中都有提及，这反映了它通过商队在不同地区之间的传播。大蒜的药用价值被传颂至今，它可被用于治疗腹绞痛、痛经、肝病、寄生虫感染、流感、蛇咬伤和皮肤病等。[93] 在东欧的民间传说中，大蒜被视为一种驱邪剂，可以驱散邪恶的灵魂、恶魔和吸血鬼。

　　大蒜是地中海和亚洲烹饪中最常见的食材之一，在许多食谱中扮演着关键角色。如果没有大蒜，你喜欢的那些受欢迎的菜肴将会变得索然无味。在加入其他配料之前，我们通常会将这种具有刺激性气味的植物剥皮、切片、切成蒜丁或蒜蓉，然后用食用油炒制。大蒜也可以直接加入汤和炖菜中，整个蒜瓣可以被烘烤，或者填充到食物里。

　　和洋葱一样，大蒜也含有大蒜素，大蒜素具有抗脂肪和增强健康防御的特性。为了研究大蒜的影响，伊朗的研究人员招募了90名肥胖且患有代谢综合征的中年人，[94] 让其中一半人每天食用相当于1/2汤匙新鲜切碎的大蒜（约2瓣）的大蒜粉，另一半则服用不含大蒜的安慰剂。

　　3个月后，食用大蒜的人的腰围明显减小了半英寸，而服用安慰剂的人的腰围没有变化。记住，腰围的减小反映了腹部有害内脏脂肪的减少。

　　大蒜一年四季以球茎的形式存在，蒜瓣紧贴着羊皮纸一样的表皮生长着。夏季期间，你可以在市场上找到大蒜的蒜薹。蒜薹是大蒜植物绿色的顶部，呈现出优美的卷曲形状，有点像牛仔套索。虽然蒜薹中的大蒜素含量不如蒜瓣多，但它们味道很好。食用蒜薹是一种可持续利用整株大蒜植物的方式。

辣椒

许多人都喜欢用辣椒烹饪的辛辣食物。正是辣椒赋予了食物灼热感。

我们将在下一章中了解更多关于干辣椒的知识，但是寻找和烹饪新鲜辣椒也是一种乐趣。严格来说，辣椒是一种浆果，起源于 6 000 多年前的拉丁美洲，有数百个不同的品种。[95] 最初，辣椒是由西班牙和葡萄牙的探险家带到东南亚、中国和欧洲的。辣椒因其辛辣的味道而备受推崇，它们被融入当地饮食，到现在，几乎所有饮食文化中都有辣椒的身影。

辣椒的烧灼感来源于它的生物活性物质——辣椒素和辣椒素酯类物质。与普遍的看法相反，辣椒的辛辣并非来自辣椒籽，能带来辛辣味道的生物活性物质主要集中在被称为"胎座"的白色硬膜中，种子则在胎座上生长。回想一下第四章的内容：辣椒素和辣椒素酯类物质在你的新陈代谢中发挥着多重作用。它们能激活棕色脂肪并引发产热作用，燃烧白色脂肪，改善血糖，并抑制食欲。[96]

辣椒的辛辣对你的新陈代谢有益。辣椒素和辣椒素酯类物质给你带来烧灼感是因为它们与 TRPV1 结合，而 TRPV1 是一种存在于整个消化道神经末梢的疼痛感受器，尤其密集分布于口腔和舌头。食用辣椒会刺激这些神经末梢，引发疼痛感（当你食用非常辣的东西时，产生的退缩反应就是由它引起的），并导致出汗。疼痛是身体对危险的本能反应，它迫使身体和大脑进入高度警戒状态。

来自辣椒素和辣椒素酯类物质传递的信号从舌头传至大脑，然后大脑会释放一种叫作内啡肽的蛋白质做出反应。[97] 内啡肽是一种天然的阿片类物质，能够产生愉悦感以抵消疼痛。许多人喜爱辛辣食物部分是由于这种愉悦的大脑反应。然而，那些无法忍受辛辣食物的人可能会对疼痛产生反应。就我个人而言，我喜欢辛辣的食物，只要不至于辣到令人痛苦。[1]

---

[1] 衡量辣椒辣度的尺度名为史高维尔指标，范围从零（红甜椒）到超过 160 亿。根据吉尼斯世界纪录，世界上最辣的辣椒是卡罗来纳死神，其辣度达到了 220 万史高维尔单位，让一个吃了这种辣椒的人因为"雷击头痛"症状而住进了医院。

　　吃辛辣食物会影响身体成分吗？一项为期 9 年的流行病学研究对生活在中国 9 个省份的 12 970 人进行了调查。研究人员记录了每个人每年的辣椒食用量，并将其分为四类：无（每天 0 克）、少量（1～20 克）、中等（20.1～50 克）和大量（超过 50 克）。随后，研究人员对这些人的体重进行了长达 9 年的跟踪调查，以确定辣椒摄入量与超重或肥胖的风险之间是否存在关联。

　　与不吃辣椒的人相比，每天食用"少量"辣椒的人在 9 年内超重或肥胖的可能性降低了 19%。吃"中等"量辣椒的人出现体重问题的可能性降低了 23%，而吃"大量"辣椒的人出现体重问题的可能性降低了 27%。这种趋势表明了一种剂量反应关系，即摄入的辛辣食物越多，带来的益处越大。

　　马里兰大学巴尔的摩分校的研究人员对辣椒素酯类物质在减肥中的特定剂量进行了研究。[98] 他们招募了 80 名 30 岁至 50 岁的超重或肥胖的成年人。其中一半的研究对象在 12 周内每天摄入一种从 CH-19 非刺激性甜红辣椒中提取的辣椒素酯类物质提取物，另一半则服用安慰剂胶囊。受试者每天早晚各服用 3 粒胶囊（每粒含 1 毫克辣椒素酯类物质），每天共摄入 6 毫克辣椒素酯类物质。这相当于每天摄入 1/4 茶匙干辣椒面或两个新鲜的阿纳海姆辣椒、哈奇辣椒或塞拉诺辣椒。随后，研究人员使用 DEXA 扫描测量了受试者的体重和身体成分。

　　12 周后，食用辣椒素酯类物质的受试者腹部脂肪减少量是安慰剂组的 6 倍。腹部脂肪的减少还与双倍的体重下降相关。辣椒素组的去脂体重保持稳定，因此减去的重量来自脂肪而非肌肉。同时，他们的静息代谢率也有所升高，而安慰剂组则相反，其静息代谢率有所下降。

　　在购买农产品区的新鲜辣椒时，应选择外表光滑、手感有重量的辣椒。要避免购买表皮起皱或变软、出现棕色斑点的辣椒，因为这是变质的迹象。你可以将辣椒放在冰箱中保存。安全提示：在烹饪时戴上橡胶手套，以防止辣椒素或辣椒酯类物质的油灼伤皮肤。在彻底洗手之前，不要碰眼睛。

现在，你已经了解到农产品区里一些最能促进新陈代谢和抗脂肪的水果和蔬菜。表 6.1 总结了来自临床研究的食物及其剂量。该表是对你已经阅读过的数据的总结，仅供参考，并不是建议你每天都吃这些食物。

表 6.1　食物与每日剂量

食物	每日剂量
苹果（新鲜）	3 个完整水果
苹果干	3/4 杯
蓝莓（新鲜或冷冻）	1/4 杯
葡萄柚	1.5 个完整水果（半个 x3 次每天）
梨	2 个完整水果
草莓	1～2.5 杯
西瓜	2 杯西瓜片（4 个中等大小切片）
牛油果	1 个完整水果
西兰花	0.5 杯
西兰花芽	1/3 杯
胡萝卜	3 个中等大小的胡萝卜
辣椒	2 个新鲜的阿纳海姆辣椒、哈奇辣椒或塞拉诺辣椒
大蒜	0.5 汤匙蒜末或者 2 个新鲜蒜瓣

续表

食物	每日剂量
蘑菇	15 个白蘑菇，每周两次 1.5 杯新鲜平菇切片 6 杯白蘑菇 3 杯牛肝菌 5 杯鸡油菌 1 杯香菇 1 杯小褐菇 3.5 杯波特贝勒菇（切丁） 3.5 杯金针菇
洋葱	2 个中等大小的红洋葱
大豆	1/4 杯毛豆，相当于 0.5 杯豆腐或味噌，或者四高玻璃杯豆奶
番茄	1 个中等大小的生番茄，或者与它相当的 1 深汤匙浓缩番茄酱，3/4 杯番茄酱或番茄汤，或 1.5 汤匙番茄粉

接下来，我们将进入超市中可能会让你感到惊讶的部分：中间过道。是的，中间过道的货架上摆放着薯片、饼干、碳酸饮料和加工零食。然而，科学告诉我们，那里也有一些重要的抗脂肪食物，你应该将它们带回家。让我们一起去看看吧。

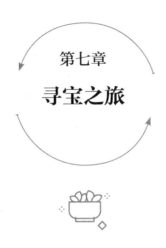

第七章

寻宝之旅

超市的中间过道货架经常受到不公正的批评，这是完全可以理解的。货架上陈列着各种不易腐烂的物品，装在盒子、袋子、瓶子和罐子中。这些产品中有许多含有添加糖、不健康的脂肪、稳定剂、人工防腐剂、人工色素、填充物和其他化学物质。这些化学物质不仅会削弱你的新陈代谢，导致体重增加，还会削弱你的健康防御能力。

然而，人们通常听到的避免选择中间过道商品的健康购物建议往往是过于简单和错误的。关键在于学会区分适合和不适合自己的食物，并据此做出选择。

保存天然食物是地中海和亚洲烹饪传统的重要组成部分。数万年来，人们一直通过各种方式保存天然食物，以延长其可食用时间。食物被晾晒、腌制、发酵，并被储存在容器中。对食材的储存使人们在收获季节结束后的冬天仍能享用食物，并让旅人能携带营养丰富的食物进行长途旅行。

2 000年前，在经由中亚连接中国和南欧的丝绸之路上，商人们摆摊出售装满各种美食的盒子和陶瓷容器。虽然食物的脱水处理可以追溯到公元前 12 000 年的中东地区，但直到 19 世纪初，人们才开始用罐子保存和密封食物，而罐头直到 100 年后才流行起来。如今，在西班牙、法国和意大利的文化中，一些最受欢迎的美食是包装在罐子和罐头里的。当你到访这些国家的任何一个城镇，你会发现这些物品被精美地陈列在专卖店里，有干香料、油，还有腌制的豆类、调味品和海鲜罐头。

现在是时候在超市的中间过道上开始我们的寻宝之旅了（你下次去乡村市场时也会发现这些宝物）。我将重点介绍一些你最应该将它们加入购物清单的食物。

豆类

留意超市中间过道上的罐头和袋装食品：无论是在地中海菜还是亚洲菜中，晾晒和罐装的豆类都非常美味，而且对促进新陈代谢非常有益，非常值得加入你的饮食当中。[1] 豆类自古以来就被人类种植（考古学家发现它们是罗马角斗士饮食的一部分），它们的果实或种子是蛋白质、纤维和健康的 ω-3 脂肪酸的良好来源。[1] 白豆、扁豆、蚕豆、豌豆、鹰嘴豆、大豆和花生都属于豆类。当以干燥的形式销售时，它们被称为"干豆"。[2]

现代科学已经发现，豆类含有有益的生物活性物质，如多酚、植物雌激素和植物肽等，它们可以激活你的健康防御机制和新陈代谢。[3] 现在让我们来更仔细地了解一些特定豆类的健康益处和抗脂肪能力。

---

[1] 虽然按照流行的说法，角斗士是素食者或纯素食者，但这并非事实。所有证据都表明，古罗马人是杂食的。角斗士是奴隶，吃的是最便宜的食物，其中就包括豆类。

白豆

常见的白豆有许多不同的名称。其中之一是"海军豆"，因为自 19 世纪以来，美国海军一直为战舰上的水手提供这种豆子。[4] 海军豆是用于制作波士顿烤豆的白豆，也是著名的"参议院豆汤"的主要食材。20 世纪初以来，美国参议院的餐厅就一直供应这种豆汤。[5]

在超市的中间过道，你可以找到晾干或罐装的白豆。将豆子装入罐子中，加入适量的水和盐，可以保存 2 ～ 3 年，且不会损失营养价值。如果在凉爽的环境下保存得当，干豆的保质期将是无限的。考古学家在巴勒斯坦北部的加利利地区发现了距今 10 000 年的干豆，[6] 虽然它们可能不像最初那样美味，但保存得完好无损。

豆类含有丰富的宏量和微量营养素。它们是植物性蛋白质和可溶性纤维的重要来源，可以滋养健康的肠道微生物组。所以豆类不仅营养丰富，还能通过降低血液胆固醇和改善血脂来减少心血管风险因素。它们还含有铁、锌、镁和叶酸——这些都是宝贵的微量营养素，尤其是对素食者而言。

豆类有助于减小腰围。[7] 为了研究这种效果，多伦多大学的研究人员招募了 14 名 35 岁至 55 岁之间的超重和肥胖的成年人。在为期 1 个月的实验中，受试者每周需要将 5 杯罐装的即食海军豆添加到日常饮食中。[8] 每个参与者都需要记录饮食日志，并由营养师审核。此外，他们还需要出示空罐头来证明他们确实食用了豆子。受试者在研究的第一周和第四周接受了身体测量。结果令人惊讶。食用豆子的女性腰围缩小了 1 英寸。参与研究的男性也从中受益，他们的腰围平均缩小了 3/4 英寸。

多项研究表明，腰围是反映体内内脏脂肪量的一个很好的指标。[9] 荷兰瓦赫宁根大学的研究人员进行了一项分析，涉及 5.8 万人的 29 项研究，他们发现，腰围还是预测死亡率的一个指标，即使对那些被认为体重过轻的人来说也是如此。[10]

扁豆、鹰嘴豆及更多豆类

扁豆是地中海菜肴中一种经典的、用途广泛的豆类。你可以在超市不同过道的货架上找到它们，因为扁豆可能是晒干的，也可能是罐装的。任何家庭厨师都可以用扁豆制作丰盛的汤或沙拉，它们还可以用来煮饭。扁豆富含有助于滋养肠道微生物组的膳食纤维。1/2 杯干扁豆含有 18 克纤维，超过了每日推荐摄入量的一半。膳食纤维能够滋养健康的肠道细菌，产生短链脂肪酸，有助于促进新陈代谢、控制体重和降低炎症。[11] 一项实验室研究表明，用扁豆喂养的老鼠，比起吃标准饲料的老鼠体重下降了 14%。[12] 用扁豆喂养的老鼠的体内微生物组更健康，有益细菌较多，有害细菌较少，这是我们都应该培养的模式。

我还推荐鹰嘴豆（用于中东的炸豆丸子、胡姆斯酱以及普罗旺斯的鹰嘴豆煎饼）、黄豌豆（用于印度豆汤）、巨豆（用于希腊版的烤豆）和绿豆（用于中国的绿豆汤）。它们都和白豆、扁豆一样，富含蛋白质、多酚和纤维。

食用豆类可以降低体脂过多引起代谢综合征的风险。多伦多大学进行的一项研究证实了这一点，该研究招募了 40 名肥胖的中年男女。[13] 研究人员比较了两种减肥干预方法：热量限制和豆类摄入。一半的受试者每周需要将 5 杯豆类混合物（小扁豆、鹰嘴豆、黄豆、海军豆）加入他们的日常饮食，持续 8 周。另外一半的人在营养师的指导下每天减少 500 卡的热量摄入，但不吃任何豆类，保持正常饮食。研究开始和结束时，受试者接受了身体测量和血液检查。

8 周后，两组人的腰围都有所减小。热量限制组的腰围减少了 1 英寸，而食用豆类组的腰围减少了 0.66 英寸。需要注意的是，食用豆类组没有像热量限制组那样减少卡路里摄入，而是将豆类纳入他们的日常饮食中，但他们的内脏脂肪仍有所减少。这显示了这些隐藏在中间过道的产品的力量。

实验结果还显示，食用豆类的受试者的高血压有所下降，空腹血糖水平也有所改善，这两个指标都与代谢综合征相关。与热量限制组相比，食用豆类组的空腹血糖数据好 6 倍。此外，每天食用豆类还为他们增加了 5% 的膳食纤维摄入量，这能更好地滋养微生物组。相比之下，热量限制组的膳食纤维摄入量实际上减少了 12%。这个例子很好地说明了在饮食中增加抗脂肪食物比节食对健康更有益。

人们一再观察到豆类的减肥效果。2016 年，一组加拿大研究人员对涉及 940 名肥胖且不食用豆类的人的 21 项临床试验进行了荟萃分析。科学家们发现，即使在饮食上没有限制热量摄入，只是每天增加一份豆类，持续 6 周，受试者的体重也平均减轻了 0.75 磅。[14]

来自西班牙的 PREDIMED 研究[1] 显示，豆类也可以预防癌症。该研究追踪了 7 216 名近 70 岁的超重参与者。那些摄入大量豆类的人死于癌症的风险要低 49%。研究人员将这种益处归因于豆类中的膳食纤维和其他生物活性物质，如木脂素。[15]

为了健康而食用豆类非常简单。有无数种食谱可供选择，在汤、沙拉、辣菜、炖菜和咖喱中都可以使用豆类。它们几乎可以成为任何一道菜肴的绝佳补充。此外，豆类也是米饭或意大利面的高纤维替代品。

---

[1] PREDIMED 为 prevention with Mediterranean diet 的缩写，意为地中海饮食预防疾病研究。——译者注

谷物

大麦

在超市里，大麦通常以干粒的形式放在干豆和大米旁边。它以去壳（无壳）的形式出售，煮熟后富有嚼劲，并有坚果味。你可以用大麦煮汤或炖菜。它可以用于制作全麦沙拉，也可以作为蔬菜、鸡肉或鱼的配菜。大麦还可以代替传统的意式白米，制作一道名为 Orzotto 的健康的意大利烩饭。

大麦是一种古老的谷物，一万年前生长在肥沃的新月沃地，这是中东与地中海和中国西藏交界的地方。由于其耐寒性，它与玉米、大米和小麦一样，成了农业中最重要的全谷物之一。大麦含有丰富的维生素和矿物质，以及能保护干细胞的生物活性物质叶黄素和玉米黄素。大麦还含有 β-D-葡聚糖，这是一种可溶性的抗脂肪纤维，也存在于蘑菇中。[16]

在日本静冈县，研究人员对大麦的抗肥胖效果进行了研究。[17] 研究招募了 44 名 30 岁至 50 岁之间的男性，按照日本的标准，他们都属于肥胖人群。其中一半的受试者在 12 周的时间内，每天在日常饮食的一餐中加入大米和珍珠大麦。这一餐为他们带来了 7 克的 β-D-葡聚糖摄入量，相当于一杯煮熟的大麦的含量。另一半受试者则食用不含大麦的米饭。实验开始前和结束后，受试者接受了身体测量和血液样本采集，并每四周进行一次腹部 CT 扫描以评估体脂的变化。

12 周后，血液检查结果显示，与初始检查结果相比，大麦组受试者的总胆固醇下降了 5%，有害的低密度脂蛋白胆固醇下降了 4%。而只食用大米的人的胆固醇水平没有变化。此外，食用大麦的人的腰围减小了 0.5 英寸，而只食用大米的受试者腰围有所增大。腹部脂肪的 CT 扫描揭示了大麦最显著的影响。米饭中加入大麦的受试者的内脏脂肪减少了 11%，是另一组人内脏脂肪减少量的 5 倍。

储存大麦时，应将其放入密封容器中，并存放在阴凉干燥的地方。以这种方式储存的大麦可以保存一年的时间。在对大麦进行烹饪之前，最好先用冷水冲洗，去除其中的污垢和碎屑。将大麦放入平底锅中稍微烘烤一下，可以使其味道更加浓郁。使用蔬菜高汤或骨汤代替水来煮大麦也能获得相同的效果。需要注意的是，煮熟的大麦粒体积会增加一倍！在品类丰富的超市中，你还可以找到烘烤过的大麦，在中国、韩国和日本，人们在制作传统、清淡的大麦茶时会用到它们。

紫玉米

在超市中间过道的干谷物和豆类中间，你可能会注意到一袋颜色不同寻常的干玉米粒：紫玉米。这种玉米产自秘鲁、玻利维亚、哥伦比亚和厄瓜多尔的安第斯山脉，呈深紫色和蓝黑色。这种颜色来自一种能够对抗身体脂肪并促进新陈代谢的生物活性物质——花青素。[18] 在实验室里，当老鼠食用紫玉米提取物时，即使同时摄入高脂肪食物，它们的体重增长速度也较慢。事实上，通过在饮食中添加紫玉米，老鼠的体重增加减少了 28%，血糖水平降低了 27%。此外，食用紫玉米后，老鼠的血液甘油三酯水平也降低了 22%。花青素的抗肥胖作用也曾在对紫薯的研究中得到证实。[19]

紫玉米的玉米粒比黄玉米的玉米粒更大，口感更加有嚼劲，且甜味较淡。要食用紫玉米，需要先将其干玉米粒浸泡或煮熟。紫玉米是用来制作蓝色玉米片的原料。另外，奇恰酒，一种美味的秘鲁传统饮料，它的制作过程也会用到紫玉米，还会添加肉桂、丁香等香料，这些香料都具有抗肥胖作用。[20] 一种叫紫马扎莫拉的甜点也以紫玉米为原料，是用紫玉米和水果做成的布丁。

如果你去的超市在中间过道里摆放了传统的拉丁食品，你可能会发现紫玉米粒作为一种特产出现其中，或者你也可以在网上订购紫玉米粒。

荞麦

你可以在大米和干谷物旁边找到荞麦，有时它也会被放在超市货架上的干燕麦和早餐谷物旁边。尽管名字叫荞麦，但它与小麦没有关系，它甚至不属于谷物。它被归类为准谷物，不含麸质。荞麦是一种植物，其种子被称为荞麦粒，含有一种叫芦丁的生物活性物质，具有抗脂肪的作用。芦丁能够激活棕色脂肪，增加产热作用。[21] 它还能刺激肠道微生物产生有益的抗炎短链脂肪酸，促进新陈代谢。[22] 实验室研究表明，在老鼠的饮食中添加荞麦可以预防由肥胖引起的炎症，并降低其血液中的胆固醇水平。[23]

荞麦粒具有温和的坚果味道，通过烘烤可以增强其风味。它们可以被放入水或肉汤中煮（类似于烩饭的烹饪方法），也可以加入沙拉或汤中。在日本，烤荞麦被用来制作荞麦茶和细荞麦面。烘烤过的荞麦粒也被用来制作一种名为"卡莎"的膨松无麸质食品，这是一种类似于米饭的东欧菜肴。

◐ 干果

苹果干

你可以在超市中间过道的健康零食区找到苹果干。它们是事先包装好的，因此你需要仔细阅读成分表，确保没有添加糖、人工防腐剂（如亚硫酸盐）或色素。食用苹果干和大多数干果的好处在于，你可以快速吃掉整个水果，包括果肉和果皮。果皮含有熊果酸，而果肉含有绿原酸，这两者都是抗脂肪的生物活性物质。吃果皮还可以提供比只吃果肉更多的膳食纤维。

佛罗里达州立大学对 160 名绝经后妇女（绝经后 1 ～ 10 年）进行的一项研究表明，每天吃 3/4 杯苹果干，坚持一年，可以让她们的体重减轻 3.3 磅。[24] 受试者在血液检查中显示出的总胆固醇水平也有所改善。研究人员还测量了炎症标志物 C 反应蛋白（CRP）。研究结束时，她们血液中的 CRP 水平下降了 32%。所有这些好处都非常令人向往，但注意不要对干果过度沉迷，因为它们确实含有整个水果浓缩的天然糖分。请适量食用。

梅干

即使是干果种类较少的超市，也一定会有梅干。梅干是梅子经过去核处理、晾晒，制成的有甜味、柔软的紫黑色块状物。它们由一种名为离核梅的梅子制成，这种梅子的果核很容易与果肉分离，与果肉紧紧附着在果核上的黏核梅刚好相反。黏核梅更适合在新鲜成熟时食用。梅干中的纤维和发酵糖具有通便作用，这就是梅干作为治疗便秘的家庭疗法而闻名的原因。一项临床研究证实了梅干具有改善大便的量和频率的功效。[25]

梅干含有绿原酸、花青素和丰富的膳食纤维。[26] 一杯去核梅干含有12 克对肠道微生物组有益的纤维。哈佛大学和塔夫茨大学的研究人员对117 918 名健康受试者的水果和蔬菜摄入量进行了分析，发现那些每天食用6 个梅干的人在 4 年内体重减轻了 1.3 磅。[27] 一项实验室研究表明，梅干的浓缩提取物可以阻止新脂肪细胞的生长，并使白色脂肪细胞转化为有益的棕色脂肪细胞。[28]

你可以把梅干当作零食，也可以将其用于烘烤甜点或加入美味的菜肴当中。梅干很适合与姜、肉桂、肉豆蔻、丁香等多种香料进行搭配。在亚洲市场上，可以找到一种名为"旅行梅"（也称为话梅）的超干梅子。这是一种起源于中国的独特零食，兼具咸、甜、酸的风味。它独特的酸涩口感可以让人在长途旅行中保持清醒。在学生时代，我在熬夜学习时有时会含一颗话梅。

菌类

干蘑菇

如果你喜欢新鲜蘑菇的味道，那么你同样也会喜欢干蘑菇。干蘑菇可以在超市的中间过道找到，通常位于香料架附近。在大型亚洲市场，你会发现整个货架上都摆满了这些神奇的菌类。在第六章中我们提到过，临床研究表明，食用蘑菇有助于减少腰围和体重，并降低炎症标志物和血压水平。[29]

一些常见的干蘑菇品种包括牛肝菌、羊肚菌、鸡油菌和香菇。在亚洲市场上有各种各样的干香菇，它们的菌盖上通常带有类似井字棋的白色交叉图案，因此一眼就能辨认出来。干燥的过程浓缩了每种蘑菇的独特风味，并增强了它们的鲜味。平菇具有温和、朴实的味道，而香菇则更加深沉和浓郁。干香菇帽常用于中国和日本料理中，通常用于炖菜。干牛肝菌具有丰富浓郁的味道，它强烈的风味使它成为干蘑菇之王。所有类型的干蘑菇都可以用于制作酱汁、炖菜、汤以及炒菜、意大利烩饭、意大利面和其他面类料理。

要重新恢复干蘑菇的水分，只需将其放入碗中，倒入沸水，浸泡20 ～ 30 分钟。厚盖的蘑菇则可能需要 1 小时的时间。一旦蘑菇变软，就可以切碎它并进行烹饪了。浸泡蘑菇的水颜色会变深，并富有风味，可以用来增添料理的味道。

瓶装与罐装食品

特级初榨橄榄油

超市的中间过道通常有一个专门销售橄榄油的区域。有时你会发现它靠近其他食用油、醋或调味品。这个产品有着悠久的历史。橄榄起源于 5 000 年前的西亚，后来在中东和地中海地区流行起来，成为重要的食物。榨取的橄榄油有多种用途，如作为灯笼油用于宗教仪式，制作肥皂和烹饪等。最令人惊讶的是，橄榄油还可以对抗脂肪。

特级初榨橄榄油（EVOO）是橄榄油的最佳形式。它是由不同品种的橄榄榨取而成的。"特级初榨"表示油没有经过精炼，因此油里含有成熟橄榄中的微小颗粒。这些颗粒是强效多酚的来源，如羟基酪醇。这种生物活性物质可以激活你的健康防御系统，还能阻止前脂肪干细胞产生更多脂肪，从而起到对抗脂肪的作用。同时，羟基酪醇还可以减少由过量脂肪引起的炎症。

巴西维索萨联邦大学的研究人员对特级初榨橄榄油对减肥的影响进行了研究。[30] 他们招募了 41 名 19 岁至 41 岁的超重或肥胖女性，她们在做饭时没有使用橄榄油的习惯。研究人员让其中一半的人每天早餐时加入特级初榨橄榄油，另一半人则加入大豆油，持续 9 周。[1] 受试者每天摄入的油量仅不到两汤匙。同时，这些女性接受了限制热量的饮食，每天被安排摄入 1 800 卡热量。

由于热量限制，所有女性的体重都有所减轻，但摄入特级初榨橄榄油的人减掉了 6 磅体重，比摄入大豆油的人多 62%。值得注意的是，橄榄油组受试者的全身脂肪减少了 5.3 磅，比大豆油组多 82%。橄榄油组受试者的舒张压也下降了 5 毫米汞柱。据估计，这种程度的血压降低可以减少 34% 的中风风险和 21% 的冠状动脉疾病风险。[31]

世界上种植的橄榄超过 1 000 种，但其中只有一小部分被用于生产橄榄油。橄榄的外皮颜色从绿色到红褐色再到黑色不等。当初次榨取橄榄时，得到的油呈现深绿色，这是果实中存在的叶绿素所致。叶绿素有助于促进橄榄自身的新陈代谢。

购买特级初榨橄榄油时，我会仔细查看瓶子上的标签，以确定使用的橄榄品种。许多橄榄油是由多个橄榄品种混合制成的，口味非常出色。但我更偏爱单一品种的橄榄油，即由单一品种橄榄压榨而成的油。已知有 3 个品种的橄榄多酚含量最高，它们分别是皮夸尔橄榄（来自西班牙）、科拉喜橄榄（希腊）和莫拉约罗橄榄（意大利）。多酚含量越高，橄榄的辛辣味和果味就越浓郁。

我喜欢单一品种特级初榨橄榄油的另一个原因是，它很难被假冒或者用廉价油稀释。[2] 我们当然都希望物有所值。购买时，请检查榨油所用橄榄的收获日期，这个日期应该印在标签上。特级初榨橄榄油容易变质，应该存放在阴凉避光的地方。一瓶橄榄油从收获之日起可保存约 2 年，并且应

---

[1] 受试者使用的橄榄油是 Andorinha 橄榄油，来自葡萄牙的阿尔热什。
[2] 市场上存在一整个产业，专门出售冒牌或掺假的低质量橄榄油，并将其冒充"高质量"特级初榨橄榄油进行销售。

在开封后2个月内食用完。我建议你购买负担得起的最好的特级初榨橄榄油，并将其用于每日的烹饪。

最后，破除一个谣言：人们普遍认为特级初榨橄榄油不适合高温烹饪，因为它被认为烟点较低。烟点指的是油开始燃烧并改变其化学性质的温度。实际上，特级初榨橄榄油的烟点几乎与菜籽油相同（在200摄氏度左右），而菜籽油常用于油炸。高品质的特级初榨橄榄油即使在深油炸温度下（160摄氏度）也具有非常好的热稳定性，尽管出于健康原因，我不推荐这种烹饪方法。因此，不用担心：特级初榨橄榄油可以安全地用于炒菜，甚至在锅中进行爆炒。特级初榨橄榄油中的多酚实际上可以防止橄榄油形成有害的石油类副产物。此外，当你用特级初榨橄榄油烹饪时，其中一些有益的抗脂肪多酚会从油中转移到食物里。[32] 用特级初榨橄榄油烹饪可以使健康食物更健康。

苹果醋

很多人没有意识到超市中间过道区域有多少种醋。除了苹果醋、白醋、红酒醋、白葡萄酒醋、雪利酒醋、香醋和米酒醋，你可能还会发现意大利香醋和麦芽醋。蒸馏白醋可以用于清洁（有时与清洁产品一起摆放），因为醋酸（醋的化学名称）有利于分解污垢和浮渣。醋对你的肠道也有类似的作用。由于它的酸度，醋具有抗菌的特性。[33]

醋的历史可以追溯到5 000年前的巴比伦时期，当时它是一种发酵产物，可以烹饪和药用。中国早在3 000多年前就有制作醋的记载。"醋"这个名字来源于法语 vin aigre，意思是"酸的酒"。当红酒或米酒变酸时，液体中生长的细菌就会产生醋。醋主要由水和4% ～ 8%的醋酸组成，醋酸是一种由细菌发酵产生的天然酸，用于酸洗。水果醋通常由苹果、覆盆子、楒椑、柿子、猕猴桃和葡萄干制成。虽然所有这些水果的果肉都含有抗脂肪的生物活性物质，但它们制成的醋中这些物质所剩不多。

来自中国江苏省的镇江香醋是由糯米和粳米制成的，经过陈酿，直到它变成墨黑的颜色，成为一种带有烟熏味和麦芽味的醋。意大利最受欢迎的醋是摩德纳香醋。这是一种浓缩的葡萄汁，原料是特雷比奥罗葡萄的甜汁，要经过长达 25 年的陈酿制成。在英国，麦芽醋（英国酒吧里使用的一种温和的醋，作为传统的炸鱼薯条的佐料）是使大麦发芽并对其进行干燥处理，然后将麦芽糖发酵制成的。

在医学上，醋中的醋酸可以提高胰岛素敏感性，降低血糖。[34] 在实验室中，醋酸通过抑制与脂肪生成相关的几个基因来阻止脂滴在脂肪组织中的积累，并降低了患有糖尿病的肥胖老鼠的体重。[35] 正是醋中的醋酸促进了新陈代谢健康。

在一项关于醋和减肥的临床研究中，来自日本爱知县味滋康集团的研究人员招募了 155 名 25 岁至 60 岁的受试者，这些人按照日本的标准属于肥胖人群，但其他方面都很健康。[36] 在日本，身体质量指数（BMI）在 25 以上即被视作肥胖，而在美国，对肥胖的定义是 BMI 在 30 以上。研究人员连续 12 周每天向受试者提供 1 汤匙（"低剂量"）或 2 汤匙（"高剂量"）混合着苹果醋的水基饮料。第三组受试者喝的则是不含醋的安慰剂饮料。受试者早餐后喝一半饮料，晚餐后喝另一半。与此同时，每个人都维持着平常的饮食。

4 周后，饮用醋的受试者体重开始下降，这种趋势一直持续到了第 12 周。高剂量醋的饮用者比低剂量的饮用者减掉了更多的体重（分别为 4.2 磅和 2.7 磅）和脂肪量。所有饮用醋的人都比饮用安慰剂的人减少了更多体重。高剂量饮用者的腰围平均减少了 0.75 英寸，低剂量饮用者腰围平均减少了 0.5 英寸。而安慰剂组受试者的体重和腰围在研究期间都有所增加。

与安慰剂组相比，饮用醋的人内脏和皮下脂肪都有所减少。高剂量醋的饮用者的甘油三酯降低了17%，总胆固醇降低了6%，收缩压降低了将近5毫米汞柱。这些变化都发生在适度食用醋的情况下，令人惊讶但非常实用。

另一项涉及苹果醋的减肥研究是由伊朗的沙希德·贝赫什提医科大学进行的。研究人员招募了39名27岁至40岁的受试者，他们都超重但不肥胖。受试者每天摄入2汤匙苹果醋，同时进行为期12周的热量限制饮食。他们在午餐吃沙拉时会加入一汤匙醋，晚餐时再食用一汤匙。对照组采取了同样的热量限制饮食，但不加醋。由于热量限制，参与实验的每个人都减轻了体重，但喝醋的减掉了8.8磅，比不喝醋的人多42%。同时，饮用醋的人臀围也减少了2.3英寸，比对照组多了74%。通过测量受试者的腰围和臀围来反映内脏脂肪的含量，研究人员得出结论，苹果醋能使男性内脏脂肪减少44%，女性内脏脂肪减少33%。相比之下，尽管采取了热量限制饮食，没有饮用醋的对照组男性内脏脂肪增加了44%，女性内脏脂肪增加了33%。

储备醋很方便，因为它可以自我保存并且长期保存。醋不需要冷藏。然而，最好将醋存放在阴暗的地方，避免光线和热源。每次使用后请确保瓶子密封良好。如果瓶内进入过多的空气，醋里可能会生成一块"醋蛾子"，这是由空气中的醋酸菌（醋酸杆菌）发酵形成的一块外表怪异的凝胶状圆盘。要去除醋蛾子，可以用过滤网或粗棉布将醋过滤，然后将其重新装入干净的玻璃容器中。小提示：如果你和我一样不喜欢纯醋的味道，可以将其添加到饮料中，如番茄汁、菠萝汁甚至康普茶等，醋的酸味会与饮料融为一体。

发酵豆酱

漫步在任何一家亚洲杂货店的中间过道，你都会找到多种发酵豆酱，你也可以在网上订购它们。这些美味的酱料能带来浓厚的鲜味，可用作浓缩的基本配料或调味料，极大地提升蔬菜、海鲜或禽肉菜肴的风味。发酵豆酱在中国被称为豆瓣酱，由发酵的蚕豆和辣椒制成。豆瓣酱来自四川省，是很辣的食物。在韩国，有一种豆酱名为大酱，用发酵的大豆制成，但大酱并不辣。当加入红辣椒和糯米粉时，它被称为苦椒酱，味道像是略带甜味的味噌和是拉差辣椒酱的混合。

发酵大豆比新鲜大豆含有更高水平的生物活性成分染料木素和大豆黄酮。这些生物活性物质可以抑制脂肪细胞，并激活身体的健康防御系统。辣豆酱中的辣椒含有辣椒素和辣椒素酯类物质，这让它能够有力地对抗脂肪。由于它们是发酵产品，豆瓣酱、大酱和辣椒酱也属于益生菌食品，其中含有有益菌种，有助于维护肠道健康，并减轻肠道炎症。[37] 实验室研究表明，苦椒酱可以增加 Akk 菌，这种细菌有助于形成苗条的身材、健康的新陈代谢和更好的抗癌免疫。[38]

苦椒酱可以对抗有害的身体脂肪吗？韩国全北国立大学的研究人员对53 名 19 岁至 65 岁、体重处于正常上限但没有超重的健康男女进行了研究。[39] 一半的研究对象每天需要服用苦椒酱胶囊，相当于吃 2.5 勺的苦椒酱（这是韩国人通常每天食用的量），作为补充剂连续服用 12 周。另一半的人则服用含有相同热量的植物粉的安慰剂胶囊。两组人都被要求保持正常的饮食和生活方式，并接受身体测量和血液检查。研究开始和结束时，研究人员对受试者进行了 CT 扫描以测量他们的身体脂肪含量。

经过 12 周，食用苦椒酱的人平均减少了 6% 的内脏脂肪。相比之下，服用安慰剂者的内脏脂肪几乎没有减少。食用苦椒酱的人的血脂指标也有所改善，其甘油三酯水平下降了 18%。而安慰剂组的甘油三酯水平增加了 13%。

市面上有很多不同口味的发酵豆酱，每种豆酱使用的香料和辣度都略有不同。要想找到符合自己口味的豆酱，就要多尝试，直到找到合适的。

任何一道菜都只需要少量的苦椒酱，所以一旦打开罐子，就要把它密封放入冰箱储存——这样可以保存数月时间。

泡菜

泡菜是一种有着 2 000 年历史的韩国腌制食品，其原料都含有抗脂肪成分：大白菜、白萝卜、洋葱和胡萝卜，尤其需要大量的大蒜！虽然辣椒直到 17 世纪才由葡萄牙探险家从南美和中美洲引入亚洲，但在现代泡菜中也有所添加。市场上有许多品牌的工厂生产泡菜，它也成了普通杂货店中常见的商品。[1] 哪种泡菜最好取决于个人口味偏好，因为不同泡菜的盐、大蒜和辣椒含量不同，酸度也有差异。

泡菜对健康的益处源自多个特质。大白菜、切碎的萝卜和发酵鳀鱼中的纤维使泡菜成为一种益生元和益生菌食物。辣椒含有能够燃烧脂肪的辣椒素和辣椒素酯类物质，可以激活 TRPV1 受体，向大脑发送信号，触发产热作用。大蒜含有抗脂肪的大蒜素。泡菜甚至曾被研究能否作为一种抗肥胖干预措施。经过实验，人们发现食用泡菜的小鼠体重较轻，脂肪炎症较轻，血液胆固醇也较低。40

泡菜的益生菌特性非常重要。它含有乳酸菌和许多其他益生菌种类，尤其是发酵过的泡菜中含量更多。研究人员分析了泡菜制备过程中产生的细菌数量，他们发现发酵泡菜中的细菌含量是新鲜泡菜的 3 000 多倍（前者是每毫升 43 亿，后者是每毫升 140 万）。

在泡菜中发现的另一种细菌——沙克乳酸杆菌，被发现具有抗肥胖的特性。韩国首尔大学医学院的研究人员进行了一项临床研究，研究对象为

---

[1] 当然，你也可以用基本的食材自己做泡菜。

114 名 20 岁至 65 岁的超重成年人。[41] 受试者被分为两组，以每天 2 次的频率分别服用从泡菜中分离出的 50 亿单位纯沙克乳酸杆菌或安慰剂胶囊。在为期 12 周的研究期间，研究协调员鼓励所有参与者采取健康饮食，同时每周进行至少 3 次 30 分钟的运动。研究结束时，那些摄入沙克乳酸杆菌的人体重减少了半磅以上，腰围也略有减小；相比之下，安慰剂组的体重增加了 1.1 磅。当测量脂肪含量时，摄入沙克乳酸杆菌的人的脂肪减少了将近半磅，这意味着他们减掉的重量主要来自脂肪，而安慰剂组的脂肪增加了 1.3 磅。

泡菜也可以在新鲜制作后食用。韩国亚洲大学医学院的研究人员进行了一项研究，旨在比较新鲜泡菜和发酵泡菜在减肥效果上是否有差异。[42] 他们招募了 22 名平均年龄为 38 岁的超重或肥胖成年人。研究人员从同一工厂获取了刚做好一天的新鲜泡菜和制作了 10 天的发酵泡菜。其中一半的受试者连续 4 周食用发酵泡菜，然后休息 2 周，其间不吃泡菜，接下来的 4 周食用新鲜泡菜。另一半受试者则相反：首先食用新鲜泡菜，然后休息 2 周不吃泡菜，之后开始食用发酵泡菜。受试者每天摄入的剂量为 2 杯发酵或新鲜泡菜。研究期间的所有餐食由临床营养师提供。

研究结束时，结果显示发酵泡菜在整体上提供了更多益处。食用发酵泡菜减少的体脂率是新鲜泡菜的 2 倍。发酵泡菜在改善代谢方面也有更好的表现。空腹血糖和空腹胰岛素是代谢健康的指标，食用发酵泡菜后，这两个指标分别下降了 6% 和 26%。研究人员还发现，在食用发酵泡菜 4 周后，受试者的血压下降了 4 毫米汞柱以上。相比之下，食用新鲜泡菜的受试者血压没有明显变化。此外，食用发酵泡菜后，受试者的总胆固醇降低了 5%，血液中的瘦素水平下降了 23%，炎症标志物水平也有所下降。所有这些与食用发酵泡菜相关的变化都反映了新陈代谢的改善。然而，就减重效果而言，新鲜泡菜实际上表现更好！它使受试者减轻了 3.3 磅的体重，比食用发酵泡菜者减轻的 2.65 磅多 25%。

准备购买泡菜了吗？从商店购买的未开封罐装泡菜，请保存在阴凉干燥的地方。打开食用后，请确保将盖子拧紧，并将罐子放入冰箱储存。在室温下，已打开的泡菜可能只能保存1周。但在冰箱里，它可以保存3～6个月。请注意，即使在冰箱里，细菌的发酵仍会继续进行。这是我从亲身经历中学到的注意事项：重新打开泡菜罐子时，请在水槽上进行操作，因为发酵气体的积聚会让液体从罐子中喷出。

酸豆（刺山柑蕾）

你可以在泡菜附近的瓶子里找到这些圆形的绿色宝贝，它们被装在装有盐水和醋的罐子里。而干腌的酸豆则会和大颗粒的海盐一起包装。酸豆是一种野生灌木的小花蕾，通过手工采摘，原产于地中海干燥、多石、阳光充足的地区。作为食材，酸豆能为任何菜肴增添风味。数千年来，酸豆一直被用于烹饪和促进人体健康。公元1世纪的罗马烹饪书《阿皮基乌斯》中就提及了酸豆，古希腊和罗马的其他著作中也有对酸豆改善消化健康能力的描述。

如今，酸豆的产地主要集中在西西里岛的潘泰莱里亚岛、希腊的圣托里尼岛，以及土耳其、摩洛哥和伊比利亚半岛等地。酸豆的味道强烈，有刺激性、辛辣，并带有柠檬味。在意大利南部和希腊的食谱中，人们使用酸豆来调制意面、沙拉和各种酱料，以增强已经十分美味的菜肴的味道。

酸豆含有非常丰富的生物活性物质——槲皮素，其含量是洋葱的66倍。[1]回想一下第四章提到的，槲皮素可以降低体重，产生有益的棕色脂肪细胞并通过产热作用燃烧有害的白色脂肪，并降低脂肪组织内的炎症水平。酸豆还含有其他能激活健康防御的生物活性物质，如芦丁和萝卜硫

---

[1] 数据出自《美国农业部特定食物黄酮含量数据库》，S. 巴格瓦特和 D.B. 海托维茨，美国农业部，农业研究局报告 3.2（2015年）：1–173 页。

素，这些物质都具有抗肥胖的特性。[1]

　　干腌的酸豆比装在液体中的酸豆味道更浓郁，口感更脆。如果你使用的是泡在液体中的酸豆，就需要充分冲洗它们，以品尝到尽可能多的酸豆味，而不是盐或醋的味道。你可以将整颗酸豆放在沙拉里，或用作烹饪鱼肉或禽类的装饰。此外，你还可以将酸豆切碎并加入莎莎酱、橄榄酱或烹饪的菜肴或酱汁中。

罐头

浓缩番茄膏和番茄罐头

　　忽略一排排罐装的预制意大利面酱，找到罐装的番茄产品（去皮的整颗番茄、做成泥或压碎的番茄罐头等）和浓缩番茄膏。在我的食品储藏室里，我总是备有这两种产品。作为一种传统，意大利和希腊的农民们会制作番茄膏以便在冬天能吃到番茄。但是，我全年都喜欢食用番茄膏。番茄膏是一种超浓缩的番茄制品，是将新鲜番茄中的水分煮沸蒸发制成的。如果你喜欢番茄，你会更加喜欢浓缩番茄膏，因为它增强了番茄的鲜味。

　　在第六章中我提到过，番茄中含有大量生物活性物质——番茄红素，这是番茄具有抗脂肪特性的原因。临床研究表明，食用番茄可以降低体重、

[1] Y. 桥爪，M. 坦迪亚，"单葡糖基芦丁对腹部内脏脂肪的减少影响：随机、安慰剂对照、双盲、平行组"，《食品科学杂志》85 卷，第 10 期（2020 年）：3577-3589 页；M. 八木，Y. 中遠等，"苯乙基异硫氰酸酯激活瘦素信号并降低食物摄入量"，《公共科学图书馆》13 卷，第 11 期（2018 年）：1-19 页；Y.Liu，X.Fu 等，"萝卜硫素通过白色脂肪棕色化对高脂饮食诱导的肥胖小鼠的保护作用"，《药理学前沿》12 期（2021 年）：1-13 页。

减少胆固醇和甘油三酯，并降低炎症反应。番茄被制作成浓缩番茄膏需要经过烹饪，这会让天然的反式番茄红素转变为更易于被肠道吸收并进入血液的顺式番茄红素。[43] 整颗罐装的番茄或番茄泥也是番茄红素的优质来源。加利福尼亚州立大学对番茄制品中的番茄红素含量进行了比较研究，结果显示，番茄膏的番茄红素含量是番茄泥的 3 倍，是商业番茄汁的两倍。[44]因此，如果你想获取番茄红素，就选择浓缩番茄膏吧！

我喜欢使用装在管状容器中的番茄膏，这样在烹饪时使用非常方便。而且在开封后，管状容器比开罐的番茄膏有更长的保质期。你只需像挤牙膏一样挤出所需的量，然后盖紧盖子，存放在冰箱中。如果管状容器密封得好，番茄膏可以保存几个月时间。

购买番茄膏或番茄泥时，关键是确保容器没有损坏。空气会使产品变质，罐头中的任何泄漏都可能导致细菌滋生。虽然你可以在中间过道购买现成的番茄酱，但当我没有新鲜番茄时，我更喜欢用番茄罐头制作自己的酱料。这样，我可以控制调味料，并了解所有成分的来源。我建议你也这样做。虽然所有番茄制品都含有番茄红素，但我会选择用圣玛扎诺番茄这一品种制成的产品，它们的番茄红素含量尤其高。

香料

肉桂

在中间过道的香料区，你可以找到许多具有强烈风味和强效生物活性物质的产品。其中一种广为人知的香料是肉桂，它来自一种树的树皮，起源于现今的斯里兰卡(古称锡兰)。中国人使用肉桂已有 4 000 多年的历史,而东亚的探险家通过丝绸之路将肉桂带到了欧洲。从那时起,这种香料就成了印度、罗马、北非和中东烹饪文化以及传统疗法中的一部分。

在市场上,肉桂可以以香料粉末的形式出售,也可以像成捆的卷曲树皮一样,以肉桂棒的形式出售。这种备受欢迎的香料为食物赋予了复杂而辛辣的风味,同时带有甜味和柑橘味。肉桂可用于炖菜、腌菜、烘烤和浸泡料理,也可以撒在食物上或用来调制饮料。

肉桂含有超过 20 种能对新陈代谢产生影响的生物活性物质。[45] 肉桂提取物可以使白色脂肪细胞转化为棕色脂肪细胞,并增加细胞内解偶联蛋白(UPC1)的含量,从而触发燃烧脂肪的产热过程。[46] 肉桂中含有一种生物活性物质,名为肉桂醛。它能激活 TRPV1 受体,促使大脑释放儿茶酚胺,这与食用辣椒时激活的是同一种应激激素。正如之前提到的,这会在棕色脂肪细胞中引发一系列反应,最终引发产热作用。肉桂的另一种生物活性物质——丁香酚,可以增加肠道健康细菌的数量,有助于对抗肥胖。[47] 在实验室中,肉桂提取物可以降低实验小鼠的血脂,并抑制其体重增加。[48]

印度 Fortis-C-DOC 糖尿病、代谢疾病和内分泌学卓越中心进行了一项关于肉桂的人体研究。[49] 研究人员招募了 129 名平均年龄为 45 岁的受试者,他们都属于肥胖人群且患有代谢综合征。其中一半的受试者每天摄入相当于 1/2 茶匙(3 克)的肉桂,肉桂以胶囊的形式提供,类似于补充剂,以便吞咽和精确计算剂量。另一半受试者则服用一种安慰剂胶囊,胶囊里含有烤过的肉桂口味小麦粉,但没有实际的肉桂成分。

在开始服用胶囊前的 4 周时间里,所有受试者需要保持符合《亚裔印度人膳食指南》要求的健康饮食。[50] 此外,他们还被指导进行每天 45 分钟的快走作为体育锻炼。在服用肉桂或安慰剂的 16 周期间,受试者继续保持健康饮食和锻炼计划，并在研究开始和结束时接受了身体测量和血液检查。

结果显示，食用肉桂的受试者减掉了7.7磅体重，是安慰剂组的近10倍（安慰剂组减掉了0.8磅）。另外，食用肉桂的受试者腰围缩小了2.2英寸，是安慰剂组的7倍。他们的空腹血糖和糖化血红蛋白水平也得到了改善，降低了10%。并且，食用肉桂的人的收缩压降低了13毫米汞柱，比安慰剂组多出一倍。

总体而言，肉桂减少了受试者35%的代谢综合征问题，这个数字是安慰剂组的7倍。最后，没有发现任何肉桂对人体的副作用。

市场上主要有两种类型的肉桂：锡兰肉桂，也就是真正的肉桂，以及中国肉桂，其味道与肉桂完全相同，但并非来自肉桂树。这两种肉桂都能激活棕色脂肪。[51]中国肉桂含有少量香豆素，这是一种强效的血液稀释剂，在锡兰肉桂中仅以微量存在。因此，对那些正在出于治疗目的而服用血液稀释剂的人来说，这可能会是个问题。[52]明智的做法是检查标签，确定所购买的肉桂的确切类型。如果对血液稀释效果有任何担忧，就应咨询医生的意见。如果有疑虑，那就选择锡兰肉桂吧，它是真正的肉桂。

姜黄

在香料的区域，你还会找到姜黄。这种橙黄色的香料是从一种原产于印度和东南亚、与姜有亲缘关系的开花植物的根茎中提取的。这意味着姜黄有一部分生长在地下，就像芥末植物一样。

姜黄具有多种用途。这种细腻的橙黄色粉末味道辛辣而芳香，常被用于和咖喱混合。姜黄有时也会作为天然食品色素出现在成分列表中。这种明亮的彩色粉末被用作纸张、木材、纺织品和服装（包括佛教僧侣鲜艳的金色长袍）的染料。就本书的话题而言，你需要知道的是，姜黄在阿育吠陀和传统中药中被当作备受推崇的香草，其历史可以追溯到 5 000 多年前。[53]

姜黄含有一种叫作姜黄素的强效生物活性物质。这种多酚可以通过增加去甲肾上腺素的分泌来激活棕色脂肪组织的产热作用。姜黄素还能阻止脂肪干细胞生成新的脂肪组织，[54] 并使有害的白色脂肪转化为有益的棕色脂肪。此外，姜黄素也是一种经过广泛研究证实的抗炎物质，其对肠道微生物组的有益影响还能进一步增强这种抗炎效果。[55]实验室研究表明，姜黄素能够保护老鼠不增加体重。[56]

为了观察这些代谢效应是否能够作用在人类身上，意大利热那亚大学的一支研究团队招募了 44 名 18 岁至 70 岁、超重且被诊断患有代谢综合征的受试者。[57] 这些受试者之前已经参与过为期 30 天的减重计划，但由于难以减重，他们被归类为减重的"无应答者"。尽管这些受试者遵循了热量限制饮食（每天比平时少 500 卡），每周进行 3 次时长 70 分钟的锻炼，并接受了咨询，但他们的体重降幅仍未达到初始体重的 2%。研究人员想要了解将姜黄素纳入他们的计划中是否能够改善这类群体的减重效果。

一半的无应答者每天 2 次服用姜黄素，相当于 1⅛ 汤匙新鲜姜黄中的含量。为了增强姜黄素的吸收，研究人员在他们服用的姜黄素中添加了胡椒碱，这是黑胡椒中的一种生物活性物质，添加的胡椒碱量相当于 1/3 茶匙黑胡椒中的含量。[58] 黑胡椒和姜黄是天然的香料组合。根据印度圣约翰医学院的临床研究，添加胡椒碱可以使血液中的姜黄素水平提高 2 000%。另一半无应答者群体摄入的则是安慰剂。在接下来的 30 天里，所有参与者都继续进行相同的减重计划，并在研究开始和结束时接受了身体测量和血液检查。

经过 30 天的实验，服用姜黄素和胡椒碱的无应答者群体减掉了 9 磅体重，是安慰剂组的 2 倍以上。同时，他们减掉的身体脂肪量是安慰剂组的 3 倍以上。研究人员估计，实际上，当姜黄素和胡椒碱的组合被加入热量限制饮食、锻炼和营养咨询时，它可以带来每 10 天减掉 2.2 磅体重的效果！

此外，服用姜黄素和胡椒碱的受试者腰围平均减小了 1.6 英寸，而安慰剂组则没有明显变化。这些结果与其他临床研究一致，表明姜黄素可以降低体重并缩小腰围。[59]

我建议你去当地的亚洲或印度食杂店购买姜黄。这些店的货物周转较快，所以你可能会找到更新鲜的批次。检验香料新鲜度的一个好方法是闻一闻。好的姜黄应该有一种辛辣而带麝香味的香气。将姜黄粉保存在避光、凉爽、干燥的地方，它可以储存数年，不过香气会随着时间的推移逐渐减弱。在市场的农产品区，你也可以找到新鲜的姜黄根茎。建议选择外表完好、坚硬的姜黄。与生姜类似，使用姜黄前要先去皮，然后将橙黄色的果肉切碎或切片。将新鲜的姜黄存放在密封容器中放入冰箱，可以保存数周时间。

干辣椒

我喜欢尝试各种不同类型的干辣椒，它们是地中海和亚洲美食文化中的经典配料。在香料区，你会找到红辣椒片，有时也叫红辣椒碎，当地的比萨店会将其放在桌子上，供客人随意撒在比萨上。红辣椒碎由多品种的辣椒制成，如阿纳海姆辣椒、塞拉诺辣椒和墨西哥辣椒。这些辣椒都含有辣椒素和辣椒素酯类物质，可以刺激体内产热过程，促进减重。

在超市里，你还可以找到袋装的干辣椒。在露天市场或专卖店里，摊贩们可能会把它们编成一束，挂在天花板上，以引人注目的方式展示。安乔辣椒、启波特雷辣椒和卡拉布里亚辣椒带有烟熏辣味，帕西拉辣椒具有巧克力的风味，而明红色的阿波辣椒则味道火辣。朝天椒是中国四川省常用于制作辛辣料理的特殊辣椒品种。这些辣椒都是辣椒素和辣椒素酯类物质的良好来源。

人需要多少辣椒香料才能减少脂肪？得克萨斯州玛丽哈丁贝勒大学的研究人员对 75 名 18 岁至 56 岁的超重健康成年人进行了研究。他们在一组受试者的饮食中添加了从干辣椒中提取的辣椒素酯类物质，另一组则添加了安慰剂。[60] 受试者每天摄入的辣椒素酯类物质剂量为 4 毫克，持续 12 周，相当于摄入 1/3 茶匙红辣椒粉，或不到一茶匙卡宴辣椒粉。所有受试者均保持正常饮食，但那些摄入辣椒的人反馈称饥饿感更少，其摄入的热量也较少。最终，食用辣椒的人减轻了 0.5 磅体重，而摄入安慰剂的人则增加了 2.3 磅。

⟲ 可可

黑巧克力／可可

也许你会对我在这里提到巧克力感到惊讶。毕竟，巧克力在通常意义上是一种甜点或者糖果，含有不健康的脂肪和添加糖，并且常常添加人工香料、人工色素和防腐剂。但是我想重点强调的是黑巧克力，因为它对心血管健康非常有益，你可以适量食用它来激活身体的健康防御机制。实验室和流行病学研究也表明黑巧克力具有抗肥胖的功效。

可可是一种植物性食物，含有强效的生物活性物质，包括原花青素、可可碱和番茄红素。即使是可可粉，也富含有助于滋养肠道微生物组的膳食纤维。[61]实验室研究还表明，纯正、无糖的黑巧克力具有益生元的功效，可以促进肠道微生物组中有益细菌的生长，从而改善新陈代谢。[62]在实验室中，可可黄烷醇可以减少脂肪组织的积累，并且能够增加UCP1的产生，这是棕色脂肪中触发产热过程的关键。[63]可可还能减少多余脂肪组织内的炎症。[64]此外，可可中的另一种活性物质——可可碱，能够预防小鼠的脂肪增加和体重上升。[65]

回想一下，高血压是代谢综合征的一个征兆。你的动脉通常具有弹性，以保持血液流动，但衰老和肥胖会使它们变得僵硬，干扰血液循环。黑巧克力能够刺激体内一氧化氮的产生，有助于扩张和修复僵硬的血管，改善血液流动。[66]

一项名为"欧洲青少年营养与健康生活方式横断面研究"的大型研究调查了来自9个欧洲国家的1 458名12岁至18岁的青少年。[67]研究人员比较了这些青少年的巧克力摄入量与他们的身高、体重、身体成分（通过皮褶测量和脂肪生物电阻抗测量），以及身体活动水平（通过他们的移动设备上的加速计测量）之间的关系。分析结果显示，那些巧克力摄入量最多（每天约42.6克，相当于一块标准巧克力棒）的青少年，即使调整了他们喝茶、喝咖啡和摄入其他抗脂肪食物等因素，其体脂总量和腹部脂肪量也明显较少，腰围也更小。

一项涉及13 626名居住在美国、年龄在45岁至50岁的成年人的研究也得到了相似的结果，这些人都参与了美国国家卫生与营养调查。来自英国安格利亚鲁斯金大学的研究人员分析了每天食用巧克力的习惯与身体成分以及肥胖之间的关系。研究发现，无论每天摄入的总热量是多少，食用巧克力的人的腰围总是较小，这表明他们腹部的内脏脂肪较少。在这项大规模流行病学研究中，研究人员还发现食用巧克力与较低的体重有关。

然而，请注意，其他临床研究表明，食用巧克力会导致体重增加。[68]这是因为人们很难控制自己食用的巧克力的类型。其中一些巧克力是高品质的纯正黑巧克力，但有很多巧克力是含有大量添加糖、乳化剂、防腐剂和填充剂的糖果，这些成分明显对新陈代谢不利。

如果你选择吃巧克力，一定要寻找质量最好、可可含量最高且不含精炼糖的黑巧克力，纯度越高越好（我推荐可可含量80%或更高的巧克力）。请记住，可可对抗脂肪组织的生物学益处可能会被其他增加脂肪的成分所抵消。不要狼吞虎咽地吃巧克力，要慢慢品味巧克力的美味。你还应该花时间闻一闻巧克力的香气。研究表明，吸入巧克力香气（可可含量85%）能够激活大脑中控制饱腹感的部分区域，[69]从而降低你的食欲。

树坚果

7 000多年前，坚果在中亚山区的核桃林中第一次被收获。许多种类的坚果沿着丝绸之路被交易，然后由商队传播到遥远的地方。如今，在超市中间过道的货架上通常有一个专门展示各种不同种类坚果的区域，包括核桃、杏仁、山核桃、夏威夷果、松子、开心果等，你可以在这个区域大批购买这些坚果。

坚果含有丰富的抗脂肪、促进健康的化合物，流行病学研究表明，食用树坚果有助于降低癌症、心血管疾病、糖尿病和肥胖风险。[70]这些益处的主要原因很可能是坚果纤维对微生物组的影响，它们能减少炎症，增强免疫，并提高新陈代谢效率。[71]

坚果是蛋白质的优质来源，它们富含能量和有益脂肪。核桃中的脂肪是一种有益的多不饱和脂肪酸，被称为 α - 亚麻酸，它会在你体内转化为 ω -3 脂肪酸。

核桃有助于减肥。澳大利亚伍伦贡大学[72] 的研究人员进行了一项为期 12 个月的临床研究，名为"生活方式干预健康追踪试验"。在这项实验中，核桃是饮食干预措施之一。[73] 该研究共招募了 175 名参与者，其中大部分为 40 岁出头的肥胖女性。参与者被分成 3 组，第一组由一名护士负责，仅提供基于澳大利亚健康饮食指南的一般性膳食建议，强调增加水果、蔬菜、全谷物、海鲜和瘦肉的摄入量，减少乳制品的摄入。[74] 第二组和第三组由营养师根据每个个体的每日能量目标提供高度个性化的建议。营养师还根据澳大利亚国家身体活动指南提供有关身体活动的建议。此外，后两组的受试者每 3 个月还会与专业的健康教练进行交流。唯一的区别是，第三组受试者每天会将 1/4 杯核桃仁（30 克，相当于 7 个完整的核桃）添加到他们的饮食中。该组还收到了如何以不同方式将核桃融入食物中以保持多样性和增加饮食乐趣的建议。研究人员在研究开始时、3 个月和 12 个月后分别对受试者进行了体重测量。

研究结果显示，所有接受膳食指导的人的体重都有所减轻。但引人注意的是，在三个月的时间点上，第三组食用核桃的受试者减掉了 5.4 磅体重，比仅仅接受个性化建议（第二组）的受试者减重多出 23%，比仅仅接受一般健康饮食建议（第一组）的受试者多出 54%。食用核桃的人倾向于吃更多的水果和蔬菜，相比其他两组，他们食用的含有大量盐、饱和脂肪或添加糖的"垃圾食品"更少。

要求人们全年坚持每天吃 7 个核桃是一项艰巨的任务。在最初的 3 个月里，健康追踪实验的受试者严格遵守要求，形成了上述的减重效果。但到了第 12 个月，第三组中只有 32% 的人仍然坚持食用核桃，因此他们的减重优势在一年结束时不再显现。

其他关于坚果和减重的研究也支持了健康追踪实验的结果。护士健康研究对 51 188 名女性进行了调查，研究了她们的坚果食用习惯与体重之间的关系。[75] 研究结果表明，相比很少食用坚果的女性，那些每周至少吃 2 次树坚果，每次摄入 1/4 杯（30 克左右）的女性的体重增幅减少了 75%。无论这些女性的体重是正常、超重还是肥胖，情况都是如此。食用坚果的人体重普遍较轻，并且在 8 年的时间内，他们患肥胖的可能性减少了 23%。

西班牙的一项研究也观察到了坚果对抗肥胖的作用。该研究涉及 8 865 名男性和女性受试者，他们参与了纳瓦拉大学发起的纳瓦拉大学追踪项目。[76] 这项研究始于 1999 年，一直延续至今，旨在探究地中海饮食中坚果摄入与体重增加之间的关系。研究人员向受试者发送了一份饮食调查问卷，跟踪记录了他们对核桃、杏仁、榛子和花生的摄入情况。此外，他们还记录了每个人的身体活动和体重情况。

研究结果显示，在 28 个月里，每周至少食用两次坚果（每次约 1/4 杯）的人，与很少或从不食用坚果的人相比，体重增加（超过 11 磅）的风险降低了 31%，肥胖风险降低了 50%。

购买坚果时，请确保你了解自己购买的产品。每次购买时，都需要阅读成分标签。在理想情况下，坚果不应含有任何可能损害新陈代谢或健康防御机制的人工添加剂。无论你是要将坚果当零食吃、用于烹饪，还是制作混合干果，都最好将它们储存在密封的容器中，放在避光、凉爽的地方。它们可以保存 6 个月左右。之后，坚果会因其含有的高量不饱和脂肪而变质。将坚果放在密封罐中存入冰箱，可以延长几个月的保质期，而冷冻坚果可使其可食用时间延长约一年。如果你购买商业包装的坚果，一定要注意标签上的过期日期。

有关坚果的最后一条提醒：你也可以在中间货架上的廉价零食中找到

它们。注意避开那些添加了糖、人工甜味剂和色素的坚果。

◐ 海鲜罐头

在下一章，我们将对新鲜海鲜区进行深入拜访，但是在中间过道的货架上，你会看到堆积如山的罐装即食海鲜。它们就像是放在众目睽睽下的宝贝。请忽略那些普通的金枪鱼罐头（我小时候以为它们是猫粮），把目光留给矩形的沙丁鱼、鲭鱼、鳗鱼、贻贝、鱿鱼和章鱼罐头。

如果你住在欧洲，你一眼就能辨认出它们是美味佳肴。这些经过精心挑选和巧妙罐装的海鲜产品来自西班牙、葡萄牙和法国南部，它们的标签上经常标注着 conservas（即"腌制"）。如果你身处其中任一国家，你会发现更多奇特的罐头产品，如海胆、鸟蛤、竹蛏、小鱿鱼和小鳗鱼等。这些产品在乡村市场、超市和专卖店都有售，现在甚至可以通过网上订购。即使你（还）不是一个海鲜爱好者，我仍然建议你仔细研究一下它们——这些罐头的包装通常十分精美，而且其中的食物有助于促进新陈代谢健康。

为了使这些产品能够长时间保存，海鲜首先被蒸熟，然后被包装在调味液体中（有时仅仅是盐水或特级初榨橄榄油）进行罐装。接下来，不同的配料会被添加进去，比如皮奎洛辣椒、大蒜、柠檬、月桂叶、酸豆或其他香草和香料，这些成分为食物带来了全新而复杂的风味。这绝对是品尝海鲜最简便和美味的方式之一，尤其是那些你会犹豫是否要买来新鲜产品亲自烹饪的海鲜，如鳗鱼、沙丁鱼等。

海鲜中的主要活性成分是 ω-3 多不饱和脂肪酸，我将在下一章中详细介绍。但简而言之，ω-3 具有抗脂肪作用，并能够激活身体的 5 个健康防御系统。它可以帮助抵御人们最担心的疾病。一项针对意大利不同地区的 7 142 名个体的研究表明，食用鱼罐头最多的人患结肠直肠癌的风险降低了 34%。[77] 巴塞罗那德尔马医学研究所的研究人员调查了人们血液中的 ω-3 水平，并发现经常食用油性鱼类的人 ω-3 水平更高，与那些 ω-3 水平较低的人相比，他们的寿命增加了近五年，相当于戒烟带来的好处。[78]

根据临床研究（我将在第八章中详细介绍），食用海鲜可以对抗脂肪，并改善新陈代谢。更妙的是，你并不需要大量食用海鲜即可获得这些好处。为了帮助你确定需要食用多少鱼罐头才能获得这些益处，我已经计算出新鲜鱼类中能够对抗脂肪的健康 ω-3 含量，并将其转化为你需要食用的相等量的海鲜罐头（见表 7.1）。[79] 这是一个惊人的数字：你只需要每次摄入 284 毫克的 ω-3，每周 3 次，持续 8 周。临床研究表明，食用这样的海鲜数量可以使体重减轻近 4 磅，腰围减少 1.3 英寸。

我吃海鲜罐头有两种简单的方法。如果是一顿简单的午餐，我会搭配一片新鲜的全麦面包和蔬菜一起吃，如西葫芦、菊苣、芹菜、胡萝卜或西兰花等。如果我心情好的话，我可能会把这些食材混合起来做一道沙拉。不要把罐头里的液体扔掉，它可以作为美味的蘸料或调料。

如果是一顿简单的晚餐，我可能会做一些全麦或墨鱼汁意面，混合海鲜罐头（沙丁鱼是我的最爱之一），加入一些酸豆，挤上柠檬汁，再撒上一些烤脆的面包屑。

亚洲市场有自己的包装海鲜产品。如果你想要尝试一些特别的食物，可以试试一种奇妙的软体动物——鲍鱼。无论是罐装鲍鱼还是干鲍鱼，都是美食家的最爱。在亚洲文化中，这种价格不菲的美食经常作为节庆时的礼物。将鲍鱼与干香菇和蚝油一起慢炖烹饪，味道非常鲜美。

到这里，我们在中间过道的健康寻宝之旅就结束了，这为我们在超市觅食的下一步——探索新鲜海鲜区奠定了基础。你可能早已爱上即将提到的那些食材，但根据我的推测，无论你喜欢与否，当你了解到科学发现的食用各种海鲜的益处时，都会感到惊讶。即使你认为自己不喜欢鱼类或贝类的味道，我也建议你保持开放的心态去尝试各种美味。其中许多海鲜都没有典型的"鱼腥味"，而且对你的新陈代谢有益。让我们一起往购物车里放入更多的健康食品吧！

表 7.1　食物剂量

食物	每日剂量
苹果（干）	3/4 杯
大麦（熟）	1 杯
酸豆	3.5 汤匙
鹰嘴豆（熟）	0.8 杯
干辣椒	1/3 至 1 汤匙
黑巧克力	标准大小（41 克）或更少
肉桂	1/2 汤匙
特级初榨橄榄油	2 汤匙
苦椒酱	2.5 汤匙
泡菜	2 杯

续表

食物	每日剂量
扁豆（熟）	3/4 杯
蘑菇：	
干平菇	1.5 杯
干牛肝菌	3 杯
干香菇	1 杯
海军豆（熟）	3/4 杯
豌豆（熟）	3/4 杯
梅干	6 颗
番茄膏	1 深汤匙
鱼罐头（一周三次）：	
鲲鱼	约 0.5 听或罐
沙丁鱼	0.2 罐（1 叉子的量）
三文鱼	1/4 听或罐
金枪鱼	1 罐
树坚果：	
杏仁	1/4 杯（23 颗杏仁）
腰果	1/4 杯（18 颗腰果）
夏威夷果	1/4 杯（12 颗夏威夷果）
开心果	1/4 杯（49 颗开心果）
核桃	1/4 杯（14 个核桃半仁）
姜黄	2⅔ 汤匙（加上 2/3 茶匙新鲜研磨的胡椒粉）
醋	2 汤匙

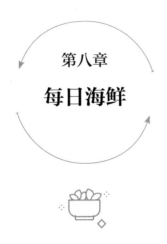

第八章

每日海鲜

是的，我知道，很多人对海鲜有着强烈的好恶，但不管你现在的看法如何，我都想请你了解一下鱼市。除了对健康有益之外，海鲜在地中海和亚洲美食中如此重要的另一个原因是，它真的可以很美味，因此你可能会收获惊喜。

海鲜之所以如此有益，主要是因为它富含 ω-3 脂肪酸。这些长链多不饱和脂肪酸存在于海鲜的肉、皮和卵中。具体而言，它们是二十碳五烯酸（EPA）和二十二碳六烯酸（DHA）。这两种生物活性物质是由浮游植物（微藻）产生的，而这些浮游植物被小鱼（如沙丁鱼和鳀鱼）和贝类等位于海洋食物链较低层级的生物所摄食。[1] 较小的鱼和贝类被较大的鱼捕食，而较大的鱼又成为更大的鱼类的猎物，依次类推。ω-3 脂肪酸在海洋食物链中不断积累，越大的鱼体内含量越高。

研究人员已经测量了各种海鲜中的 ω-3 脂肪酸含量，在本章中，我将告诉你每种海鲜的建议摄入量（剂量）。这些摄入量是通过测定每个物种中的实际 ω-3 脂肪酸含量分别计算出来的，其中的 ω-3 有效剂量与临床研究中想要达到对抗脂肪和改善新陈代谢效果所需食用的鳕鱼中的含量相同。我已经为你完成了所有的计算（这可不是一项简单的任务）。你只需选择喜欢的海鲜，查看相应的食物剂量，然后开始烹饪！

海鲜与身体脂肪

谈到对抗身体脂肪时，海鲜中的 ω-3 就像一把瑞士军刀：它具有多种生物功能。ω-3 脂肪酸能够促使有害的白色脂肪转化为有益的棕色脂肪。此外，它还能激活棕色脂肪细胞的产热作用，通过燃烧有害的白色脂肪来增加新陈代谢。[2]

研究人员发现了一种利用 ω-3 来对抗与过量脂肪相关的炎症的巧妙方式。[3] ω-3 被脂肪细胞吸收并代谢，产生蛋白质，这些蛋白质被释放到周围的脂肪组织中，就像细胞的消防员，能够减轻脂肪引起的炎症。[1] [4]

食用富含 ω-3 的鱼类也可以帮助减少身体脂肪。来自冰岛大学的研究人员对冰岛、爱尔兰和西班牙的 324 名年龄在 20 岁至 40 岁之间的超重或肥胖人士进行了研究。[5] 他们被分为 4 组，其中 3 组以每周 3 次的频率分别食用鳕鱼、三文鱼、鱼油胶囊（含 1 300 毫克 ω-3），还有一组不食用鱼类或鱼油，持续 8 周。研究人员让每个人都遵循含有大量特定营养成分的 30% 日常热量限制饮食。热量限制有助于确保受试者不暴饮暴食，并让这

---

[1] 最理想的情况是在身体的脂肪堆积变成一个大问题之前就加以解决。英国南安普敦大学的科学家与澳大利亚和捷克共和国的同事合作，共同研究了 50 名肥胖者体内的某种蛋白质（名为"特异性促炎症消退介质"或 SPM）的保护机制。他们发现，肥胖症患者体内现有的脂肪无法产生那么多的 SPM。这意味着肥胖者更难对抗脂肪炎症。和大多数与健康有关的事一样，预防和早期干预比发病后再干预更有效，而吃海鲜就能帮到你。

项减肥研究能在相同条件下进行。

在为期 8 周的试验结束后，与不吃鱼的人相比，食用鳕鱼和鱼油胶囊的人多减掉了 23% 的体重，女性共减掉了 10 磅。而食用三文鱼的人多减掉了 32% 的体重，相当于 15.4 磅。如果你是三文鱼爱好者并且想对抗体脂，那你可以尽情享受了！

但是这样的结果并不令人惊讶。在这项研究中真正让人大开眼界的是，鳕鱼也被证明对减肥有效。一般观点认为，为了获得 ω-3 的益处，你需要食用油性、脂肪含量高的鱼类。但是，鳕鱼并不被视为一种油性鱼类，其 ω-3 含量比三文鱼要低得多。研究中每个人食用的每份（5.3 盎司）鳕鱼中的 ω-3 多不饱和脂肪酸只有 284 毫克，而每份三文鱼中的 ω-3 则达到了 1 565 毫克。因此，鳕鱼被视为一种瘦鱼类，其 ω-3 含量约为三文鱼的 18%。

为了进一步探索鳕鱼的功效，同一所大学的研究人员进行了另一项研究，对象是冰岛雷克雅未克地区的 126 名年龄在 20 岁至 40 岁之间的超重或肥胖人士。[6] 每个人都遵循了相同的 30% 日常热量限制饮食以开启减重，并且不食用除研究人员提供的鳕鱼之外的其他海鲜。研究提出的问题是：加入鳕鱼是否会加速减重过程？

受试者被分为三组。第一组没有食用任何鱼类或海鲜。第二组每周 3 次食用鳕鱼，每次的分量为 5.3 盎司，体积略小于两张扑克牌。为了研究更频繁食用的效果，第三组被要求每周食用鳕鱼 5 次。每个人都接受了对备餐的具体指导（健康的烹饪方法，不要深油炸）。在为期 8 周的研究开始和结束时，研究人员对每个人进行了身体测量。

在研究结束时，意料之中地，所有参与者的体重都有所减轻。然而，每周食用 5 次鳕鱼的人比不吃鱼的人多减去了 3.8 磅（约 1.7 千克）。而且，他们的腰围也减少了 1.3 英寸（约 3.3 厘米）。令人惊讶的是，那些患有高血压（这是代谢综合征的主要征兆）的人的血压下降了。

这一数据打破了只有少数几种鱼类含有足够优化新陈代谢的鱼油的普遍观念。当然，油性鱼类如鳀鱼、沙丁鱼和三文鱼富含 ω-3 脂肪酸，但并非只有它们才是有益的海鲜。

这一发现意味着 ω-3 脂肪酸含量较低的海鲜对我们的健康也有好处，并为其他许多含有与鳕鱼水平相当的 ω-3 脂肪酸的非油性鱼类和海鲜敞开了大门。事实证明，许多 ω-3 脂肪酸含量较低的海鲜都出现在地中海和亚洲的烹饪中。贻贝和青口贝这样的贝类也含有 ω-3 脂肪酸，龙虾、虾、螃蟹、鱿鱼甚至章鱼也是如此。如果你是素食主义者，不用担心，因为海鲜中的所有 ω-3 脂肪酸都源于藻类，你也可以通过食用美味的海藻来摄入 ω-3 脂肪酸。海藻是在亚洲和欧洲的许多饮食文化中备受青睐的传统食物。

我需要指出一些关于这些冰岛研究的事实。第一，受试者减少了每日的热量摄入，这本身就会导致减重。他们没有增加食物摄入量，而是减少了。但是，将鱼作为唯一的干预措施可以增加减重的效果。第二，受试者使用了健康的方式烹饪鱼类。他们没有使用不健康的油烹调，更没有食用炸鱼。[7]（喜欢炸鱼薯条的人，抱歉！）请始终记住，烹饪方法很重要。烹饪方法可以将一种健康的食物变得有害健康，也可以增强其健康益处。烘烤、烧烤、煎、炒、蒸和炖都是健康的烹饪海鲜的方法。第三，研究对象保持了他们正常的活动水平，没有变成懒虫。为了消耗热量，你的确需要保持活动。

既然大门已经敞开，让我们马上深入探索其他可以对抗脂肪的海鲜吧。我想通过丰富多样的美味选择来引起你的兴趣，所以我将从一些受海鲜爱好者欢迎的、较为特别的食材开始，而将更常见的鱼类保留到最后。

⚙ 鱼子

如果你正在寻求独特的口味，一定要尝试一下某些海鲜的鱼子（鱼卵）。鱼子天然富含健康脂肪，因此只需少量的鱼子就可以获得大量的 ω-3 脂肪酸。[8]

鳕鱼卵

鳕鱼或其他白鱼的盐腌鱼卵可被用来制作一道美味的传统希腊开胃菜——希腊红鱼子泥沙拉。你可以在海鲜柜台找到这些鱼子，而有些商店可能有现成的希腊红鱼子泥沙拉供应。将鱼子与特级初榨橄榄油、柠檬汁和洋葱这三种抗脂肪食材混合搅拌成泥状，然后加入面包，再用更多的柠檬汁调味（也可加少许醋以增强抗脂肪效果），可以制成一道充满令人垂涎的鲜味和海洋风味的菜肴，而且对心脏健康有益。希腊红鱼子泥沙拉可以作为蔬菜或皮塔饼的蘸料，或者被当成酱料一样涂抹。请注意那些工厂制造的亮粉红色的希腊红鱼子泥沙拉。天然的鳕鱼卵是米色的，粉红色的鱼卵通常添加了人工食品色素。

鳕鱼卵中的 ω-3 脂肪酸含量略多于鳕鱼肉，因此只需食用 1.5 汤匙的鳕鱼卵，就可以获得跟在人类减重研究中起效的鳕鱼剂量相当的 ω-3——如果你像希腊人一样将希腊红鱼子泥沙拉作为开胃菜食用的话，只需要将其涂抹两口在皮塔饼上就可以做到。

三文鱼卵

作为一道来自日本的美味佳肴，三文鱼卵是一种赏心悦目且口感美妙的食物。这些红橙色的透明鱼子呈珍珠状，在口中会迸发出细腻、咸鲜、微甜的滋味。三文鱼卵通常被用于制作寿司，作为米饭或面条的配料，也可用来制作健康的慕斯。

一个鲜为人知的事实是，三文鱼卵的红色来自一种名为虾青素的海洋类胡萝卜素。这种生物活性物质可以减少脂肪组织内的炎症，并保护前脂肪细胞和健康脂肪细胞的正常功能。[9] 在实验室中，虾青素还具有益生元作用，对肠道健康有益。[10] 它还可以刺激血管生成防御系统，改善健康循环，并保护干细胞免受氧化应激的损害。[11]

只需食用一汤匙三文鱼卵，即可获得与鳕鱼研究所需的相同剂量的 ω-3。这就是一口三文鱼子寿司所用的三文鱼卵量。

海胆

如果你来自撒丁岛或西西里岛，你就会对海胆黄了如指掌。在那里，海胆黄被叫作 ricci；希腊将其叫作 achinós；而日本则称其为 uni。受精的海胆内壳上排列着的 5 块橙色海胆黄是非常珍贵的美味。当你品尝海胆黄时，它会在口中融化，释放出新鲜、清甜、略带热带风味和奶油味的香气，同时能够促进肾精形成。在地中海地区，人们会用勺子从活海胆的壳里取出海胆黄直接食用，或者将其生拌在意大利面或意大利烩饭中。另外，海胆黄也可以烤成一道焗菜，用作口感丰富的浇头，或者直接涂抹在吐司上食用。在日本，海胆黄会被制作成寿司；在中国街头，海胆黄则是一道可以生吃的街头小吃。

海胆黄不仅含有丰富的 ω-3 脂肪酸，还被发现对常见细菌具有抗菌活性。[12] 此外，研究人员还发现，海胆黄具有强大的抗氧化活性，这归功于生物活性物质虾青素的存在，正是这种物质赋予了海胆黄迷人的橙色，也就是和三文鱼卵一样的颜色。[13]

幸运的话，有时候你可以在海鲜市场上找到网球大小的活海胆。要从海胆黄里摄取与鳕鱼研究中相同含量的 $\omega-3$，你需要吃 2 只中等大小海胆的黄。每只海胆的壳内有 5 块海胆黄，所以总共是 10 块。更常见的情况是，你会看到这些海胆黄排列成橙色条状，预先装在木盒子里出售。在这种情况下，每次的摄入量是盒子里的 10 条海胆黄。

鱼子酱

作家伊恩·弗莱明在他 1953 年的小说《皇家赌场》中首次描绘了詹姆斯·邦德对鱼子酱的喜爱。然而，早在数千年前，古希腊人就已经记载了关于这些精致鲟鱼卵的信息。这个名字来自波斯语中的 khâvyâr，意为"卵子载体"。最初，鱼子酱是从野生鲟鱼中采集的，这是一种生活在里海和黑海的古老濒危鱼类。500 多年前，在拜占庭帝国时期，鱼子酱成了身份显赫的人和贵族们的食品。

目前仍然存在的鲟鱼品种有 28 种，但依照传统，只有三种鲟鱼——大白鲟、俄罗斯鲟和闪光鲟，被用来制作鱼子酱。这些鱼卵的颜色各异，从深绿和灰色到墨黑不等，口感带有奶油和坚果的味道，并且稍带咸味。

如今，鲟鱼养殖业已成为可持续的鱼子酱来源。人们开发了非致命性的鱼卵采集方法，包括对鱼进行剖宫产手术以取出卵子，然后让其康复并继续产卵。鱼卵会经过收获、清洗、盐腌，并被包装。

鱼子酱的价格高昂，因此我不建议将其作为获取健康 $\omega-3$ 脂肪酸的常规方式。然而，鱼子酱的确以美味闻名，且富含能够抵抗脂肪的健康脂肪酸。实验室研究表明，鱼子酱提取物可以刺激脂肪细胞释放脂联素，这是维持健康新陈代谢所必需的激素。

要达到与鳕鱼研究中相同剂量的 ω-3，你需要食用两汤匙鱼子酱，大约 35 克。按照当前的价格计算，这相当于 100 美元，因此这种获取 ω-3 脂肪酸的方式很奢侈，但也会是一种奢华的享受。

乌鱼子（腌金枪鱼卵）

这道地中海美味是我最喜欢的食物之一，它是用灰鲻鱼或金枪鱼的可食用卵袋所制，由渔民从他们一天的渔获中取出。将整个卵袋连同卵子一起腌制和晾干，会形成一块细长的橙色固体鱼子酱块。你可以在特色食品店、海鲜市场或购物网站找到这种食品。西西里岛和撒丁岛的乌鱼子通常被认为是品质最好的，但在法国、西班牙、希腊、埃及和突尼斯等地中海国家也能找到它。

乌鱼子味道浓烈且咸味明显。美食家们会像在意大利面或蔬菜上撒巴马干酪一样，把它磨成碎末，为菜肴增加咸味和鲜味。乌鱼子也可以直接被切片，当开胃菜食用。你甚至可以在网上找到作为给食物增加风味的调味品的乌鱼子粉末。

乌鱼子中确实含有 ω-3 脂肪酸，但其含量是三文鱼卵的 1/40，是鳕鱼卵的 1/20。从乌鱼子中难以摄取到足量的 ω-3，但是如果像你撒奶酪一样将其磨碎撒在沙拉或意大利面上，它还是可以为你的 ω-3 脂肪酸摄入做出微小贡献。

⟡ 带甲壳与螯的海鲜

美洲螯龙虾和欧洲龙虾

毫无疑问，龙虾是最尊贵的海鲜之一，它嫩滑的肉质带有甜味和轻微的咸味。龙虾价格昂贵，所以它通常是特殊场合的菜肴。你应该了解两种类型的龙虾：一种是美洲螯龙虾，来自大西洋；另一种名为欧洲龙虾，生活在从挪威到地中海一带的海域。

美洲螯龙虾和欧洲龙虾都具有坚硬的外骨骼、巨大的钳子和 8 条用于行走的腿，就像坦克的装甲一样坚固，它们生活在海洋底部的岩石下面。龙虾可以活很长时间，体重可以长到 40 磅以上（每增加一磅相当于年龄增长 7 岁）。在海鲜市场上，你能找到的龙虾通常重量在 1～3 磅之间，有些放在冰上，有些活龙虾则养在水箱里。龙虾宝贵的肉主要集中在爪子和尾巴。然而，超过 2 磅的大龙虾在腿部也有很多肉，值得你努力用龙虾叉挖出来。

在中国，龙虾通常会被切成段，然后在高温锅里翻炒，配以姜、葱和酱油。日本的做法则是将龙虾对半切开，腌制后炙烤。美国和欧洲的传统做法是将龙虾煮熟或蒸熟，以保留其最原始的形态，然后搭配醋（健康且抗脂肪）或黄油（美味，但不太健康）食用。更精致的做法是将龙虾煮至半熟，从壳中取出肉，与浓郁的酱汁混合。龙虾壳可以与香料一起煮，熬成浓郁的龙虾汤。这些龙虾壳中富含虾青素，即一种具有抗炎、抗氧化和促进新陈代谢作用的生物活性物质。虾青素也存在于三文鱼卵和海胆中。

龙虾煮熟后呈现的红色是虾青素所致。活龙虾的壳是深色的，这种颜色是由一种名为甲壳蓝蛋白的物质决定的，它是一群色素分子的聚合体，当它们聚集在一起时，会呈现蓝绿色和棕色的色调。在高温环境下（如用沸水、蒸汽、热油等烹饪时），甲壳蓝蛋白分子会分解，释放出色素，其中包括红色的虾青素。这就是为什么龙虾在烹饪过程中会变成鲜艳的红橙色。如果用龙虾壳煮龙虾高汤和浓汤，在虾青素的作用下，汤汁也会呈现出类似的红色。

除了肉和壳外，龙虾还含有另外两种美味的成分，但我只推荐其中一种。龙虾肝是存在于龙虾主体（胸部）中的一种暗绿色物质，是龙虾的消化系统的一部分，相当于鸟类和哺乳动物的肝脏和胰腺，但合并成了一个器官。在煮熟后，它会变成浅绿色。它具有浓郁的、奶油般的甜美龙虾风味，类似于鸡肝或鸭肝酱（因为它们都是肝脏）。虽然美食家们喜欢它的味道，但它确实存在严重的健康问题：由于海洋中的毒素，龙虾肝可能含有高水平的多氯联苯等致癌物质，以及其他有毒化学物质。[14] 即使你喜欢它的味道（我也喜欢），我也不建议食用龙虾肝。

龙虾中另一种特别的成分是雌性龙虾的龙虾卵。生龙虾卵是墨黑色的，但煮熟后会变成鲜艳的红色，就像龙虾壳一样。龙虾卵富含虾青素，这让它具有食用价值。[15] 厨师们会用龙虾卵制作味道丰富、带有龙虾风味的酱汁。如果你购买了一只雌性龙虾来烹饪，当你打开它的壳时，可能会惊喜地发现一些龙虾卵。

大西洋和欧洲龙虾的肉中都含有 ω–3 脂肪酸。韦尔斯利学院的研究人员表明，这些脂肪通过让龙虾的神经再生来对其健康发挥作用。[16] 要从龙虾中获得对抑制脂肪有效的剂量的 ω–3 脂肪酸，你需要食用 1 只大龙虾或 3 只较小的（约 1 磅重）龙虾的肉。

刺龙虾

刺龙虾看起来像是长满刺的、没有钳子的龙虾，但实际上它并非真正的龙虾。刺龙虾是一个独立的属，拥有 60 多个不同的品种。刺龙虾也被称为岩龙虾，主要生活在加勒比海、地中海以及澳大利亚和南非的温暖水域中，是一种美味的食物。它们通常被潜水员或捕捉器捕捉，并被送往市场。虽然刺龙虾生活在浅水岩洞中，但在冬季，它们会以首尾相连的方式进行大规模迁徙，像士兵一样，大约 50 只排成一列，前往更温暖的水域。与真正的龙虾在未烹饪时呈现绿黑色不同，刺龙虾在自然状态下呈现红棕色。除了颜色与真正的龙虾有所区别外，刺龙虾的外观也有其特征：它们的壳上有独特的、向前倾斜的棘刺，起到保护作用，并且有两只巨大的触角。[1]

刺龙虾最美味的部分是它的尾部，尾部肉约占刺龙虾体重的 1/3。这个部位的肉肉质紧实，味道甜美，可以通过烤、煎、蒸或煮的方式进行烹饪。刺龙虾尾部常以冷冻形式销售，我建议你选择真空包装的产品以保持其新鲜度。若你能买到活的刺龙虾，还可以品尝到可食用的腿肉。和真正的龙虾一样，刺龙虾也有龙虾肝，它具有浓郁的风味，但因为可能含有重金属，最好避免食用。[17] 小贴士：在处理活的刺龙虾时，可以抓住它们坚固的触角来避免被壳上的刺刺伤皮肤。

刺龙虾虾尾肉富含大量 ω-3，只需食用略多于半个普通刺龙虾尾部的肉即可获得与鳕鱼研究中剂量相当的 ω-3，这意味着它非常适合多人一起用餐的场合。

挪威海螯虾

挪威海螯虾，又称都柏林海湾对虾，是一种体长仅约 10 英寸的小龙虾，是欧洲主要的可食用甲壳动物之一。它的另一个名字——挪威龙虾——更为准确，因为它既不是海水虾也不是淡水虾。挪威海螯虾长着大

---

[1] 当受到捕食者的威胁时，为了击退敌人，刺龙虾会用触角底部摩擦一个像锉刀一样的器官，发出刺耳的声音。这种声音在水下能够传到两英里外。

而独特的黑眼睛，形状类似腰豆，因此拉丁属名为 *Nephrops*（意为"肾脏"）。活着的挪威海螯虾身体呈现鲜艳的橙色和粉红色。尽管它们有螯，但螯内的肉并不多，尾部的肉才是宝贵的部分。因此，当你在餐厅的菜单上看到真正的 scampi（挪威海螯虾尾）时，这道菜按理应该使用挪威海螯虾，而不是普通的虾。

如果你足够幸运，住的地方附近就有一个大型海鲜市场，那你可能会找到活的挪威海螯虾，但它们在捕捞后很难保持存活。水煮或者炙烤是烹饪整只挪威海螯虾最简单的方法。商业捕捞者会收获挪威海螯虾尾肉，并迅速进行冷冻。挪威海螯虾的口感极佳，味道温和而甜美，非常适合烹饪。

要获得足量的 ω-3 脂肪酸，你需要吃 6 只挪威海螯虾，刚好是一份晚餐的量。在吃整只挪威海螯虾时，不要忘记吸一吸头部。挪威海螯虾头中含有健康脂肪，其中 23% 为 ω-3 脂肪酸。[18]

帝王蟹

帝王蟹是地球上最大的可食用蟹类，它是一种庞大的八足生物，生活在阿拉斯加和俄罗斯之间的白令海的冰冷海底。帝王蟹外观颜色丰富，从红色到金色、蓝色和棕色不等，一般重达 10 磅，据报道，目前已知最大的帝王蟹重达 24 磅。帝王蟹的身体像一个圆形的装甲车，长满了刺。它们的腿展开可以达到 6 英尺宽。有潜水员曾目睹成群帝王蟹在海底行走，从浅水区迁徙至深水觅食区的情景，说那个景象可是令人毛骨悚然又啧啧惊叹。

帝王蟹肉是一道美味佳肴，质地细腻而甜美，略带一点咸味。虽然有些中餐馆供应新鲜的阿拉斯加帝王蟹，食客可以从占据一面墙的水箱中挑选活的帝王蟹，但它们通常以煮熟的蟹腿或者冷冻的形式出售——不过它们也同样美味。不论是活的还是冷冻的帝王蟹，都可清蒸、用葱姜炒或用椒盐和胡椒烹饪。

要获得与鳕鱼中相同有效剂量的 ω-3 脂肪酸，你只需食用阿拉斯加帝王蟹的半个腿节。小贴士：若想获取最优质的帝王蟹肉，你可以向鱼贩索要被称为 merus（帝王蟹腿中最长的一节）的部分。这是蟹腿上肉最多的地方，相当于蟹的里脊肉。

蓝蟹

蓝蟹，又名马里兰蟹或切萨皮克蟹，其钳子呈蓝色，身体呈绿色，腹部呈白色。硬壳蓝蟹通常被捕蟹笼捕捉，并以活蟹形式在海鲜市场销售。部分商业捕捞到的蓝蟹会先被蒸熟，然后在工厂由工人手工取出蟹肉，进行包装销售。

在夏季初期，蓝蟹会作为"软壳蟹"被收获。此时它们刚刚蜕掉硬壳，只要离开水，它们正在形成的新壳就不会变硬，因此你可以食用包括壳在内的整只软壳蟹。在海鲜市场上，活软壳蟹会被放在冰上销售。购买时，你可以请鱼贩帮忙清理，去除蟹的嘴部、鳃和尾部的覆盖物。软壳蟹是我最喜欢的海鲜之一。与硬壳蟹不同，软壳蟹的整个身体都饱满多汁，你可以尽情享受所有的蟹肉。

要获得与鳕鱼中相等量的 ω-3 脂肪酸，你需要食用 3 只蓝蟹。

石蟹

佛罗里达石蟹有着坚硬的褐色外壳和圆形的身体，这让它们看起来像一块石头，但真正让它出名的是它的钳子。每年秋季，在墨西哥湾和佛罗里达大西洋海岸的浅水中，有超过 200 万只石蟹被陷阱捕捉。渔民会测量它们钳子的大小——从尖端到第一个关节至少要有2⅞英寸（约7.3厘米）长——如果达到这个长度，石蟹的钳子会被扭断，石蟹则被放生回海水中，让它在一两年内再生出新的钳子。人们根据石蟹钳子的大小对其进行烹饪和销售。石蟹钳子的肉紧实而甜美。蟹类爱好者都知道，用锤子或核桃钳敲开坚硬的钳子就能品尝到这种美味。

石蟹钳子中含有丰富的ω-3脂肪酸。要获得与鳕鱼中相同的有效剂量，你只需要食用一个中等大小的钳子。一次解决，而且美味！

中国大闸蟹

中国大闸蟹，又被称为毛蟹，是中国的顶级美食之一。这些蟹一开始生长在淡水中，随着成熟会逐渐迁徙至咸水，最后在繁殖结束后又回到淡水。这种螃蟹和人的拳头差不多大小，有着深橄榄绿色的外壳。最有特色的是它的钳子，钳子上覆盖着棕色的绒毛，看起来就像是戴着毛手套。这种"绒毛"实际上由细小的刚毛（也称"刺毛"）组成，生物学家尚未破解其功能。

在上海周边，每年的10月到11月是一年一度的"大闸蟹季"，家人和朋友会聚集在一起品尝蟹肉。每个鱼市都有成堆的活蟹，蟹爪和蟹腿用麻绳整齐地捆在一起，装在板条箱里，甚至在自动贩卖机和地铁站都有售卖。几乎每家当地餐馆都会宣传他们的大闸蟹特别菜单。当我在大闸蟹季拜访住在常熟市的亲戚时，我被这种甲壳类动物所激发的节日能量所震惊。我必须说这种热情是有道理的——大闸蟹非常美味，肉质香甜可口。

按照传统食用方法，人们会将大闸蟹煮熟，然后用木槌敲开外壳，再将肉小心地挑出来，蘸上由醋和姜制成的美味酱汁。大闸蟹的肝胰腺富含ω-3脂肪酸。也许是因为它们一生中大部分时间都生活在淡水中，所以其肝胰腺比龙虾肝更安全。江苏大学的科学家通过分析得出结论，食用大闸蟹的肝胰腺不会对饮食健康造成危害。[19] 如果你想尝试，可以选择黄色的大闸蟹肝胰腺，因为它含有更多健康的脂肪。[20] 雌性大闸蟹因其富含脂肪和 ω-3 的蟹黄而备受推崇。

最珍贵的野生大闸蟹产自中国江苏省的阳澄湖。然而，大闸蟹也可以通过可持续的池塘养殖来满足每年节日的供应需求。大闸蟹原产于中国和韩国之间的黄海，但不知何故传播到了北美，包括哈德逊河和旧金山湾，以及欧洲的丹麦、德国、芬兰、瑞典和俄罗斯的水域。在亚洲以外的地区，这些蟹被视为入侵物种，因为它们会捕食当地的甲壳类动物并占据后者的领地。如果你想像我一样，在一个备受文化推崇的环境中享受这些美味佳肴，就需要前往亚洲。

大闸蟹的肉和蟹黄中含有丰富的 ω-3 脂肪酸。[21] 要想达到与鳕鱼中相同的有效剂量，你需要吃 2⅓ 只大闸蟹，这在大闸蟹季很容易就能实现。

虾

虾是世界上最受欢迎的海鲜之一，它有 10 条腿、多肉的尾巴和长长的触角。"虾"（shrimp）和另一个表示虾的词"对虾"（prawn）常常可以互换使用，但它们并不完全相同。有些人认为"对虾"体型较大，但实际上并没有这样的区别。

成千上万种虾栖息在咸水和淡水环境中。养殖虾是海鲜界的主要产业。商业捕虾人使用大型渔网捕捞，并将其中一部分活虾带到生鲜市场销售。捕捞到的虾很大一部分会被冷冻或煮熟，去壳然后加工运输。你在超市海鲜区域看到摆放在冰上的虾，很可能是之前被冷冻并解冻了的。在冷冻食品区，你也可以找到袋装冷冻虾。

虾也是制作地中海和亚洲许多菜肴的特色食材，可以通过多种方式进行烹饪，包括蒸、煮、烤、炒、煎和油炸（但从健康角度考虑，我不推荐油炸）。虾可以单独食用，也可以搭配酱汁、蔬菜或面条，或者加入意式烩饭等米饭类菜肴中。它们还可以被填充在豆腐里——这是一道经典的广东菜，在一些中餐厅的菜单上可以找到。

通常情况下，虾在售卖时只有虾尾，但你也可以在生鲜市场上找到带头的虾。在亚洲，烹饪虾时通常会保留虾头。美食爱好者知道，当整只虾被烹饪时，你可以吸吮虾头，享受浓郁的虾汁，使虾尾的味道增强 10 倍。

虾含有许多有益的生物活性物质。虾头和虾壳中含有抗脂肪物质——虾青素。发酵虾酱中还含有具有抗氧化活性的生物活性肽。[22] 此外，虾也是优质的 ω−3 脂肪酸来源。为了获得与鳕鱼研究中相同剂量的 ω−3 脂肪酸，你只需食用 4 只中等大小的虾，这正好适合一顿饭的量。

虾蛄

这种美丽而外貌奇特的甲壳动物看起来像螳螂、虾和色彩斑斓的毛毛虫的混合体。[1] 虾蛄广泛分布于世界各地的水域，在地中海的生鲜市场（特别是威尼斯和巴塞罗那）、越南、日本和中国的海港城市（特别是在香港）经常能看到活虾蛄。尽管它们也生活在马里兰州的切萨皮克湾和南卡罗来纳州的海岸线上，但我在美国很少见到它们。它们的身体可以长到 10 英寸甚至更长，对水族爱好者来说是美丽的标本。

市场上所有的虾蛄都是由渔船或专门为海鲜市场捕获虾蛄的渔民提供

---

[1]海洋生物学家会告诉你，虾蛄是水下的武术家。它能用前螯像拳击手一样以每小时50英里的速度击打猎物，将其打晕。它们的打击力量堪比子弹。它们每一次打击的力量足以使螯前方形成一个空气泡，产生类似鱼雷击中战舰时发出的冲击波。当虾蛄去捕捉螃蟹当作晚餐时，它的攻击不仅会给螃蟹致命一击，甚至能直接把螃蟹的钳子击落。

的。[23] 烹饪虾蛄可以用煮、烤、煎、炒等方式，也可以用各种酱料腌制。虾蛄可以作为寿司食材，有时也会出现在高级餐厅的菜单上。在泰国、越南或中国台湾，你还能在街头小吃中找到它们。虾蛄所有的肉都在尾部，肉质鲜嫩。烹饪虾蛄前，需要切开尾部的壳，以便取出虾肉。

和其他甲壳类动物一样，虾蛄中也含有 ω–3 脂肪酸。[24] 为了获得与鳕鱼研究中相同的剂量，你需要吃 3 只虾蛄，对一顿晚餐来说正合适。

壳类海鲜

牡蛎

牡蛎自古以来就是一种珍贵的海鲜。考古学家在贝丘[1]中发现了牡蛎壳，贝丘是古老的厨房垃圾，可以追溯到成千上万年前。牡蛎是一种扁平的贝类，在淡盐水域中生长，如今在世界许多地方都有养殖。有些品种的牡蛎是为了食用而养殖的，另一些则是为了制造珍珠而养殖的。英国、欧洲沿海地区、太平洋西北地区、澳大利亚和日本是最著名的以供应海鲜市场为目的的牡蛎养殖地。

说起食用牡蛎，你可能会想到生吃牡蛎肉，搭配木犀草蘸料。然而，烹饪牡蛎的方法有很多，如烧烤、蒸煮或者取出壳里的牡蛎肉煎炒等。烟熏和油炸牡蛎是受欢迎且美味的方式，但出于健康考虑，我不建议这样做。牡蛎也常被用作炖菜和汤的原料。

---

[1] 古代在沿海地区或湖滨居住的人类所遗留的贝壳堆积。——编者注

购买新鲜牡蛎并在家里打开牡蛎壳确实需要花费一番力气，但这份努力是值得的。牡蛎肉包裹在咸鲜的汁液中，你将品尝到它柔软的、奶油般的肉质。专业提示：处理新鲜牡蛎时，请使用牡蛎刀并戴上手套，以保护双手，使之免受刀片和贝壳的伤害。请丢弃任何贝壳碎裂或破损的牡蛎。如果你打算烹饪牡蛎，请注意不要过度烹调，因为牡蛎肉可能会变老、过于富有嚼劲。如果你觉得自己打开牡蛎壳太麻烦，别担心，在海鲜区通常可以购买到预先打开壳、装在容器中的牡蛎。你也可以在超市的货架上找到经过烹饪、烟熏的罐装牡蛎。

牡蛎含有多种生物活性物质，包括多糖、肽和 ω-3 脂肪酸。它们从摄食的浮游生物中获取健康脂肪。来自牡蛎的生物活性提取物能够激活免疫系统，并具有强效的抗氧化和抗肿瘤作用。[25] 就 ω-3 脂肪酸而言，只需要食用 3 个中等大小的牡蛎，就能摄入与鳕鱼减肥研究中相同的有效剂量。多好的开胃菜啊！

贻贝

另一种珍贵的海鲜是贻贝，它们拥有长达 8 000 年的烹饪历史。贻贝的外形呈椭圆形，一端较为厚实，整体呈乌黑色，并带有蓝色、橙色或绿色的色调，这取决于它们的品种。在从苏格兰到西班牙再到意大利的欧洲沿海市场，以及北美的沿海地区，你都可以找到贻贝的踪影。最晚自 13 世纪起，贻贝就开始被人工养殖。它们被种植在木桩上，成簇附着在表面。[1]

在海鲜市场上，活贻贝通常被放在冰上销售，有时也被装在麻袋或网袋中。烹饪贻贝非常简便，蒸、煎或炒都可以。在准备贻贝时，你需要仔

---

[1] 贻贝通过从壳中伸出的独特丝线将自己固定在表面上。这些丝线被称为"贻贝丝"，厨师们也称之为"胡须"。

细检查它们的壳，并丢弃任何有裂纹或破损的贻贝。把贻贝带回家时，看看是否有打开的贻贝，并轻轻敲击贻贝壳。如果贻贝能迅速合拢，表示它还活着。如果贻贝壳无法闭合，表示贻贝已经死亡，应该赶紧扔掉。

准备贻贝很简单，只需将其放入装满冷水的碗中浸泡 15 分钟。这样做可以让它们排出可能被困在壳内的沙子或碎片。在烹饪过程中，贻贝壳会打开，释放出美味的汁液。有一个错误的传言认为，烹饪时没有打开的贻贝应该丢掉。事实并非如此！那些没有打开的贻贝只是因为闭壳肌在烹饪过程中没有完全放松才保持了闭合。你只需要将尖锐的刀片插入贻贝壳之间转动，贻贝就会打开，这样贻贝肉就能得到完美的烹饪，并且可以安全食用。

贻贝以富含 ω–3 脂肪酸的浮游生物为食，因此它们也含有大量的健康脂肪。其健康脂肪含量高到可以作为部分宠物食品的原料，为犬类提供健康的 ω–3 脂肪酸，以减少关节炎症。实验室研究人员还发现，贻贝肉具有抗氧化的特质。[26]

享用 10 ～ 12 只贻贝，你就能获得有效剂量的 ω–3，这足够让你美餐一顿了。

蛏子

蛏子（又称剃刀贝）因其独特的形状而得名，它的外形酷似一把老式的剃须刀。这种贝类体长 6 ～ 9 英寸，分布于大西洋、太平洋、欧洲和亚洲海岸潮间带的沙滩上，被人们逐一收集。蛏子很擅长挖掘，为了避免捕食者的追猎，它们会藏身于沙子中。它们可以从壳底喷出水流，以每秒半英寸的速度迅速向下钻入沙子，形成类似流沙的环境。接着，蛏子会伸出足部并收缩身体，在松散的沙子中更深地潜藏起来。[27]

蛏子鲜美多汁的味道令人难忘。在生鲜市场上，你可以找到活的蛏子，只需简单冲洗去除沙粒即可烹饪。烹饪蛏子的最佳方式也非常简单，你可以将它们放在烤盘或平底锅中，加入一些特级初榨橄榄油；或者将蛏子蒸约 5 分钟，直到它们的壳弹开并释放出汁液，这些汁液可以用作天然酱料。

蛏子含有丰富的 ω-3 脂肪酸。要达到有效剂量，你只需食用 3 只——真美味！

扇贝

海扇贝是一种颜色丰富、带有辐射状图案的扁平贝壳，可达咖啡碟的大小甚至更大。作为海鲜市场上最大的贝类之一，海扇贝肉质紧实且味道鲜美，可用于焖烤、烧烤、蒸制或油煎。与贻贝不同，扇贝并不生长在岩石上。相反，它们通过快速张开和关闭贝壳的方式，在水中喷射推进，快速移动。

商业扇贝渔民通常使用拖网捕捞扇贝，但这种方式会破坏海底和生态系统。因此，更可持续的扇贝捕捞方式是由潜水员进行手工捕捞。这就是为什么在海鲜市场或餐厅菜单上会看到"潜水员扇贝"这个名字，这表示这种扇贝是手工捕获的。

在海鲜市场上，你会看到放在冰上的带壳活海扇贝。贝壳可能会微微张开，但和贻贝一样，轻轻敲击它们会使其紧闭贝壳以进行自我保护。当你发现扇贝肉已与贝壳分离时，通常意味着它们是从海捕的冷冻状态中解冻的。将扇贝肉取出并快速冷冻的过程称为干包装，这是冷冻扇贝的最佳形式。

扇贝也可以进行"湿包装"。这意味着在冷冻之前，扇贝会被浸泡在三聚磷酸钠溶液中，这有助于让扇贝肉保持明亮的白色并保鲜，以延长其在货架上的寿命。这种处理还能让扇贝多吸收 30% 的水分，使它变得更重。湿包装的扇贝可能会有轻微的肥皂味，烹饪时残留的水分会释放出来，这能有效地将扇贝肉蒸熟，而不会形成一层棕色的脆壳。基于以上原因，我推荐干包装的扇贝作为烹饪的最佳选择。

在日本海岸附近，虾夷扇贝（也叫夏威夷贝）被打捞上岸，经顶级厨师做成刺身、用酸橘汁腌制或制成烤扇贝菜肴。它们以橙色的扇贝籽而闻名，北海道大学的研究人员在其中发现了一种新的海洋类胡萝卜素，专业术语称 pectenovarin。[28] 由于类胡萝卜素（如虾青素）具有强大的抗肥胖和其他生物学效应，你也可以将 pectenovarin 列入大自然的"药房"中。

不要将海扇贝与来自大西洋冷浅水区的小海湾扇贝混淆，海扇贝的贝壳很大，直径约为 1.5～2 英寸，而后者的扇贝肉只有弹珠大小。所有扇贝都以浮游生物为食，因此它们会吸收健康的 ω-3 脂肪酸，这些脂肪酸积聚在它们的肉中。[29] 要获得在鳕鱼研究中被证明有效的 ω-3 剂量，你只需要吃 4 只海扇贝。

管状结构与多触角海鲜

海参

海参因其形状而得名，[1] 但它们具有柔软的、皮革般的身体。海参分布在深海海底，是海星和海胆的近亲。[2] 海参有 1 000 多个品种，它们在维护海底生态方面发挥着重要作用。通过消化沉入海底的海洋生物碎屑并将其作为营养物质排出体外，海参成了海洋的垃圾回收者。

按照传统，海参应是潜水员乘船在较浅的水域单独采集的，但海参养

---

[1] 海参的英文是 sea cucumber，cucumber 意为黄瓜。——译者注
[2] 海参是棘皮动物，希腊语中意为"刺猬皮肤"，指的是它们外层的质地。

殖场在中国、印度尼西亚、澳大利亚和印度洋的马尔代夫如雨后春笋般涌现。在亚洲的海鲜市场，你会在装着海水的塑料桶中看到活海参。这是一幅神奇的景象。在地中海游泳时，我也曾在沙底看到过它们。

海参作为传统的中药药材已有数千年的历史，它们有一些引人注目的特性，让现代科学研究人员大为惊讶。[30] 研究发现，来自 10 种不同海参的提取物可以减轻实验小鼠在高脂饮食下的体重，并改善它们的血脂水平。[31] 另外，一种名为三萜皂苷的生物活性物质还可以减小有害内脏脂肪细胞的体积。[32]

要烹饪海参，需要将它们煮 1 小时，以软化海参肉。然后将海参切成块，慢炖直至它变成叉子能轻松插入的果冻质地。在烹饪海参时，你还需要添加其他配料，如香菇、大蒜和蚝油等，因为海参的味道较淡，但很容易吸收炖煮料的鲜美风味。

海参含有 ω-3 脂肪酸。要获得与鳕鱼研究中相等的有效剂量，你需要食用相当于 2 张扑克牌大小的海参，这对晚餐来说已经是很大的分量了。

鱿鱼

如果你喜欢炸鱿鱼圈，那么你对鱿鱼一定不陌生。鱿鱼在地中海和亚洲的菜单上非常受欢迎，可以以多种方式烹饪，如烧烤、煎炒或油炸等。鱿鱼有柔软的管状身体、大眼睛、8 条较长的和 2 只较短的触手，以及一块形状像刀片的坚硬内骨骼，学名"海螵鞘"，看上去像中世纪的羽毛笔。它们还有一个小囊，里面装着墨汁。当鱿鱼逃避捕食者时，会向水中喷射墨汁形成一团黑云。一个有趣的事实："鱿鱼圈"（calamari）这个词来自拉丁语 calamarium，意为"墨水瓶"或"芦苇笔"。

虽然巨型鱿鱼（它启发了关于北欧沉船海怪克拉肯的传说）确实存在，

但在海鲜市场上最常见的鱿鱼是长鳍种类，只有 7 ～ 10 英寸长。在烹饪鱿鱼时，可以将它们的整个身体切成圈或条状。触手是格外可口的部分，有时会被单独烹饪。我最喜欢的一道和鱿鱼有关的菜肴是蒜炒鱿鱼，加入辣椒、洋葱和黑豆酱。我还喜欢用松子、葡萄干、欧芹、切碎的鱿鱼触手和面包屑作为内馅的鱿鱼圈。除了炸鱿鱼圈（虽然美味但不太健康），在地中海和亚洲饮食中，还有许多其他方式可以享用鱿鱼。

鱿鱼墨汁很少用于烹饪（鱿鱼的墨囊很小，需要用大量鱿鱼才能获得足够的墨汁），但它可以刺激人体的 5 个健康防御系统，具有抗血管生成、促进再生和抗炎的特性。³³ 餐厅菜单上所称的"鱿鱼墨汁"通常是墨鱼的墨汁，而非鱿鱼的墨汁（详见下文）。

鱿鱼的身体和触手含有健康的 ω-3 脂肪酸。要获得与鳕鱼相当的剂量，你需要食用 10 只普通大小的鱿鱼管（因为它们很薄），或者仅需 3 只鱿鱼的触手（它们肉质厚实、紧致，富含 ω-3 脂肪酸）。[1]

墨鱼

这种鱿鱼的近亲被称为"海洋变色龙"，因为它具有变色的能力。事实上，墨鱼有着比真正的变色龙更出色的伪装能力，它能在一秒内将皮肤颜色转变成 14 种不同的复杂图案，以表达自己的情绪（恐惧、愤怒等）或者在面对捕食者时进行伪装。墨鱼具有和鱿鱼类似的身体，也有触手，但墨鱼的身体更短、更宽。[2]

---

[1] 与鱿鱼身体的空心管状部分相比，鱿鱼的触角肉质更加紧实，所以其中含有更多的 ω-3 脂肪酸。严格来讲，它们并不应被称为"触角"，而应被称为附属肢。每只鱿鱼有 8 条手臂和 2 只真正的触角，总共有 10 个附属肢。

[2] 变色龙只能在有限的范围内改变它们的颜色，而且它们不能真正模仿周围环境的确切图案。但墨鱼可以做到。

墨鱼在地中海菜肴中很受欢迎。在意大利威尼斯著名的里亚托鱼市，和西班牙巴塞罗那的博克里亚市场，你都会看到它们摆放在显眼的位置。在鱼市，墨鱼的墨囊和肉一样珍贵。黑色的墨鱼墨在烹饪时会提供一种咸味和丰富的鲜味，并使你的所有食材都戏剧性地变成黑色。

墨汁墨鱼是一道美味的威尼斯菜，是将墨鱼用其自身的墨汁烹饪而成。用于意大利面、意大利烩饭或黑色海鲜饭的"鱿鱼汁"实际上都是墨鱼的墨汁！在实验室中，墨鱼的墨汁表现出了强大的抗氧化特性以及对乳腺癌细胞的抗癌特性。[34] 一个有趣的事实：1.6 亿年前的史前巨型墨鱼化石显示，过去的墨鱼墨汁和今天的一模一样，也就是说，墨汁是世界上最古老的健康成分之一。[35]

在亚洲市场上，切碎的墨鱼干是一种受欢迎的零食。另一种做法是广受欢迎的粤菜——卤水墨鱼。整只墨鱼会被挂在大排档的钩子上，然后被带回家切成片。炒墨鱼的食谱包含姜、蒜、豆瓣酱和醋，这让这道菜一下拥有了 5 种抗脂肪成分。

墨鱼以螃蟹和虾为食，所以它们能够从猎物中获取 ω-3 脂肪酸，并在身体和触手中积累。[36] 在临床研究中，为了获得有效剂量的 ω-3，你需要食用 4.7 盎司的墨鱼，大约相当于一张半扑克牌的大小。

章鱼

章鱼是典型的希腊传统海鲜。在简单、健康的饮食方面，希腊是我最喜欢的地中海国家之一。章鱼沙拉或烤章鱼触手配上特级初榨橄榄油、少许红酒醋、牛至和柠檬——这些都让我联想到希腊岛屿上那些海边的咖啡厅。我自己甚至两次在海里钓到过章鱼。第一次是在克里特岛，在用传统的方法把它软化之后，我请当地一家小酒馆的厨师先用文火慢炖章鱼，然后将它烤熟。太美味了。第二次则是在撒丁岛，我小心地对待这只章鱼，观察了它的奇特行为，然后让它游回了海里的岩石洞。

章鱼非常容易变质，所以除非你住在海边，否则你在海鲜市场上看到的章鱼很可能是在冷冻后解冻的。虽然章鱼的整个身体都可以食用，但大多数菜肴只会用到触手。章鱼的肉很紧实，有淡淡的肉味。除了烤章鱼之外，你还可以采用炖的方法。它的触手会变细，并会吸收炖菜的味道。

如果你是一个真正的美食冒险家，你可以大胆尝试一种名为韩式活章鱼的韩国菜。这道菜其实是章鱼生鱼片，但有一点特殊：章鱼的触手是在活着时被切成片的。蘸芝麻油时，这些触手切片会剧烈地扭动。触手中的神经纤维会持续活跃很长一段时间，在餐桌上形成一幅奇观。吃这种章鱼切片时，你需要快速咀嚼以嚼碎它们，否则吸盘可能会卡在你的喉咙里，有窒息的危险。[1] 我曾经在韩国釜山的一个午宴上做过贵宾，席间就有供应韩式活章鱼。那场面是不是有点令人震惊？是的。韩式活章鱼好吃吗？我不得不说，它有一种美妙的咸味，就像你能想象到的最新鲜的生鱼片。

韩国研究人员在实验室中发现，从章鱼肉中提取的天然化学物质具有很强的抗氧化作用。[37] 它们是优质的 ω-3 来源。[38] 要摄入有效的 ω-3 剂量，你需要吃一份 3 盎司的章鱼，相当于一大块煮熟的触手，这可以当作一份前菜。将番茄、红洋葱、切片的墨西哥辣椒、特级初榨橄榄油、醋与章鱼组合在一起烹饪，你将享用到一份新鲜的、含有 6 种抗脂肪成分的章鱼沙拉。

---

[1] 虽然这种情形在新闻中有报道，但被扭动的触手噎住的情况并不常见，更多的可能是都市传说，旨在提高吃韩式活章鱼的戏剧性和恐怖体验。

鳍类海鲜

大比目鱼

大比目鱼是大西洋和太平洋上最大的比目鱼，在海鲜市场上，你只能看到事先切好的大比目鱼鱼排或者鱼片。大比目鱼可以长到 8 英尺长，500 多磅重。这种鱼既可满足垂钓的乐趣，也可用于商业售卖。它的肉质鲜嫩，呈白色薄片，在烘烤、烧烤过后味道鲜美而温和。大比目鱼也常被用来做鱼汤。

你不需要吃很多大比目鱼就能获得在鳕鱼研究中被证明有效的剂量的 ω-3，一块扑克牌一半大小的大比目鱼就够了。除了 ω-3 脂肪酸，大比目鱼还是优质的维生素 D 来源。

海鲈鱼

你会在市场和菜单上看到"海鲈鱼"这个词，但这是一个通用名称，指的是几种不同类型的鱼。欧洲或地中海鲈鱼，英文名为 brazino，是欧洲和北美最受欢迎的鱼类之一。你在超市里能找到的鲈鱼通常来自希腊、土耳其和埃及的养鱼场。黑海鲈鱼则完全是另一个物种，与石斑鱼沾亲带故，它们通常在大西洋被捕获。这种鱼的肉紧实而鲜美，在中国烹饪中很受欢迎。条纹鲈鱼是在北美大西洋沿岸发现的另一种完全不同的鲈鱼品种。它的侧面有类似闪亮的赛车条纹的深色线条，因此人们用"条纹"为它命名。这些鱼可以被人工养殖，也可以在野外被捕捞，再由渔民带到市场上。

智利海鲈鱼根本不是真正的鲈鱼（这个名字是李·兰茨发明的，他是一位聪明的营销者和鱼商。1977 年，他为了吸引美国消费者发明了这个名字）。智利海鲈鱼的学名是小鳞犬牙南极鱼，生活在巴塔哥尼亚大陆架的深水中。你可以在海鲜市场找到它，由于富含 ω-3 脂肪酸，它又白又厚的鱼肉尝起来就像黄油一样。[39]

所有这些品种的"海鲈鱼"都很美味，它们白色的鱼肉肉质紧实、鲜美。海鲈鱼可以被烘烤，烧烤，用平底锅煎，清蒸，或作为生鱼片食用。海鲈鱼非常适合烹饪，其中的任何一种都可以与柠檬、橙子、龙蒿、百里香、茴香、莳萝、辣椒粉、姜和大蒜搭配。

研究人员在海鲈鱼的皮和肉中都发现了生物活性物质。[1] 要从海鲈鱼中获得有效剂量的 ω-3，你需要吃一份 1/3 张扑克牌那么大的海鲈鱼。[40]

无须鳕（Hake）

无须鳕是一种深海鱼，它的肉比其近亲鳕鱼的味道更温和、更甜。它是地中海菜单上很受欢迎的一种鱼，在法国被称为 merlu（它的拉丁名是 *Merluccius*），在西班牙被称为 merluza。在英国，无须鳕会被捣碎，做成酒吧的一道经典菜肴——炸鱼薯条。在亚洲，人们会把无须鳕磨成鱼糊，然后再把鱼糊做成仿蟹肉棒，在日语中叫 surimi，即鱼糜。[2] 你可以用平底锅煎、用水煮或烤无须鳕鱼，也可以用地中海或亚洲风格的食谱把它变成炖菜的一部分。

西班牙马里纳斯研究所的研究人员检查了欧洲无须鳕的鱼皮和鱼骨，发现了具有强抗氧化特性的肽。[41] 无须鳕鱼肉也富含 ω-3，其来源是它们

---

[1] 在实验室中，海鲈鱼皮肤中的肽已被证明可以加速伤口愈合，减少炎症，并改变基因表达，以修复受损细胞。中国台湾的中国医药大学进行的研究表明，鲈鱼肽可以刺激血管生成防御，帮助加速小鼠伤口愈合。

[2] 鱼糜就是把鱼肉加工成某种形状，就像肉丸里的肉一样。我建议你在购买前检查一下鱼糜的配料，以确保没有添加人工色素或调味剂。

吃的小鱼。

为了获得在临床研究中有效剂量的 ω-3，你需要吃一份扑克牌大小的无须鳕。

海鲷

海鲷是一种很受欢迎的食用鱼类，尤其是金头鲷，它的眼睛之间有一条明亮的金色带子，看起来像眼镜的鼻托。在意大利，它被称为 orata；在法国被称为 daurade；在西班牙则被称为 dorada。海鲷肉质紧实，口感丰富，没有一丝腥味，是初次接触鱼类者的上佳选择。

你在鱼市上能找到的大多数金头鲷都来自希腊和土耳其的养鱼场，尽管也有部分是野生捕捞的。黑鲷是另一种你可以在餐馆菜单上找到的鲷鱼，它们口感细腻、味道鲜美。

购买整条鲷鱼时，应该选择肉质紧实、眼睛清澈、鳃呈粉红色的鱼。你可以请鱼贩帮忙去除鳞片并清理内脏。整条鲷鱼可用柠檬和大蒜进行烘烤或烧烤。广东人烹饪整条鲷鱼的方法是清蒸，使用米酒、酱油、芝麻油、生姜和葱进行调味。

你也可以选择将鲷鱼去骨切片。然而，如果要用鱼片进行烹饪，首先需要取出鱼肉中的"细刺"（实际上是小块钙化的韧带，而非鱼骨）。可以使用镊子将韧带拔除。要烹饪鱼片，可以在带皮的一面用刀划几道，然后在平底锅中用特级初榨橄榄油煎炸鲷鱼，以获得美味的酥皮；或者可以将鲷鱼水煮，以获得更细腻的口感。你可以用番茄、大蒜、橄榄、香草和酸豆制作酱料，来搭配鱼肉。

鲷鱼通过食用小鱼和甲壳类动物来获取 ω-3 脂肪酸。养殖的鲷鱼有时会被喂食海藻以增加其 ω-3 含量，其饲料还会添加橄榄油提取物以增加其整体生物活性水平。[42]

　　为了获取有效剂量的 ω-3，你只需要食用一份略大于一半扑克牌大小的鲷鱼。这是轻盈的一餐。

多佛鲽鱼

　　多佛鲽鱼是传统高级餐厅菜单上的经典菜之一，它与比目鱼是近亲，得名于英国的多佛镇。19 世纪时，多佛镇是伦敦人获取这种鱼的主要来源。多佛鲽鱼的肉质洁白，味道温和鲜美。人们通常会将多佛鲽鱼整体烹制，带着鱼骨上桌，在上菜前切成片，并搭配精致的酱汁。你可以在餐厅品尝，领略厨师的烹饪技艺，也可以在家里亲自动手。多佛鲽鱼温和的口味和易于处理的特点使其成为备受欢迎的美味佳肴，即使那些通常不喜欢鱼类的人也会喜欢。

　　多佛鲽鱼与鲷鱼含有大致相同数量的 ω-3 脂肪酸，要想获得有效剂量，只需食用半张扑克牌大小的鱼肉即可。

大菱鲆

　　大菱鲆是一种珍贵的鱼类，形状如菱形。它的肉口感酥脆、颜色洁白，非常适合烘烤、煮炖或煎炒。它是比目鱼的一种，能提供大块的鱼片以及与鳍相连处的肥美肉块。野生捕捞的大菱鲆肉质紧实，味道比养殖的更好，但养殖的大菱鲆也同样美味。了解鱼类的来源对购买者来说非常重要。有时，冷冻鱼片可能被标记为"欧洲比目鱼"，但实际上可能是其他种类的鲽鱼，而不是真正的大菱鲆。因此，最好选择新鲜的大菱鲆，可以向鱼贩咨询是否有供应。

要获得有效剂量的 ω-3 脂肪酸，你需要摄入相当于 1⅛ 张扑克牌大小的大菱鲆鱼肉。

鲭鱼

鲭鱼是一种在大洋中迁徙的鱼类，通常以大群的形式游动。它们有着独特的垂直黑色条纹和色彩斑斓的上半身，看起来像是被涂上了某种竞技加油图案。这些条纹在鲭鱼游动时起到了一定作用，它们可以为同伴提供视觉线索，从而在快速移动的鱼群中协同游动。条纹的位置和动态会提醒鲭鱼根据邻近鱼群的情况来调整游泳速度和方向。

鲭鱼的肉呈深色，味道丰富。它与金枪鱼相似，但更加醇厚和鲜美。鲭鱼的腥味比三文鱼更淡，这可能会让你感到意外。厨师们非常喜爱鲭鱼，它浓郁的口感使其能够与各种调味料和酱料搭配得很好。新鲜的鲭鱼需要尽快上市，因为这种鱼的脂肪（ω-3）含量极高，会使鱼迅速变质。食用罐装鲭鱼是一种快捷、方便和美味的方式，鲭鱼罐头在地中海地区被视为一种美食（可在超市中间过道的货架上找到），值得尝试。

鲭鱼有超过 30 种不同的品种，但在鱼市上最常见的是大西洋鲭鱼、西班牙鲭鱼和帝王鲭鱼。请注意，帝王鲭鱼被发现含有较高水平的汞，因此我建议避免食用这个鲭鱼品种。[43]

科学家们在鲭鱼中发现了惊人的生物活性物质。太平洋鲭鱼的肉含有具有强大抗氧化作用的生物活性肽。[44] 来自加拿大拉瓦尔大学的研究人员还在大西洋鲭鱼中发现了抗菌肽。[45] 其他实验室的研究人员研究了鲭鱼皮，并发现其中含有一种具有降血压和抗凝血作用的蛋白质。

如果你能找到新鲜的鲭鱼，可以尝试将其煎成鱼片，也可以烤制或水煮整条鱼。太平洋鲭鱼在中国、日本、泰国和韩国非常受欢迎，人们会用多种方式来料理它。你可以在街头小吃中找到它，也可以看到人们将其与姜和酱油一起做成精致的炖菜。

对改善新陈代谢而言，鲭鱼是一个真正的能量宝库。它的健康脂肪含量十分丰富，要获得与鳕鱼研究中相同剂量的 $\omega-3$，你只需要吃一叉子美味的鲭鱼就够了！

沙丁鱼

沙丁鱼是地中海地区历史悠久的海鲜。人们常在夜晚用大型围网将鱼群引入渔网，然后进行捕捞。商业捕捞的沙丁鱼有新鲜销售的，也有制成罐头，与橄榄油和香草装在一起销售的。

沙丁鱼肉质鲜嫩油润，风味浓郁，略带咸味。经过适当烹饪，如烧烤、烘烤或水煮，并用特级初榨橄榄油、大蒜、柠檬和香草调味后，沙丁鱼将让你深刻体会到为什么这种鱼在葡萄牙和西班牙被视为美味，为什么它会受到美食鉴赏家的推崇。

沙丁鱼含有可以改善新陈代谢的生物活性肽。[1]实验室研究表明，这些肽能降低血液中的胆固醇，减少瘦素的分泌，并让实验室老鼠的体重增加减少。46 沙丁鱼处于海洋食物链的低层，以产生 $\omega-3$ 脂肪酸的浮游生物为食。因此，在它们的身体里，这些健康的脂肪十分丰富。

为了获得与临床研究中有效剂量的鳕鱼相同剂量的 $\omega-3$，你只需要吃1/4 条沙丁鱼——另一种只需要吃一叉子就能获得足够益处的鱼类！

---

[1] 沙丁鱼也是优质的维生素 D 来源。

鳀鱼

这些在地中海沿岸国家捕获的蓝绿色小鱼，在整个欧洲的海鲜市场上都备受欢迎。它们是许多意大利和西班牙食谱中的重要食材。[1]除了新鲜供应外，鳀鱼还以罐装和听装的形式销售，用盐水腌制，或者浸泡在橄榄油里。

新鲜的鳀鱼可以整条煎炸，也可以去鳞、去骨后与橄榄油和柠檬一起腌制。罐装的鳀鱼可以用来制作意大利面菜肴、制成酱料加入沙拉中，或作为比萨的配料。普罗旺斯地区的传统菜品"尼斯洋葱塔"是一种在饼皮上铺满焦糖洋葱、橄榄、大蒜和鳀鱼片的美食。在中国菜谱里，鳀鱼则会与洋葱、姜和大蒜一起炒制。[2]小鳀鱼干则可以与蒜蓉和酱油一起用来炒菜心，给蔬菜增加鲜味。韩国餐食中的配菜——饭馔，其中一种就是将小鳀鱼干与辣椒酱和芝麻种子一起炒制而成。鳀鱼还被用于制作越南鱼露。无论以何种形式食用，鳀鱼都能提供丰富的具有抗脂肪效果的 ω-3。

一种美味的鳀鱼制品是意大利阿马尔菲海岸的渔村切塔拉制作的"鳀鱼露"（colatura di alici）。这种琥珀色的液体类似于地中海版的越南鱼露，它是将鳀鱼在盐水中腌制长达 3 年后提取得到的液体。鳀鱼露可以用来制作味道浓烈的沙拉酱、炖煮绿色蔬菜的酱汁，或者作为烤鸡的美味刷料。只需要 3 种原料——鳀鱼露、大蒜和意大利面，就可以简单地制作出最美味的意大利料理之一，同时也是获取 ω-3 脂肪酸的美味途径。

---

[1] 在古希腊和古罗马，人们曾经使用鳀鱼制作一种鲜味浓郁的酱汁，名为"鱼酱"。通过发酵鳀鱼的内脏制成，是一种令人垂涎的浓厚、鲜美的酱料，用于对肉类、鱼类、蔬菜和其他菜肴进行调味。鱼酱工厂曾经遍布现在的葡萄牙、西班牙、法国和意大利所在地。
[2] 中国浙江海洋大学的研究人员发现鳀鱼肉中含有一种生物活性蛋白质。这种蛋白质具有抗菌特性，可以杀死大肠杆菌等细菌。其他研究人员发现，将这种蛋白质喂给实验鼠，可以降低老鼠的血液胆固醇水平并减轻炎症反应。鳀鱼也是优质的维生素 D 膳食来源。

鳀鱼位于食物链的底层，直接以产生 ω-3 脂肪酸的浮游生物为食。因此，它们的鱼肉天然富含油脂。只需要食用 3 条鳀鱼（只是将近一口的量），就可以获得有效剂量的 ω-3 脂肪酸。

☾ 海藻

如果你想从非肉类中获取一些海洋 ω-3 脂肪酸，海藻会是一个绝佳的选择。海藻鲜味十足，是鱼类和贝类菜肴的绝佳搭配。某些海藻能够合成自己的 ω-3 脂肪酸，同时它们还含有其他活性物质，可以促进新陈代谢并增强健康防御力。

海藻在亚洲和欧洲的某些地区是传统烹饪中非常重要的一部分。海产养殖户通过在浮网中种植不同品种的海藻，为人们提供重要的食物来源。将海藻加入饮食中是补充健康海洋脂肪的一种营养又美味的方式。各种可食用海藻还是碘、维生素、矿物质和一种名为褐藻素的抗脂肪生物活性物质的优质来源。

裙带菜

如果你在日本餐厅尝试过海藻沙拉，那么你可能已经品尝过裙带菜了。在沙拉中，裙带菜通常与芝麻混合在一起。它的口感丝滑，略带甜味。裙带菜也常被用作味噌汤中的蔬菜成分。

根据葡萄牙阿威罗大学环境与海洋研究中心的一项研究，裙带菜是可食用海藻中 ω-3 脂肪酸含量最高的种类之一。[47] 此外，它还含有一种名为褐藻素的生物活性物质，这是一种赋予海藻独特棕色的类胡萝卜素。

日本北海道大学的科学家们发现，他们从裙带菜中提取的褐藻素能够增加脂肪细胞产生解偶联蛋白1（UCP1）的能力，从而激发产热作用，提高新陈代谢。[48]当实验动物摄入含有褐藻素的裙带菜时，产热作用导致它们的白色脂肪组织有所缩小。[1]

你可以在海鲜区或亚洲市场购买新鲜或加工好的裙带菜，也可以在许多超市的国际食品区找到包装好的干裙带菜。为了获得与鳕鱼研究中相同有效剂量的 ω-3，只需食用 1/10 杯裙带菜，相当于在寿司店里吃两口海藻沙拉。

昆布

昆布是海洋中最大的海藻之一，它长而弯曲的带状叶片向上延伸至水面，在海底形成了水下森林。昆布在亚洲作为食物已有数个世纪之久，它的鲜味浓厚，可以为汤底增添风味，干昆布还可以作为零食食用。[2]

中国广东省的研究人员发现，昆布具有抗肥胖的作用。[49]他们在实验室中将昆布喂给摄入高脂饮食的肥胖小鼠，发现昆布能够抑制脂肪细胞的发育并改善实验鼠的新陈代谢。昆布通过让肠道和大脑释放更多的胰高血糖素样肽-1（GLP-1），降低了小鼠的食欲和食物摄入量。GLP-1 是一种代谢激素，能够减轻饥饿感并促使身体分泌更多胰岛素，增加代谢效率。

昆布是能提供 ω-3 的优质海藻来源。你可以在许多亚洲市场和海鲜市

---

[1] 褐藻素还具有其他健康功能。它能通过抑制血管生成来防御癌症，并具有切断癌细胞营养供应的特性。它让肿瘤细胞发生自我毁灭，这个过程被称为细胞凋亡，或者程序性细胞死亡。令人惊讶的是，实验室研究表明，褐藻素还可以阻止结肠癌干细胞的生长。这种生物活性物质的一些抗癌效应似乎源于它通过增加有益细菌改变肠道微生物组的能力。来自东国大学的韩国科学家还发现，褐藻素具有强效的抗炎活性。

[2] 在商业上，昆布也是海藻酸盐的来源，这是食品工业用来制作增稠剂、食物涂层和超加工食品添加剂的材料。在 19 世纪，欧洲人燃烧昆布制取灰，用于制造玻璃和肥皂。

场找到新鲜的昆布，也可以在线订购干昆布。要获得有效抑制脂肪的剂量，食用 1/3 杯的昆布即可。

掌状红皮藻

掌状红皮藻是海藻的一个分支，有着红色和紫色的叶片以及单一的茎（藻柄），生长在海底岩石上。红皮藻的烹饪起源于爱尔兰、苏格兰和英格兰。传统上，人们会在退潮时采摘红皮藻，清除附着在上面的蜗牛，然后将其晾晒在岩石上。

掌状红皮藻具有独特的咸香味和带有烟熏感的鲜味，类似于培根。红皮藻中含有一种天然化合物——谷氨酸，它是一种强效的天然增味剂。尽管谷氨酸与味精中的成分相同，但在红皮藻的天然形式中，谷氨酸不会引起头痛或其他在食用味精时可能出现的副作用。红皮藻可以直接食用，也可以晾干后再食用。在售卖新鲜海藻的海鲜市场就可以找到红皮藻。烹饪红皮藻可采用蒸、煎或炒的方法，它可以用于杂烩和炖菜，也可用于制作传统的白色苏打面包或司康饼干。此外，你还可以购买红皮藻的碎片或粉末。

红皮藻富含褐藻素、抗氧化肽和 ω-3 脂肪酸。[50] 为了获得与鳕鱼中有效剂量相同的 ω-3 脂肪酸，你只需要食用约 1/5 杯的红皮藻，这很容易实现。

紫菜

如果你喜欢寿司并且尝试过寿司卷，那么你应该已经爱上了外面包裹的那层深绿色干海藻，即紫菜。这种海藻经过粉碎，并采用一种日本的纸张制作工艺进行重组。除了在超市的国际食品区作为日本食材销售，紫菜还可以单独作为包装好的海藻零食售卖。在英格兰、爱尔兰和威尔士，紫菜被称为

laver，在煮熟并磨成泥后，被用来制作莱佛面包。这是一种传统食物，常用于搭配汤或酱料，或与燕麦混合食用。缅因大学的研究人员已经证明，紫菜中含有 ω-3 脂肪酸，尽管含量比其他海藻低。因此，只要尽情享受紫菜就好（不必担心摄入量），每一口紫菜都能帮助你增加一点 ω-3 的摄入量。[51]

表 8.1 海鲜剂量

海鲜	含有效剂量的 ω-3 的食物剂量
鱼卵	
鱼子酱	2 汤匙
三文鱼卵	1 汤匙
海胆	2 个海胆黄
鳕鱼卵	1.5 汤匙
带甲壳与螯的海鲜	
蓝蟹	3 只
海湾虾	4 只（中等大小）
帝王蟹	1/2 个腿节
海螯虾	6 只
龙虾（美国和欧洲）	1 只大的和 3 只小的
虾蛄	3 只
大闸蟹	2⅓ 只
刺龙虾	1/2 个中等大小龙虾尾
石蟹	1 个中等大小的钳子

海鲜	含有效剂量的 ω-3 的食物剂量
壳类海鲜	
贻贝	12 个
牡蛎	3 个中等大小
蛏子	3 个
海扇贝	4 个
管状结构与多触角海鲜	
墨鱼	1.5 张扑克牌大小
章鱼	1 条大的触角
海参	2 张扑克牌大小
鱿鱼	10 个中等大小的鱿鱼管或者 3 条触角
鳍类海鲜	
鳀鱼	3 条
多佛鲽鱼	1/2 张扑克牌大小
无须鳕	1 张扑克牌大小
大比目鱼	1/2 张扑克牌大小
鲭鱼	1 叉子
沙丁鱼	1 叉子
海鲈鱼	1/2 张扑克牌大小
大菱鲆	1⅛ 张扑克牌大小
海藻	
掌状红皮藻	1/5 杯
昆布	1/3 杯
裙带菜	1/10 杯

　　我希望我成功地激发了你探索市场海鲜区的兴趣。如果你已经是一个海鲜爱好者，那就充满热情地投入其中，继续尝试新的海鲜品种吧。但如果你对这个区域还不熟悉，我建议选择一个你感兴趣的食材开始尝试，并查找一个容易在家制作的食谱。如果你对烹饪海鲜感到有些犹豫，可以先在餐厅点一份海鲜，看看专业厨师的做法。就像对待所有食物一样，当你了解你购买、烹饪和品尝的海鲜产品时，你会更能享受其中的乐趣。你可以进行一些调查研究，向鱼贩咨询，了解你购买的海鲜的来源，并以健康的方式进行烹饪。同时，像对待其他食物一样，细心品尝，感到满足即可停止进食。

　　现在，让我们继续探索市场，寻找一些健康而令人愉悦的饮品来搭配你的美味餐点吧。

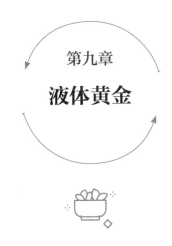

第九章

液体黄金

　　在探索超市的旅程中，你已经遇到了许多美味且对健康有益的食物，可以在用餐时享用，但不要忘记饮品的重要性。科学研究表明，我们饮用的饮料以及饮用量都会对健康产生巨大的影响。特定的饮料还能帮助我们对抗身体脂肪。你由你吃的东西组成，但也可以说："你由你喝的东西组成。"让我们一起寻找那些对新陈代谢有益的"液体黄金"吧！

　　平均而言，一个成年人的身体有 60% 是水。如果你体重 150 磅，那么其中有 90 磅都是液体。如果用你最喜欢的饮料来换算，这个重量相当于 20 瓶容量为 2 升的饮料！你每天会通过尿液、大便和汗水排出半加仑[1]的水分，如果在室外高温下运动，排出的水分会更多。此外，通过从肺部呼出的潮湿空气和皮肤上的蒸发，你又会损失至少 1/4 加仑的水分。[1] 这种液体流失被称为"无感觉流失"，因为你通常无法感觉到或看到它，而且很难测量。

　　这意味着你需要补充大量的液体，每天 3/4 加仑，这就是为什么我们

---

[1] 1 加仑约合 3.79 升。

需要喝水。一些水分天然存在于我们吃的食物中，如苹果汁、番茄酱中的液体，或者鱼肉或鸡肉中天然存在的水分等，但这远远不足以弥补身体排出的量。这个缺口必须通过你每天饮用的饮料来补足。[1]并非所有的饮料都是相同的，有些饮料在保持身体水分和健康方面比其他饮料更有效，而有些饮料则是有害的。

保持水分最简单的方法是喝最普通的水。英文单词里表示补水的hydrate，其字面意思是"与水结合"。但只喝水不够有趣，超市里提供的饮料选择多种多样。除非你有特定的需求，否则选择喝什么可能会让你感到不知所措。

停止摄入对健康无益的饮料是解决这个问题的第一步。这些饮料包括碳酸饮料和其他"含糖饮料"，范围涵盖运动饮料、能量饮料以及许多瓶装茶和咖啡饮料。哈佛大学对 14 971 名男性进行的研究表明，即使适度饮用碳酸饮料和含糖饮料也会导致明显的体重增加，并增加肥胖的风险。[2]这是因为普通碳酸饮料就含有惊人的糖分。每 12 盎司的碳酸饮料就含有 39 克糖，相当于 9 茶匙！此外，大多数碳酸饮料中还添加了人工香料、人工色素、防腐剂和其他添加剂，因此你摄入的液体不仅充满了无用的热量，还含有逐渐削弱你新陈代谢和健康防御系统的化学物质。

---

[1] 我们对饮水的渴望源自我们的生物学机制。这种行为被编码在我们的大脑中，并与口腔和食道相连。大脑中的口渴神经元能感知液体水平的降低。这些特殊的神经元位于穹隆下器，即大脑底部附近的一小块组织，大约在你鼻子后面一根手指的长度处。当你的身体在一天中失去水分时，你的血液会变得更浓稠。这会触发口渴神经元的活动，就像汽车燃油表上的警告灯提示油量不足一样。穹隆下器的神经元会让你感到口渴，你会本能地开始寻找水喝。开始喝水时，液体会顺着你的喉咙流下，口腔和食道中的特殊传感器被激活。这些传感器会告诉大脑，在喝下液体后的一分钟内减轻口渴的感觉。你的大脑会迅速计算出你需要多少液体来适当地补充水分，甚至在你咽下的液体进入血液之前（大约需要 10 分钟）就会重置燃油警告。冷饮比热饮更能快速解渴，因为穹隆下器对较低的温度更敏感，这就是为什么运动后一杯冷水比一杯温水更具吸引力。贪婪地喝上几口后，你会把杯子放下，因为当体内达到平衡状态时，你的大脑会自动告诉你停止摄入水分。

　　果汁可能看起来是更健康的选择，但市场上许多果汁会添加糖以增加其对味蕾的吸引力。只需仔细查看成分标签即可明了。这些加糖果汁会欺骗你的大脑，使你渴望它们，但它们缺乏整个水果中宝贵的成分，比如果肉、纤维和抗脂肪的生物活性物质。即使是自己榨取新鲜水果，如果一次喝太多，你也会摄入过多的热量。例如，要榨取一杯新鲜橙汁，需要 3～4 个中等大小的橙子。一个高玻璃杯的容量相当于两个普通杯子，其中的果汁量相当于 8 个橙子。一个橙子含约 9 克糖，那么一杯果汁就含有 72 克糖（17 茶匙），几乎是一罐碳酸饮料含糖量的 2 倍！因此，即使新鲜果汁中含有有益的果肉，其糖分含量仍然过高。

　　喝一杯橙汁是简单又方便的。但是，即使橙汁里没有添加糖，装满高玻璃杯的一杯橙汁也大约含有 240 卡的热量，这会给你的新陈代谢增加负担。相反，如果你选择坐下来享用一个成熟的橙子，你会吃下一个完整的水果，其中包括一些富含纤维、对肠道健康有益的白色果皮，但你不太可能一次吃下 8 个橙子。[3] 因此，每当你渴望果汁时，最好选择完整的水果作为替代。

　　无糖汽水中的代糖热量较低，但它们也会带来一系列潜在的健康风险。关于阿斯巴甜、三氯蔗糖甚至甜菊糖等非营养性甜味剂的实验室研究表明，它们可能导致肠道菌群失衡，破坏肠道微生物平衡，对你的新陈代谢、免疫力、炎症水平和其他关键健康因素都会产生有害影响。[4] 得克萨斯大学休斯敦健康科学中心的一项研究对 6 814 名年龄在 45 至 84 岁的参与者进行了调查，发现比起不喝任何无糖汽水的人群，每天喝无糖汽水（哪怕只喝一罐）的人为自己增加了 36% 患代谢综合征和 67% 患 2 型糖尿病的风险。[5]

　　一些超市也销售葡萄酒、啤酒和烈酒。除了一般关于酒精导致健康风险的注意事项外，我还要提醒你，这些饮料会对你的新陈代谢造成干扰。艾奥瓦州立大学的研究人员对英国生物样本库中的 1 869 人进行了研究，发现饮用更多啤酒和烈酒的人内脏脂肪含量更高，并且胰岛素抵抗更严重。[6]

幸运的是，也有一些饮料对新陈代谢有好处。就像之前对食物的描述一样，我将根据临床研究介绍一些有益的饮料，并告诉你研究中推荐的饮用量。这些推荐量仅供参考，不是强制性的。衡量应该摄入多少水分最好的方法是倾听你身体的需求，因为它总是追求充足的水分。此外，请记住，我接下来提到的饮料只是提供给你的选择，你不需要每天都饮用它们。

水

水是世界上最古老也最受欢迎的饮料之一。它不仅有益健康，还能增添用餐的乐趣。我喜欢在进餐时喝水，因为水没有味道，可以解渴，却不会改变食物的味道。小时候，我记得参加匹兹堡一年一度的民间艺术节时，我坐在一张长长的野餐桌旁，被来自希腊、意大利、菲律宾、斯洛伐克、爱尔兰和其他国家的各种美味家常食物包围。我从一个摊位上买了果汁喝，每喝一口，果汁的余味都盖过了食物的味道，影响了我进食的体验。于是，我当场将果汁换成了水，这样我就能享受剩下的食物，此后我也一直保持了这个习惯。

从新陈代谢的角度来看，喝水比喝零卡的饮料更好。[7]无论是不是碳酸饮料，都是如此。英国诺丁汉大学和伊朗德黑兰医科大学的研究人员想要了解，如果那些正在减肥的人从饮用无糖饮料改为喝水后会有什么变化。为此，他们招募了 71 名正在减肥、经常喝无糖饮料的伊朗肥胖女性。受试者被分为 2 组。一组每周 7 天都用水代替原先的无糖饮料，而另一组每周 5 天在午餐后继续喝无糖饮料，剩下的 2 天改为喝水。在实验开始 6 个月和 12 个月后，研究人员评估了他们的体重、血糖和胰岛素水平。

在研究结束时，也就是 12 个月后，饮用水的女性比饮用无糖饮料的女性多减轻了 17 倍体重（前者 3.74 磅，后者 0.2 磅）。此外，饮用水的女性还被检测出更低的空腹血糖水平和更少的胰岛素抵抗，二者都是新陈代谢更加健康的标志。饮用水的女性在进食后的血糖水平也更加稳定。上述结果表明，与喝无糖饮料相比，喝水有助于改善新陈代谢。

饭前喝水会使你的胃壁膨胀，欺骗你的大脑让其误以为你已经吃饱，从而减慢进食速度。此外，喝水还会引发体内的产热作用，增加能量消耗。柏林洪堡大学的研究人员对 14 名健康且体重正常的成年人进行了相关研究。[8] 他们要求受试者在前一晚禁食 12 个半小时。早晨，实验人员在实验室中让每个人喝下两杯水，并通过全室间接测热法来测量他们的新陈代谢（能量消耗）。[9] 在饮水后的 10 分钟内，受试者的新陈代谢开始增加。60 分钟后，他们的能量消耗增加了 30%。

喝水对代谢产生影响的确切原因尚不清楚，但有人猜测是因为身体需要将胃中的水加热，而这种能量消耗在某种程度上会激活脂肪细胞上的 β3- 肾上腺能受体，进而引发产热作用。[10] 另一个可能的机制是，通过名为渗透压感受器的特殊传感器，胃能够察觉到水中粒子浓度与血液的差异。[11] 一旦这些感受器被激活，它们就会命令身体开始产热。基于这些结果，研究人员计算出，每天饮用 6 杯水，一年可消耗 17 400 卡，相当于约 5 磅脂肪所含的能量。

根据美国疾病控制与预防中心的数据，美国人平均每天饮用 5.5 杯水。[12] 这远低于美国医学研究院推荐的每天摄入 10 ～ 15 杯水的量，但仍然相当于每年 126 加仑的水。这其中大约有 1/3 是瓶装水，人们可能在健身房、骑自行车或旅行时选择瓶装水饮用。[13] 仅在美国，消费者在 2020 年就饮用了 150 亿加仑的瓶装水。我的建议是节省开支，选择喝自来水或经过过滤的水。瓶装水存在 3 个问题。首先，它的价格昂贵；其次，瓶子会产生大量塑料垃圾，对环境造成破坏；最后，包装瓶会释放微塑料到水中，而我们会将这些微塑料吸收到身体里。一项对 11 个不同品牌瓶装水的分析发现，一杯水中可能含有多达 2 500 个塑料微粒。[14] 虽然目前尚不清楚摄入微塑料对健康的影响，但有时候我们不需要等待研究结果就能知道某些事物对我们不利。[15]

饮用剂量：根据身体需求喝水。

这个建议看起来可能是一句废话，但许多人都忽视了自己身体的信号。与每天计算喝了多少杯水相比（从医学角度来看，其实并没有一个适合所有人的神奇数字），这里有两种更简单的方法确保你补充足够的水分：第一种，观察尿液。它应该是淡黄色或稍微带黄色。如果尿液呈深黄色或棕色，就表示你需要更多水分；另一种是，时常检查一下自己是否感到口渴。如果感到口渴，这就是身体发出的信号，表示你应该喝更多的水。

茶

茶叶是全球第二受欢迎的饮品，仅次于水。我从小就开始喝茶，经常整天饮用茶水。由于世界各地都有众多备受喜爱的茶叶品种，我一直在学习了解它们，并探索在超市、专门的茶叶店和网上能找到的不同品种。

绿茶

绿茶的起源可以追溯到至少 5 000 年前的中国，传说中神农氏喝到了一杯热水，水中不小心飘进了一些茶叶，他发现泡过茶叶的热水让人感到宁静和愉悦，于是他命令手下为所有人准备这种饮品。无论这个故事是否真实，绿茶确实起源于中国，并从中国传播到印度和日本，成为亚洲的文化遗产。

　　绿茶是由茶树灌木的叶子制成的。每年的早春和初夏，茶农会手工采摘叶子和芽，然后通过不同的加工方法将其制成不同类型的茶叶。采摘后，叶子被铺在席子上晾干，然后被滚压或弯曲以破坏其细胞壁。有时，茶叶还会被氧化，使绿叶变成褐色（在制作颜色较深的茶时），然后再晾干。绿茶是所有茶叶中加工最少的一种。

　　茶叶中的生物活性化合物在泡制过程中可以溶解到饮料中。茶叶中的两种活性物质，表没食子儿茶素没食子酸酯（EGCG）和绿原酸，可以促进身体新陈代谢并帮助燃烧脂肪。[16] 伊朗伊斯法罕医科大学的团队研究了绿茶对新陈代谢和体脂的影响。他们从一家糖尿病诊所招募了 70 名被诊断患有代谢综合征的女性。参与者被分为 2 组，其中一组被要求每天饮用 7 盎司（5/4 杯）的绿茶，每天 3 次，持续 8 周。另一组则饮用相同量的温水。在研究开始和结束时，研究人员对参与者进行了身体和血液检测。

　　研究开始后的第八周，饮用绿茶的人体重减轻了 2 磅，腰围减小了 3/4 英寸，而饮用温水的人没有发生这样的变化。绿茶还帮助受试者改善了收缩压（血压的高值）、空腹血糖和血脂水平。此外，饮用绿茶的人的有害胆固醇（低密度脂蛋白）下降了 9%。

　　德黑兰医科大学还进行了一项类似的研究，探讨每天摄入不同剂量绿茶的益处。[17] 研究人员招募了 63 名年龄在 35 岁至 65 岁的受试者，他们都是轻度超重且患有 2 型糖尿病的患者。受试者被分成三组，第一组每天饮用 4 杯绿茶，第二组每天饮用 2 杯绿茶，第三组则在 2 个月内不饮用任何绿茶。在研究中使用的绿茶是用茶包在沸水中浸泡 5 分钟而制成的。

2个月后，每天饮用 4 杯绿茶的受试者减重近 3 磅，腰围缩小了 1.7 英寸。他们的收缩压下降了 6%。每天饮用 2 杯绿茶的人腰围减小了 1.4 英寸。

超市设有一个专门的区域供应各种茶叶，你家附近可能也有专门销售世界各地茶叶的茶店。但是，如果你正在寻找一种特殊的茶叶，可以在网上搜索并查找能够将茶叶运送到家的卖家。你可以购买散装茶叶，用手指将茶叶撒入杯中，或者购买茶包来泡茶。比起添加了香料的茶叶，我个人更喜欢纯茶。如果你喜欢添加了水果、香料或花香口味的茶，请务必查看成分标签，确保调味料和添加剂都是天然的。

饮用剂量： 每天 2 ~ 4 杯绿茶

对不经常喝茶的人来说，这听起来可能很多，但将其纳入日常生活习惯很容易。你只需随身携带一个杯子，在一天中适时加入热水或添加一些茶叶。许多亚洲人整天都在喝茶，到睡觉前可能会喝上 6 ~ 10 杯茶。

抹茶

许多喜欢在日本餐馆享用寿司的人都对抹茶非常熟悉，它是一种绿茶，由浓绿色的茶粉制成。实际上，茶粉起源于中国，在 1191 年被一位名叫明庵荣西的禅僧带到了日本京都。抹茶的生产过程始于茶树灌木，采摘前茶叶会在树荫下生长约 20 天。遮光会使茶叶产生更多的多酚类物质，如 EGCG 和茶氨酸。茶氨酸与 EGCG 一样，具有抗肥胖的效果。复旦大学的实验研究表明，这种生物活性物质能够将白色脂肪细胞转化为有益的棕色脂肪细胞。[18]

抹茶的茶叶会被采摘并晾干，茎和叶脉被去除，然后使用研磨机将干茶慢慢磨成细粉。与其他冲泡茶不同，抹茶中包含了整片茶叶，因此其 EGCG 含量比普通绿茶更高。根据科罗拉多大学的一项分析，抹茶的

EGCG 含量是一般商业绿茶的 137 倍。[19] 想要充分利用抹茶的好处吗？波兰波美拉尼亚医科大学的研究人员指出，在 90 摄氏度的温度下冲泡抹茶，浸泡 10 分钟，可以最大限度地提取多酚。[20]

一项由英国奇切斯特大学领导的实验研究了抹茶对新陈代谢的影响，实验的参与者为 13 名年龄在 19 岁至 35 岁、体重正常的女性。[21] 她们在 24 小时内摄入了相当于 4 杯抹茶的饮料，然后被要求在跑步机上快走 30 分钟。在这段时间里，研究人员发现，抹茶使受试者的全身脂肪氧化（新陈代谢的标志）增加了 35%。因此，在运动前短时间内饮用抹茶可以帮助燃烧更多身体脂肪。

抹茶还可以对抗高脂饮食对代谢的影响。在中国杭州市，浙江大学的研究人员在小鼠身上进行了相关研究。他们将抹茶添加到小鼠的饮食中，发现其降低了小鼠血清总胆固醇和甘油三酯水平，同时提升了有益的高密度脂蛋白胆固醇水平。[22] 此外，抹茶还能抑制有害的低密度脂蛋白胆固醇。

饮用剂量： 每天 4 杯抹茶

这是很容易达到的抹茶饮用量。去寿司店的时候，你可以在就座时点一杯抹茶，在用餐结束前再续上几杯。

乌龙茶

乌龙茶是半氧化的绿茶，是源自中国福建省的传统茶叶。如今，它在中国大陆和台湾地区都有种植。茶叶在枯萎和氧化后，会被卷成长而卷曲的形状，或制成小珠状。氧化程度会影响备受乌龙茶爱好者推崇的独特风味。乌龙茶的口感比绿茶更为丰富，但不像红茶那样浓烈。

除了含有 EGCG 和茶氨酸，乌龙茶还含有一种名为乌龙茶多糖的生物活性物质，它能通过抑制脂肪细胞的基因表达来抑制其生长。[23] 在实验室研究中，乌龙茶被证明是预防实验动物体重增加最有效的茶叶之一。[24] 暨南大学的研究人员对乌龙茶的抗肥胖效果进行了研究。他们从福建省省会福州市招募了 102 名年龄在 18 岁至 65 岁的超重或肥胖受试者。研究人员每天在 1¼ 杯沸水中浸泡 2 克乌龙茶，浸泡 5 分钟，并让受试者在早晨和下午各饮用 2 次，每天总共饮用 4 杯乌龙茶，持续 6 周。研究开始和结束时，受试者接受了身体测量和血液采样。

在第六周时，受试者平均减轻了 6.4 磅体重，腰围缩小了 1 英寸。进一步分析这组受试者的数据时，研究人员发现，在严重肥胖的受试者中，70% 的人减掉了 2.2 磅体重，20% 的人减掉了 6 磅，而每天喝 4 杯乌龙茶是对他们采取的唯一干预措施。大多数（65%）超重和肥胖受试者减重都超过了 2.2 磅。血液检查还显示，饮用乌龙茶可以降低甘油三酯水平，这是新陈代谢改善的标志之一。

根据美国农业部的一项研究，连续 3 天每天饮用 6 杯乌龙茶可以使整体代谢率提高 3%。[25] 在脂肪氧化方面，饮用乌龙茶的人群脂肪燃烧增加了 12%。除了 EGCG、茶氨酸和乌龙茶多糖外，茶中的咖啡因还可以直接激发产热作用，并燃烧身体脂肪。

饮用剂量：每天 5～7 杯乌龙茶。

普洱茶

普洱是一种经过烟熏和发酵的红茶，得名于中国云南省西南部的普洱市，已有 2 000 多年的历史。至今，云南的一些茶树年龄已经高达上千岁。

普洱茶叶来自茶树的一个品种，其叶子较宽。采摘后，茶叶会经过枯萎、干燥、手卷，并堆放在空气中经细菌自然发酵45天。然后茶叶会被分级、干燥，并压制成饼状。采用这种加工方式最初是为了帮助人们在沿着丝绸之路前往西藏的漫长旅途中保存茶叶。普洱茶呈深色，具有泥土味和烟熏味，类似于浓郁的红茶。它被视为一种助消化的饮品，我特别喜欢在饭后饮用普洱茶。

普洱茶中含有与其他茶叶相同的抗脂肪活性物质，包括EGCG和茶氨酸。但普洱茶的独特之处在于它是一种益生菌饮品。2018年，人们在普洱茶叶中发现了一种名为普洱杆菌（Pueribacillus）的新菌种。[26] 尽管普洱杆菌的作用尚未确定，但与其他发酵食品一样，普洱茶能够促进肠道健康并对微生物组有益。普洱茶中的另一种生物活性物质叫作木麻黄素，可以抑制口腔微生物组中引发龋齿的有害细菌。[27] 对小鼠进行的实验研究表明，即使给动物喂食高脂肪食物，普洱茶提取物也能预防其体重增加。[28]

中国台湾中山医学大学的研究人员对每日饮用普洱茶对体重和新陈代谢的影响进行了研究。[29] 他们招募了70名受试者，并将其分为2组。一组每天3次饮用由普洱茶叶提取物制成的茶水，而另一组则饮用安慰剂。研究持续了3个月，在结束时，与饮用安慰剂的人相比，饮用普洱茶的人减少的体重是另一组的5.6倍，而安慰剂组在同一期间仅减轻了1.5磅。

中国的首都医科大学进行了一项临床研究，旨在探究普洱茶提取物对新陈代谢的影响。[30] 该研究招募了90名患有代谢综合征且超重的受试者，并将他们分为2组。其中一组连续3个月每天2次在饭前服用4粒普洱茶提取物胶囊，而另一组则服用安慰剂。每杯茶的计算剂量为半茶匙普洱粉。经过3个月的研究后，与对照组相比，服用普洱茶提取物的受试者体重下降了77%。此外，普洱茶组的受试者总胆固醇、有害的低密度脂蛋白胆固醇和甘油三酯水平也更低。

普洱茶在大多数茶叶店都能找到，而且网上也有许多购买渠道。如果附近有亚洲市场，你也可以在茶叶货架上看看是否有普洱茶。

饮用剂量：每天 2 杯普洱茶。

咖啡

我热爱喝咖啡，每天都会大量饮用。自从我在大学毕业后的间隔年在意大利（在那里我接触到了浓缩咖啡）和希腊（在那里我发现了土耳其／希腊咖啡）生活以来，这种热爱就一直存在。咖啡的味道和咖啡因的刺激效果吸引着我。在读医学院期间，我一边背书，一边大量饮用咖啡；后来，在住院医师培训期间，为了在漫长的值班夜晚保持清醒，我依然频繁饮用咖啡。如今，科学研究表明，咖啡的好处远不止于提神醒脑。咖啡对新陈代谢有益，并能帮助对抗身体脂肪。

令人惊讶的是，作为一种被如此广泛饮用的饮料，咖啡的确切起源故事至今仍不明确。它源自埃塞俄比亚，那里是咖啡灌木的原产地，但是它是如何被推广并传播到其他国家的，目前尚不清楚。我们知道，咖啡从非洲贸易到阿拉伯，然后传入地中海地区。咖啡灌木也被引入印度，并从那里传输到其他东南亚国家并被种植，如越南、柬埔寨、缅甸和泰国。无论在哪个地方种植，大多数商业咖啡来自两个不同品种的植物：阿拉比卡和罗布斯塔。

在历史上，咖啡因其对大脑的刺激作用而备受争议，有人喜欢，有人排斥。当我还是个孩子的时候，我被告知，因为咖啡具有这样的作用，所以它是一种"成人"饮料。然而，咖啡因只是咖啡的一个成分。

咖啡豆中含有绿原酸，正如我在第四章中提到的，绿原酸具有强效的抗肥胖作用。这种生物活性物质能促使脂肪干细胞产生更多有益的棕色脂肪，并触发产热作用，增加新陈代谢。一项对生活在印度尼西亚的504名成年人进行的关于咖啡和体脂的临床研究表明，即使从计算公式中排除咖啡因的影响，喝咖啡也有助于减少脂肪，这凸显了绿原酸的作用。[31] 大多数人喝的咖啡含有咖啡因，咖啡因本身也能增加新陈代谢。[32] 此外，咖啡对棕色脂肪的产热作用的影响在苗条的人身上比在肥胖者身上更明显。[33]

哈佛大学陈曾熙公共卫生学院的研究人员与新加坡和瑞士的合作伙伴一起，对咖啡对新陈代谢的影响进行了研究优化。他们招募了26名年龄在35岁至69岁、超重的志愿者，他们均存在胰岛素抵抗。这些参与者是中国人、马来西亚人和东印度人的后裔。他们被分为2组，其中一组每天饮用4杯咖啡（由罗布斯塔咖啡豆制成），持续6个月。另一组则饮用一种安慰剂饮料，其外观、气味和味道与咖啡相似，但不含咖啡因。在研究期间，所有受试者都被禁止饮用其他咖啡。受试者在早餐、上午中段时间、午餐时和午餐后分别饮用一杯咖啡。为了避免影响睡眠，他们晚上8点后不再饮用咖啡。除此之外，受试者没有进行其他饮食调整。

研究结束时，通过身体成分分析测量，饮用咖啡的人群身体脂肪减少了4.6磅。相比之下，饮用安慰剂饮料的人群增加了4.4磅的脂肪。

你可能听说过咖啡（和茶）中的咖啡因是一种利尿剂，可能导致脱水。作为医学生，我也听我的教授们提到过这一点。我曾怀疑它是否通过增加尿量和减少体液重量来实现减肥效果。英国伯明翰大学进行了一项精心设计的临床研究，以研究咖啡与脱水之间的关系。研究表明，适量饮用咖啡不会比饮用水导致更多的体液流失。[34] 因此，你可以放心享受咖啡，不必担心脱水问题。

饮用剂量： 每天4杯咖啡。

可可饮料

可可豆被用来制作一种古老的玛雅饮料，名为 xocolatl（意为"苦水"）。它被看作众神的食物之一。根据考古学家的说法，xocolatl 并不使用糖来调味，相反，它就是苦味的，有时会加入辣椒或香草调味。[35] 在中美洲，人们每天都饮用可可饮料，就像我们今天经常喝咖啡一样。它也被用于仪式和庆典。

然而，当阿兹特克人征服玛雅人后，他们将可可变成了特权阶层的食物。但对可可豆及由此制成的可可粉具有治疗特性的认知延续了下来。当西班牙征服者将可可带到欧洲时，西班牙糖果制造商向可可粉中添加糖，制成了类似于我们今天熟悉的巧克力饮料和巧克力棒的食品。

正如你在第七章中所看到的，可可豆具有抗肥胖的效果。尽管黑巧克力确实对健康有许多益处，但吃巧克力棒并不是对抗体内脂肪的明智方法，因为它们通常含有糖和其他添加剂。但是如果是纯可可粉，以 xocolatl 的方式饮用呢？

墨西哥国立理工大学的研究人员研究了可可饮料对新陈代谢和身体成分的影响。[36] 他们招募了 15 名超重并被诊断患有代谢综合征的受试者，将其分为两组。其中一组每天摄入一杯可可粉（溶解在 3/4 杯水中饮用），持续 4 周。[1] 另一组则饮用不含可可的安慰剂饮料。

经过 4 周，饮用可可饮料的人体重减轻了 5.3 磅，比安慰剂组多减重

---

[1] 要制作出这项研究中的高黄烷醇可可饮料，你需要确保每杯饮料含有 80 毫克的可可黄烷醇。我的研究表明，这大约相当于 2 汤匙标准可可粉，不过，可可粉的黄烷醇含量会因可可豆的质量和加工方式而产生很大差异。另一个有用的信息是，可可粉不是"热巧克力"，热巧克力含有糖和许多其他添加剂。

40%。饮用可可饮料的参与者腰围也减小了1.4英寸，是安慰剂组减少量的2倍。可可饮料还改善了新陈代谢，使受试者总胆固醇水平减少了58%。其有益的高密度脂蛋白胆固醇水平有所增加，有害的低密度脂蛋白胆固醇降低了17%。此外，他们的血糖水平也有改善，与安慰剂组相比，可可组的甘油三酯（脂肪沉积的标志）含量降低了约58%。如果你喜欢纯可可的泥土味道，它能为你的新陈代谢带来许多好处。

你可以在超市的中间过道找到无糖可可粉，它们通常被摆放在烘焙食品附近。请查看成分表，确保粉末中没有添加糖、人工甜味剂、色素或氢化油脂。你可以自己添加天然香料和调味料。可可粉更容易溶解于热水中，但无论是热饮还是冷饮，都不会改变它对健康的积极影响。如果想制作冷饮，只需在前一天晚上准备好，然后放入冰箱冷藏一晚即可。

饮用剂量：每天3/4杯可可饮料（平均2汤匙高质量可可粉溶解在水中）。

⟳ 植物奶

许多人对替代牛奶的产品感兴趣。植物奶（为避免混淆，有时被称为"豆奶"）是一种由坚果和豆类制成的产品，其饱和脂肪和胆固醇含量较低。制作植物奶的过程通常是将坚果或豆类浸泡在水中，然后将其磨碎并过滤出液体。对乳糖不耐受者和出于健康、宗教或道德原因而不食用乳制品的人来说，植物奶是一个很好的选择。然而，无论购买何种商业饮料，都需要仔细阅读标签，以确保没有添加有害的成分。

豆浆

尽管看起来像一个现代发明，但豆浆在中国已有2 000多年的历史。它是将黄豆煮沸、捣碎得到的液体，也是制作豆腐的原料之一。豆浆可以冷饮或热饮，可以加盐或加糖，可以单独饮用，也可以与其他菜肴搭配食用。对乳糖不耐受的咖啡爱好者来说，豆浆是一种替代乳制品的选择。用豆浆制成的汤是一种很受欢迎的传统点心，类似于早午餐的小食。像大豆一样，豆浆也被证明有抗肥胖的作用。

马来西亚拉曼大学的研究人员召集了258名年龄在21岁至60岁的马来西亚华裔居民，进行了一项有关豆浆的影响的研究。他们通过血液检查、身体活动问卷和关于乳制品摄入情况的调查来评估受试者的新陈代谢情况。[37] 研究结果显示，受试者中有21%超重，40%肥胖，而年龄在20岁至33岁之间的年轻受试者的肥胖率更高。令人惊讶的是，饮用豆浆是为数不多的能够降低肥胖风险的因素之一。饮用豆浆的人的肥胖风险降低了55%。

德黑兰医科大学的研究人员在一项研究中发现，相较于牛奶，豆浆对腰围有着积极的影响。[38] 这项研究招募了24名年龄在20岁至50岁、超重或肥胖的德黑兰女性参与临床试验。研究对象被分成两组，两组都接受了热量限制饮食。第一组连续4周每天喝一杯豆浆。第二组则用牛奶代替。在初始阶段之后，他们休息了2周，以消除饮料对结果的影响。随后，两组互换饮料类型，继续每天饮用，保持4周。研究结果显示，豆浆使女性的腰围减少了7%，而牛奶则没有这种效果。

在超市的乳制品区，你可以找到豆浆和其他植物奶产品。尽管杏仁奶和燕麦奶等其他植物奶也是不错的替代品，但我个人更喜欢豆浆，因为它具有传统的地中海和亚洲风味。[39] 如果你喜欢牛奶的风味，但又不想摄入乳制品或希望减少饱和脂肪的摄入量，豆浆是一个很好的选择。如果你正在寻找一种健康的、可以替代奶油的饮品添加进咖啡（或可可饮料）中，可以尝试一下豆浆。

饮用剂量：每天一杯豆浆。

水果果汁

"果汁对我的健康有好处吗？"经常有人问我。我总是回答说，吃水果比喝果汁更有益。果汁不能计入蔬菜或水果的摄入量，因为果肉、果核和果皮——所有含有有效生物活性物质的部分——通常都被去掉了。此外，你在超市里看到的许多商用果汁都是经过高度加工的，由浓缩提取物制成，并添加了糖和其他添加剂，而大多数有益的果肉和生物活性成分都已被去除。

然而，有些果汁是值得了解的，因为临床研究表明，它们有利于你的新陈代谢。

番茄汁

从小时候开始，我就喜欢番茄汁。我一直以为它是在番茄的起源地——南美洲，或是由几个世纪前将番茄引入欧洲的意大利人或西班牙人发明的。然而，现代说法却不同。据说番茄汁是由路易斯·佩兰（Louis Perrin），一位酒店厨师，于1917年在印第安纳州弗伦奇利克的弗伦奇利克度假酒店为制作早餐果汁而发明的。无论番茄汁是否经过迭代（我猜想一定有），它作为一种现代健康饮料的声誉是当之无愧的。番茄汁含有整个番茄中的生物活性物质——番茄红素。在第六章中我提到过，番茄红素具有抗脂肪的功效。

台湾中国医药大学的研究人员对番茄汁与健康人体代谢的关系进行了研究。他们招募了 25 名体重正常、年龄在 20 岁至 30 岁的女性参与者。研究对象被要求每天饮用 1.2 杯纯番茄汁，持续 8 周，并被告知保持正常的饮食和锻炼习惯。在研究开始和结束时，受试者接受了身体测量和血液检查。

第八周结束时，研究人员对所有参与者进行了体重和身体测量，并比较了前后的血液检查结果。结果显示，每天饮用番茄汁使受试者在 8 周内减轻了超过 1 磅的体重，并减少了略多于 0.5% 的身体脂肪。饮用番茄汁的人的腰围减少了超过 0.5 英寸，其胆固醇和炎症标志物 MCP-1 的血液水平也下降了。[1] 此外，在饮用番茄汁后，有一项标志物增加了 25%，那就是脂联素，这是一种脂肪激素，其作用是增加细胞对胰岛素的敏感性，并优化新陈代谢。

市场上有各种类型的番茄汁，其中有些添加了其他蔬菜和香料，它们对代谢有着各自的益处。和购买其他产品时一样，你可以查看成分标签，了解番茄汁中除番茄以外的其他成分，避免购买添加了糖的商用果汁。同时要记住，你也可以用自己种植的番茄轻松自制新鲜的番茄汁。小提示：加入一些新鲜的柠檬汁可以增强和优化口感。和喝其他果汁时一样，适量饮用非常重要，因此请限制番茄汁的饮用量，不要过多饮用以解渴。番茄汁的热量大约与橙汁相当，但它含有的膳食纤维是后者的 5 倍，这对肠道健康有益。慢慢品味，享受番茄汁的美味吧！

饮用剂量：每天 1.2 杯纯番茄汁。

---

[1] MCP-1 是单核细胞趋化蛋白 -1，是一种吸引巨噬细胞参与炎症的蛋白。

西瓜汁

你可以考虑用西瓜汁替代番茄汁来获取番茄红素。将西瓜去皮，把果肉放入搅拌机中搅拌，就能制成甜美的、富含番茄红素的粉红色西瓜汁。美国农业部的研究人员在健康人群中进行了一项关于西瓜汁的临床研究。他们用西瓜块制作了 3.5 杯西瓜汁，发现每天饮用此剂量的西瓜汁，连续 3 周，可以将血液中的番茄红素含量提高一倍，达到与饮用番茄汁相当的水平（尽管番茄汁中含有更多有益膳食纤维）。[41] 这种剂量的西瓜汁似乎可以使你体内的番茄红素水平达到最高点，因为当研究人员将受试者饮用的西瓜汁量加倍时，受试者血液中的番茄红素水平并没有再升高。

与番茄相比，西瓜的一个优势是含有瓜氨酸。我们的身体会代谢这种氨基酸产生一氧化氮，一氧化氮是人体用来控制许多维持生命的细胞过程的化学信号。实验室研究表明，一氧化氮有助于生成更多能够进行产热作用的棕色脂肪，它还可以保护血管健康、降低血压，作为代谢综合征的一种对抗措施。[42] 此外，一氧化氮还能促进身体内干细胞的活动，帮助因代谢疾病受损的组织和器官再生。

你可以用成熟的西瓜自己制作西瓜汁，味道会比商用果汁更清新。请注意，加工的瓶装西瓜汁通常含有添加糖，有时还含有人工色素和调味剂，以增强其外观和风味。吃一些新鲜西瓜块或西瓜片也是非常地中海 - 亚洲式的做法，这样你可以获得西瓜汁的所有好处，还能摄入一些纤维。

在享用这种甜美的饮料时，请记住，一杯西瓜汁的含糖量是番茄汁的 2.2 倍。最好不要将它当作日常饮料，而是视为能丰富味蕾同时又能从中获得番茄红素和瓜氨酸的饮品。

产生 Akk 菌的饮料

超市的中间过道摆放着一些益生元饮料，它们值得在你的地中海 – 亚洲饮食中占有一席之地。在第四章，我提到了一种名为 Akk 菌的健康肠道细菌，它可以预防肥胖、代谢综合征和糖尿病，但随着年龄增长，这种细菌的数量会减少。[43] 研究人员还发现，在接受免疫疗法治疗时，肠道中存在 Akk 菌的患者有更好的免疫反应。[44] 然而，Akk 菌很容易被常规处方的抗生素杀死，因此有必要了解一些可以帮助其恢复生长的饮料。

石榴汁、蔓越莓汁和康科德葡萄汁都是能够帮助 Akk 菌生长的饮料。[45] 它们都富含多酚，可以刺激肠道产生健康的黏液，为 Akk 菌提供生长环境。这些果汁的代谢效果已经被人体研究所证实。我们来看一看相关的证据。

石榴汁

石榴已有数千年的历史，在地中海、亚洲和中东文化中一直是一种受欢迎的水果。它的果汁被用来制作糖浆、釉料和饮料。中国南京大学和浙江大学的研究人员发现，包裹着石榴种子的红宝石色果肉能促进代谢。当把石榴果肉喂给高脂肪饮食的老鼠时，与不吃石榴的老鼠相比，它们的体重增加量减少了 35%。[46] 果肉还使它们的胰岛素敏感性提高了 43%。当研究人员检查小鼠的肠道微生物组时，他们发现吃石榴能增加 Akk 菌的数量。

位于墨西哥瓜达拉哈拉的西部国家医学中心的研究人员对 20 名肥胖的

成年志愿者进行了研究，证实了石榴的抗脂肪能力。[47]一组参与者连续 30 天每天喝半杯 100% 有机石榴汁，另一组则服用 30 天安慰剂。在研究结束时，喝石榴汁的人减掉了 1.1 磅体重，身体脂肪减少了 1.4%。相比之下，喝安慰剂的人体重增加了 2.2 磅，体脂增加了 1.1%。

我建议饮用石榴汁要适量，因为它的含糖量很高，比碳酸饮料高出 25%。但纯果汁会给你带来有益的生物活性物质，以及整个水果的益生元膳食纤维。

饮用剂量：每天半杯石榴汁。

康科德葡萄汁

你还记得小时候吃的紫色葡萄糖的味道吗？康科德葡萄及其果汁有着一模一样的味道。这个味道勾起了我童年的回忆。实验室研究表明，康科德葡萄汁中富含的花青素和其他生物活性物质能够预防体重增加、抑制脂肪生长，并减少习惯高脂饮食的小鼠的炎症反应。[48]当然，直接吃葡萄对你的健康更加有益！

普渡大学的研究人员领导了一项关于康科德葡萄汁的临床研究，他们在 34 名超重的受试者身上检测了其对新陈代谢的影响。一组受试者每天早上喝 1.5 杯康科德葡萄汁，持续一周；另一组受试者饮用不含多酚的葡萄味饮料作为安慰剂。[1]研究人员在受试者进食后检查了他们的血糖水平并调查了其食欲水平。

一周后，喝康科德葡萄汁的人饥饿感有所减少，食欲下降，摄入的热量也减少了。普渡大学的另一项研究表明，尽管康科德葡萄汁的含糖量与

---

[1] 该研究中使用的果汁是韦尔奇（Welch's）100% 康科德葡萄汁。

石榴汁相似，但饮用康科德葡萄汁不会造成体重增加。[49]

饮用剂量： 每天一杯半康科德葡萄汁。

蔓越莓汁

蔓越莓是一种鲜红色的小浆果，生长在美国、加拿大和南美洲低矮的蔓生灌木上。它以多种形式被食用，包括榨汁、像葡萄干一样晒干、煮成酱汁等。蔓越莓含有生物活性物质，如花青素、原花青素等多酚类物质。

在实验室研究中，人们把蔓越莓提取物喂给高脂饮食的老鼠，与不吃蔓越莓的老鼠相比，它们的体重增加量减少了22%。[50] 研究人员发现，蔓越莓提取物通过增加解偶联蛋白1（UCP1）的含量和启动产热过程来促进新陈代谢。

巴西隆德里纳州立大学的研究人员对蔓越莓汁对人体新陈代谢的影响进行了研究。[51] 他们招募了56名被诊断患有代谢综合征的男性和女性。受试者被分为2组：一组被要求每天喝3杯蔓越莓汁，午餐和晚餐时各饮用一半，持续2个月。[1] 另一组维持他们原有的饮食和生活方式。

在为期60天的研究结束时，结果显示，喝蔓越莓汁的人血液中的脂联素水平增加了20%，脂联素是一种脂肪激素，可以帮助细胞更好地利用血糖。脂联素的抗炎作用也有助于对抗多余脂肪造成的损害。喝蔓越莓汁的人血液中高半胱氨酸水平也降低了30%。高半胱氨酸是一种患代谢综合征时会升高的氨基酸。高水平的高半胱氨酸是心血管疾病的风险因素，与心脏外侧、像围绕着心脏的外皮一样的脂肪组织的增长有关。[52]

---

[1] 在这项研究中使用的果汁是巴西公司 Juxx 生产的 Juxx 蔓越莓汁。

纯蔓越莓汁的含糖量比石榴汁或康科德葡萄汁少 15%，但它可能很酸。商用蔓越莓汁经常与其他果汁混合，可能添加了糖、人工色素和调味剂。我建议你选择纯蔓越莓汁，你可以自行稀释和调整它的味道。你也可以通过吃蔓越莓干来获得蔓越莓的生物活性物质和膳食纤维。

饮用剂量：每天 3 杯蔓越莓汁。

橙汁

橙子起源于 2 000 多年前的东南亚。橙子原本又小又苦，后来经过中国人的培育变得香甜可口。随后，橙子传入欧洲，在那里受到极高的赞誉，法国国王路易十四甚至在凡尔赛宫专门开辟了一块名为"橘园"的地方来种植橙子树。

在我的成长过程中，橙汁被视为健康早餐的核心元素之一。有人告诉我，它不仅含有维生素 C，还含有钙和维生素 D。推广这种观点是为了向每家每户销售橙汁而采取的一种营销手段。在本章开头，我提到了吃整个水果比喝果汁更有益。由于橙汁的高含糖量，我特别用它举例。一大杯橙汁的含糖量比一罐碳酸饮料还多。所以，我经常被问到的一个问题是：橙汁是否真的对我们的健康有益？

只要适度饮用并限制摄入的糖分，橙汁就不会导致体重增加。橙子含有对微生物有益的膳食纤维以及抗脂肪的生物活性橙皮苷。[1]在柑橘类水果中，瓦伦西亚橙的橙皮苷含量最高。[53]

研究表明，橙皮苷能帮助正常体重的人瘦身并增加肌肉。西班牙穆尔西亚大学对 40 名 18 岁至 55 岁的健康业余竞技自行车运动员进行了一项临

---

[1] 虽然柑橘汁中含有橙皮苷，但大部分橙皮苷存在于果实的固体部分，包括果肉、果皮和外皮中。

床试验。[54] 他们的体重都在正常范围内，身体非常健康，每周骑行 6 到 12 小时。

其中一半的骑行者饮用了含有大量橙皮苷的橙子提取物，相当于 4.5 杯橙汁（13 个瓦伦西亚橙子或 18 个脐橙，但不含糖）。另一半人则服用安慰剂胶囊。[1] 在为期 8 周的研究结束时，摄入橙皮苷的受试者已然非常健康的身体成分表现出显著的改善。他们的全身脂肪减少了 18%，小腿脂肪减少了 15.5%。橙皮苷组的肌肉总量也增加了 2%，显示其身体发生了重塑。而安慰剂组的脂肪和肌肉没有发生任何变化。

对这些骑行者而言，真正的受益在于运动表现。研究对象被带到一个性能实验室，并被要求骑一辆固定单车。[55] 与研究前相比，摄入橙皮苷的受试者的最大能量提高了 2%。而安慰剂组的表现没有发生变化。虽然 2% 的进步对大多数人来说可能并不算多，但对一名竞技运动员来说，每一点优势对胜利都至关重要。

其他柑橘类水果，如柠檬和酸橙，也含有橙皮苷，但含量只有瓦伦西亚橙的一半。尽管如此，在厨房中考虑使用新鲜芳香的柠檬和酸橙仍然是一个好主意。柠檬让我想起意大利阿马尔菲海岸和希腊岛屿上的地中海风味，酸橙则在泰国和越南菜中用作调味品。除了橙皮苷外，柑橘类水果还含有像柚皮素、柠檬烯和川陈皮素这样的抗脂肪生物活性物质，可以激活棕色脂肪并激发产热作用，有助于提高新陈代谢。这些都是通过品尝美味的柑橘类水果（如柚子、温州蜜柑、小柑橘、橘子、相扑柑橘、血橙和金柑等）并将其添加到饮食中可以获得的好处。[56]

最重要的是，你可以饮用鲜榨橙汁或其他柑橘类果汁，但要适量。它们含有强效的生物活性物质和纤维，但也含有很多糖分。

----

[1] 作者称 1 升橙汁含有 444 毫克的橙皮苷。

关于饮料的最后一点提示

在逛超市的时候，记住水是你能找到的最好的饮料，其次是茶和咖啡。为了代谢健康着想，这些饮料是你的首选。我提到的任何其他饮料都应该适量饮用，而且要避免那些添加了糖的饮料（表9.1）。

无论喝什么饮料，都不要觉得必须喝光最后一滴。不止退出"光盘行动"，也退出"空杯行动"吧。我们大脑中的口渴神经中枢会告诉我们何时已经摄入足够的水分，以满足身体对液体的需求。听从身体的需求，这样你就不会过度沉迷于任何饮料。过度饮用任何饮料，甚至是水，都可能带来危险。在几个小时内喝下1加仑水会导致水中毒，引起危险的脑肿胀。

适度饮用果汁，并选择那些有益健康成分含量最高的果汁。大多数饮料都可以在家用榨汁机或搅拌机制作，当然，冲泡茶和咖啡十分简单，用热水就可以。茶或咖啡可以在冰箱中冷藏几天。尽量使用玻璃或金属容器，以避免塑料容器向饮料中释放微粒。在夏季，你甚至可以将这些饮料冻成冰块，在炎热的日子给自己降温，同时促进新陈代谢和健康。随着厨艺水平逐渐提升，自制饮料不仅会给你的家人和朋友带来惊喜，还会让你更加健康。

现在你已经了解了超市中间货架上的食物以及农产品、海鲜和饮料区背后的科学原理，你已经准备好采用地中海－亚洲饮食模式，开始一趟激动人心的代谢健康之旅了。现在是时候将这些成分实际运用起来，推动你自己和你的新陈代谢达到更高的健康水平了。

表 9.1 饮料剂量

饮料	每日剂量
水	1～2 杯
茶:	
绿茶	2～4 杯
抹茶	2 杯
乌龙茶	5～6 杯
普洱	2 杯
咖啡	4 杯
可可饮料	3/4 杯
豆浆	1 杯
果汁:	
康科德葡萄汁	1.5 杯
蔓越莓汁	3 杯
石榴汁	0.5 杯
番茄汁	1.2 杯

改变人生的饮食计划

你从哪里开始并不重要，重要的是你做的事。

——戴维·巴尔的摩，1975 年诺贝尔奖获得者

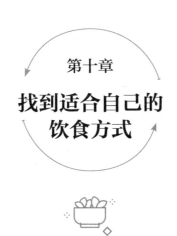

第十章

找到适合自己的
饮食方式

市场上有各种各样的食品和饮料，为你提供了许多健康和愉悦的饮食选择。然而，这种多样性也让人不知所措，尤其是当我们被来自各方的关于"吃什么"和"如何吃"的建议所困扰时。也许这就是你拿起本书的原因——除了在超市购买食物外，你还需要别人的帮助来了解如何处理这些食物。许多饮食计划制定者都声称能帮你变得更加健康和苗条。每个计划都不同，有时它们之间存在矛盾，但都宣称是"正确"的方法。

在我们讨论食物和健康时，真正的目标是促进新陈代谢。减肥只是这个目标的一部分。只要采用的方法在科学和医学上合理，任何减肥计划都可以奏效，前提是你能坚持下去。然而，要减掉多余的脂肪并维持健康新陈代谢所必需的减肥效果，最困难的部分就是坚持这个计划。也许你已经有过这样的经历："节食"带来了挑战（可能是感到无聊或者产生被剥夺感），失败似乎不可避免。从你纯粹为了减肥而开始节食时，就已经知道总有一天会放弃，除非你的计划是独一无二的。

让我们现实一点吧。在所有告诉你如何通过饮食减脂的专家中（包括我在内），只有一个专家了解你最喜欢的食物，了解你进食后身体感受如何，知道哪些食物带给你快乐，哪些让你讨厌。这个专家就是你自己。如果你想改变饮食习惯以减掉不健康的身体脂肪，彻底修复新陈代谢，那么了解你的身体和食物之间的关系至关重要。同时，享受你所吃的食物也很重要。

有一点我再怎么强调也不为过，那就是：你需要找到最适合自己的方法。大多数饮食计划都有严格的规则，听起来像是一项艰苦的工作。而许多医生在与病人谈论饮食和减肥时采取责备的方式，也加剧了这种心态。这一切让饮食（尤其是健康饮食）听起来毫无乐趣。我从与患者接触的经验中得知，坚持那些让人感到受限制和缺乏个性的饮食计划几乎是不可能的。人的本性是追求自由和联结，我们更倾向于坚持让自己感到快乐和享受的事情。严格的饮食还会让你感觉必须达到别人的标准，而不是自己的标准。

地中海–亚洲饮食法既灵活又个性化。它在配料上体现了悠久的传统。地中海文化和亚洲文化都强调新鲜、当季、天然的食材，烹饪这些食物的食谱可以追溯到几代人以前，甚至几个世纪前。地中海和亚洲的菜肴味道出众，并且重视食材的质量。它们的食材组合方式产生的最终结果比单独的成分更加复杂和美味。想想西班牙凉菜汤（一种来自西班牙南部的冷汤），或者蚝油炒蔬菜，与它们最初的成分相比，这些菜的风味都更加复杂。

我喜欢地中海–亚洲饮食还有另一个原因。几千年来，在这两个文化中，食物和健康始终是密不可分的。在地中海和亚洲的烹饪和传统治疗中使用的许多成分正是我在第二部分中提到的食物，这些食物经过科学验证，可以改善你的新陈代谢，同时激活 5 个健康防御系统。早在药品出现之前，丝绸之路沿线所有文明培养出的家庭厨师都已将食物作为药物使用。迷迭香、橄榄油和甘草在地中海地区被认为是有益健康的。[1]古老的医药书

《药物论》是生活在公元 1 世纪的希腊医生狄奥斯科里迪斯所著，他列举了
200 多种植物香草，包括鼠尾草、茴香和甘菊。中医也以食物为基础。事
实上，在中国，"服用药物"被说成"吃药"，其字面意思就是"食用你的
药"。生姜、大蒜、洋葱和蘑菇只是中国食疗的几个例子。食物作为药物的
概念几乎根植于每一道地中海 – 亚洲菜肴中。

地中海 – 亚洲饮食也有分享的传统，这增加了它的乐趣和健康益处。
我之前已经提到过，但再强调一遍也无妨：一起进餐可以提供社交联结，
这是众所周知的健康和长寿的关键，并且让人有机会慢慢品味食物、慢慢
进食，这对新陈代谢更好。[2] 家庭装的盘子让每个人都有机会品尝各种各样
的食物，并根据个人喜好来进餐，这与每个人都有自己预先装好盘和相同
（大份）分量的食物的传统相反。食物多样性的好处不局限于避免味觉上的
厌倦，还有研究表明，当肠道菌群摄取多样化的食物时，其健康状况更好。[3]
一个健康、能量充足的微生物组可以促进肠道健康，从而改善新陈代谢、
大脑和免疫功能。

但如果——尽管阅读了所有以上内容——你仍认为地中海 – 亚洲饮食
法并不适合你呢？也许你对烹饪或烹饪方法并不感兴趣。这完全可以理解，
虽然我鼓励你保持开放的心态，去探索它们。你可以使用本书中的食材，
并找到将这些食物用于几乎任何菜系或烹饪风格的方法。比起食谱，更重
要的是根据个人喜好和生活方式使用这些食物的策略（和科学）。

请顺应自己的意愿和偏好。通过真实地面对自己，找到适合自己的方
式，你将为自己量身定制健康饮食的方法，并成功地坚持下去。你需要的
是制定一种独特的饮食策略，确保它对你有效，并坚定地执行，直到它成
为一种自然、习惯的生活方式。

我也可以在这方面提供帮助，因为我不相信只有一种方法可以吃出代
谢力。你需要找到自己的最佳路径。这就是让你战胜多余身体脂肪的方法。

为了启发你制定一个可以持续一生的策略，并以一种强有力、个性化、令人兴奋的方式来实现它，我想分享我的一些经验，虽然这是从一个看似不太可能的人物身上学到的——我童年的英雄，传奇武术家李小龙。

☾ 李小龙的方法

李小龙身高 5 英尺 8 英寸，体重 130 磅，体型精瘦。通过不懈的训练和细致的营养控制，他保持着完美的身材，几乎没有多余的脂肪。李小龙不仅是一位标志性的武术大师，也是健身的楷模。观看他的任何一部电影，都会被他杰出的身体能力所震撼。[1] 尽管距离李小龙 1973 年英年早逝已经过去了几十年，但他仍然激励着世界上几代人学习武术。[2] 他是武术最早的全球大使之一。然而，大多数人不知道的是，李小龙发展了一种强大的哲学，能够适应和克服各种障碍（包括健康挑战），并获得胜利。他的哲学继续影响着许多人，包括当今的顶级运动员，还有我自己。

在青少年时期，我是李小龙的忠实粉丝。他闪电般快速的格斗动作令人着迷，他的肌肉线条分明，就像漫画家画出来的一样。在我年轻的时候，我与李小龙产生了共鸣，因为我们都是亚裔美国人，他电影的主题深深触动了我内心的某个角落——克服不公、种族主义和欺凌。战胜巨大困境并取得胜利的想法激励着我。李小龙以速度、技巧、优雅和效率战胜对手。

---

[1] 李小龙最著名的武打电影是《唐山大兄》《精武门》《猛龙过江》《龙争虎斗》和《死亡游戏》，后者在他去世前还没有完成。
[2] 李小龙在 32 岁时英年早逝，一种广为流传的说法是，他对一种药物产生了过敏反应，导致了致命的脑肿胀。

作为一个青少年，我渴望拥有他的身体能力。

虽然我内心的一部分仍然渴望有一天能够习得那些卓越的身体技能，但我在融合了李小龙倡导的其他理念后取得了更多的成就，这使我作为一个成年人更加欣赏他。李小龙的作品和电影中蕴含了他作为一名学习哲学的运动员的经验。他教导人们学习新技能的重要性，以及将其与自身的身体能力和局限性相结合的重要性。他示范了如何尊重传统方式，同时不受传统规则的束缚，并勇于通过创造自己的解决方案来应对问题。李小龙说："研究你自己的经验。吸收有用的，摒弃无用的，再加上本质上属于你的独特东西。"[4]

我在生活和职业生涯中应用了许多他提出的原则。这些原则在我人生的每个阶段都提供了帮助——作为医学院学生，平衡工作和娱乐；作为年轻医生进入一家权威的医疗机构时，有信心发展出自己处理病患的方式；作为一名科学家，在保守的学术领域中追求新的思想并取得成功；作为一名医生，不断在科学前沿寻求有效的解决方案，帮助人们克服威胁生命和身体的疾病。我的许多成功都源于我愿意超越传统思维，拒绝受到他人试图强加的限制，并克服障碍。这些原则帮助我确立了研究食物疗法的道路。它们也可以帮助你。

我必须自学营养学，因为我在正规的医学培训中没有接受相关教育。我还必须灵活应对，避免因为我对食物疗法的兴趣而遭受"上级"的攻击，因为他们相信药物是唯一的健康解决方案。为了给食品研究注入更多科学，我还需要说服我的同事使用那些按惯例仅用于测试药物的系统来测试食物。为了在对健康话题有影响力的众多人中脱颖而出，我必须坚持科学，并勇敢地挑战在舞台、电视、播客和社交媒体上传播的与健康饮食相关的"神话"和谣言。我自己的实践也与我所宣扬的一致：将对美食的享受与对健康的关注相结合。

所以，当你想找到自己对抗身体脂肪的方法时，李小龙的智慧是非常宝贵的。这听起来有点牵强，让我来解释一下。李小龙将格斗训练比喻为解决问题和获得人生成功的方法。不要浪费时间去争论不同方法的优劣，要直接行动，处理问题，并获得结果！

李小龙创建了一个新的武术形式，名为截拳道，英文简称 JKD，意为"截击之道"。它更像是一种对战斗的方法论，而不是像功夫、空手道、柔术、合气道或泰拳这些备受推崇的传统武术那样具体的风格。李小龙认为，这些传统武术虽然很具有观赏性，但在现实的战斗中太死板了。毕竟，这些武术所教授的严格的拳法和腿法与遭遇袭击者时的不可预测性不相符。

李小龙的著作《截拳道之道》描述了他的方法。这本书提供的哲学策略不仅被武术界采用，也被生活指导和商业顾问采用。这些策略也能够直接应用于如何通过食物来改善健康。

李小龙描述了一些技巧，使每个人能够根据自己的体型、身体能力和技能认识自己独特的优势（和局限性）。他认为最好的方法是借鉴每种战斗风格的精华，所以敦促他的学生学习多种格斗技术。李小龙总能听到关于哪一种战斗方式更优越的激烈争论，包括功夫、空手道、跆拳道、赛法斗和柔道等。他认为这些争论是狭隘的，并会对个人形成限制。

我相信同样的哲学也适用于关于哪种饮食更优越的争论。正如李小龙所说，为了成功，在任何情况下，你都要借鉴对你有用的东西。当确定了目标，并将这些原则应用于饮食中时，你就能最大限度地提高身体能力，优化新陈代谢，促进健康。没有必要把自己限制在单一的方法上，因为没有终极的"正确"方法。

学会运用不同的技巧将食物作为药物来优化新陈代谢，不仅能拓宽你的能力，还能帮助你摆脱单一的思维模式，并抛弃严格的饮食规则和理念——这让你得以摆脱严苛饮食的束缚。在饮食和健康方面，你将具有更好的适应性和灵活性。如果你对过去为减肥付出的努力感到沮丧，或者觉得节食似乎是一座不可逾越的山峰，我即将与你分享的内容将使你能够在享受减肥过程的同时达到更好的新陈代谢和健康目标。

以下是我对"饮食医生"和其他提倡死板的饮食规则和没有灵魂的饮食计划的生活方式大师的回应。我从李小龙的哲学中总结了 5 条重要原则，这些原则可以帮助你通过规划自己的道路、吃出代谢力来改善生活。

原则一：清除脑海里的假设

李小龙认为人们应该保持开放的心态，努力摆脱僵化的思维和先入为主的观念。他最著名的一句话是："（招式应该）无形，无影，像水一样。如果你将水倒入杯中，它就成了杯子。你将水倒入瓶中，它就成了瓶子。你将水倒入茶壶中，它就成了茶壶。水可以温柔地流动，也可以凶猛地冲击。要像水一样。"[1] 他的意思是要保持灵活和开放的态度。

在饮食方面，这意味着你要放弃过去流行的关于如何以及为什么要"对抗脂肪"的教条思想。如果你相信减肥和保持健康有"正确的方式"或"错误的方式"，那么是时候开放你的思维，找到适合自己的方法了。

你无须束缚自己，遵循严格的节食或限制食物选择。要保持开放的心态、好奇心和灵活性，这样当不断演进的分子营养学和脂肪研究科学提供新信息时，你才能对新的想法和选择保持开放。拒绝接纳科学提供的新思想将阻碍你从新发现中获益。通过清空大脑，你能以不同的方式对待新的观念和数据。接受新事实将帮助你弄清甚至重新定义自己的目标。

---

[1] 这句经常被引用的名言是李小龙在加拿大记者皮埃尔·伯顿对他的一次采访中说的。它最初来自 1971 年的电视剧《盲人追凶》，李小龙在该剧中客串。在名为《截拳之道》（这个名字恰如其分）的一集中，李小龙扮演一位古董商，教导该剧的盲人主角麦克·朗斯崔特如何准备一场战斗。他的建议旨在帮助朗斯崔特克服他的恐惧和缺乏自信。

你还必须清空你所感知到的自身的局限性。每个人都存在局限性，包括我在内。其中一些限制是真实存在的，但如果你坚持认为自己无法实现内心渴望的某件事情，你将阻止自己实现真正想要的目标。"像水一样"意味着如果你给自己采取行动的机会，你就可以像无形无影、千变万化的水一样，具备所有可能性。

原则二：理解你自己和你的反应

根据李小龙的观点，获得自我认知对于在生活中获得成功至关重要。[5]他不被他人的期望所干扰，了解自己内在最真的本质，并笃信这种了解的力量。作为一名来到好莱坞的演员，李小龙最初根据电视制片人的要求，扮演了一些迎合刻板印象的角色。尽管他起初顺从人们的期待，但他后来打破了这种模式，忠于自己的个性，这使得他在武侠片中出演了标志性的角色。他对自我反省的追求也指导着他在武术实践与教学，以及个人生活中的行动。李小龙终其一生都在理解自己的真实动机，以过上真实的生活。

李小龙说过："了解你的内在本质，这样才能控制它。"[6]在通过个性化饮食来对抗脂肪、释放最佳新陈代谢时，理解自己的内在本质也非常有帮助。以下是一些你需要考虑的问题：

- 是什么让我选择吃那些我爱吃的食物？
- 为什么我有时会选择不健康和让人发胖的食物？
- 为什么我想要做出健康的食物选择？
- 当我和他人一起用餐时，我会自然地选择什么食物？
- 说到食物时，对我来说最重要的是什么？

通过审视这些问题并真实回答，你可以研究自己的动机，了解在用餐时决定你各种行为的因素。这种自我探索将帮助你了解自己的需求，让你能够做出更加有意识的决策，与你的目标保持一致。

每个人对食物的感知和体验都是独特的，即使是最亲近的人也与你不同。你的舌头和味蕾分布是独一无二的。[7] 舌头上的味蕾是油脂、鲜味、甜味、苦味和咸味因子的感受器。例如，喜欢辛辣食物的人，其舌头上可能拥有较少的味蕾，因此对灼热的感觉不太敏感。而其他对辣食无法忍受的人可能是"超级味觉者"，他们的味蕾非常密集，即使少量的辣味也会引起感官过载。

事关食物和健康时，有很多声音告诉你该怎么做。但事实是，并没有一个单一的方法适用于所有人，或能对所有人产生相同的效果。对某人有效的方法可能对你无效。你的基因、家庭文化、童年经历、个人心理、社交圈子和道德准则共同塑造了你对食物的偏好和做出的选择。这一切都是独一无二的！个性化营养意味着你需要首先在多个层面了解自己，从而将你的需求与营养疗法相匹配。[8]

当追求在食物上的自我认知时，你可以问自己下面这些问题：

■ 当谈到食物时，我看重什么？

■ 哪些生活经历塑造了我的食物偏好（喜欢、不喜欢）？

■ 哪些食物给我带来快乐？

■ 哪些食物是我真正不喜欢的？为什么我不喜欢它们？

■ 在选择食物方面，我有哪些缺点？

■ 有哪些食物我喜欢吃，但吃完后感觉身体不舒服？

■ 哪些食物是我享受后感觉很棒的？

■ 是什么原因让我想尝试一种新的食物？

■ 我喜欢的哪些食物被认为对健康有益？

■ 我喜欢的哪些食物被认为对健康有害？

■ 我如何知道什么时候吃得刚刚好，再吃就会感到不舒服？

不存在错误的答案，因为每个答案都源自你独特的身体和个人经验。写下那些让你感觉更好的饮食方式，并将其融入你的生活中。同时也要注意那些让你感觉糟糕、不健康的饮食方式——不要再摄入这些饮食，或者至少把它们控制在最低限度。

你对自己的了解越深入，就越容易采取行动并做出反应，让自己朝着目标迈进。自我认知是一种持续的追求，因为随着新的经历对你的塑造，你也会不断发生改变。

原则三：为了精通而不断学习

李小龙相信，掌握战斗技能需要经历一系列循序渐进的步骤。他说学习有三个阶段：在第一阶段，"一拳只是一拳"。[9]你只是在没有完全理解其中含义的情况下做出动作。在学习的第二阶段，"一拳不再只是一拳"。这是分解每个拳击动作的阶段：如何握拳，如何用正确的身体姿势做出拳击动作，以及如何用最有效的力量打出一拳。当分析和拆解这个动作时，你会不断练习和重复。学习的第三个阶段，"一拳只是一拳"再次出现。在这最后的阶段，你已经分解且理解了拳击动作，反复练习，并将每个组成部分整合到一起，直到整个动作变得自然而本能。同样的过程可以应用于学习任何技能，包括结合食物来改善新陈代谢和提升健康。

为了对抗身体脂肪和改善新陈代谢，我制定了一个方案，它将帮助你实现健身和减脂的目标。该方案包含一系列步骤，每个步骤都有科学依据。按照李小龙的模式，我建议你首先阅读指南，了解需要做什么。然后将方案分解为几个部分，并确保理解每个组成部分的重要性。接着，练习每个步骤以熟悉它。一旦经过反复练习，它将成为你的第二天性。你会发现你不用经过思考就能自然而然地与身体脂肪做斗争。

但是不要止步于此。

要想跟上科学的新发现，不断学习是至关重要的。营养、减脂和健康是快速发展的研究领域。2020 年至 2021 年，仅关于"新陈代谢"就发表了 614 495 篇研究文章。科学发现建立在新数据的基础上，新数据会产生更多的发现，两者是相互推动的。一旦达到关键的临界点，科学研究就可以付诸实践。

最重要的是：对新信息保持开放的心态，不断学习。在涉及健康科学时，我是一个信息狂人。这就是为什么我把帮助你尽可能简单准确地领会所有复杂的发现当作自己的使命，这样你就可以在学习对抗身体脂肪的新科学上领先一步。

原则四：适应生活所带来的一切挑战

在他的电影《死亡游戏》中，李小龙从楼梯登上了一座宝塔的顶端，他在那里遇到了一个不同寻常的对手，由传奇篮球巨星卡里姆·阿卜杜勒－贾巴尔扮演。这位对手身高 7 英尺 2 英寸！身材更高、更大、更强壮的阿卜杜勒－贾巴尔用他的长臂展和长腿来击打身材较为矮小、高 5 英尺 8 英寸的李小龙。为了反击，李小龙调整了自己的格斗方式，使用飞腿攻击对手的头部，并在躲避阿卜杜勒－贾巴尔的长臂攻击时快速打击对方的身体。当李小龙发现对手的眼睛对光线特别敏感，他在宝塔的纸窗上弄出了几个洞，让刺眼的阳光射进来，这让李小龙获得了战胜这位巨人的机会。当然，这只是一部电影，但其中蕴含的教训是通过适应和改变战术来应对不可预见的情况、取得胜利。这是李小龙在现实生活中传授给学生的重要教诲。他说："无法适应会带来毁灭。"[10]

当生活中发生一些情况时，如假期、婚礼、旅行或工作变动等，会让你脱离平常的饮食习惯，但不要放弃健康饮食。要适应变化！你可能一直在严格控制饮食，但突然间需要在一个不容易找到健康食物的地方度过一天。你可以做出调整和适应，选择随身携带食物或少吃一餐——禁食不仅不会伤害你，还可能具有疗愈效果，你将在第十一章了解到这一点。在受邀去朋友家吃饭时，只选择最健康的食物。如果你觉得合适，可以事先告诉主人你的饮食偏好，这样他们可以适应你的口味。

适应生活中不断变化的情况的能力，是我们个性的重要组成部分。有时候，追求成功意味着不满足于最容易的解决方案，而是要发现可能隐藏在醒目处的新路径。按照李小龙的建议，"不要紧张，但要做好准备……不要死板，而要灵活。保持敏锐警觉，随时准备应对可能发生的一切"[11]。

原则五：注意你吃的食物

青少年时期，李小龙的身材瘦弱，并不十分健康。但是，开始学习武术后，他开始注重锻炼身心。在饮食方面，李小龙选择摄入富含营养的食物。他强调要有意识地进食："吃身体需要的东西，不要沉迷于对身体无益的食物。"[12]这意味着避免过量进食，选择那些有益于新陈代谢而非有害的食物。

李小龙观察到，健康的人在感知周围环境与采取适当行动之间能够保持良好的平衡。他鼓励培养对自身和周围世界的意识。李小龙说："有意识的心灵才能集中注意力。"[13]

对李小龙来说，这种方法使他拥有了精瘦、有力的肌肉线条，几乎没有多余的脂肪。这让他达到了力量、速度和敏捷性的完美平衡。你可以在网上搜索他的照片，看看身体和心理上的锻炼加上健康饮食对人体的影响。在他 32 岁时，李小龙的医生宣称他有一个 18 岁年轻人的身体。

你可以控制身体摄入的一切，因此在制定菜谱、购买食材、烹饪、上菜和进食时，你必须保持在场，并深思熟虑。自我觉知可以避免有害的自我放纵，让你找到一条更健康、更令人愉悦的节制之路。请注意，是"节制"而不是"剥夺"。[14] 有意识和专注将帮助你在食物和健康方面做出更有价值的决定。这已经被证明可以减少暴饮暴食和冲动进食。[15] 加利福尼亚大学旧金山分校的研究人员在对 194 名成年人进行的临床研究中表明，有意识地进食和正念指导有助于人们减肥、改善血糖和调节整体代谢健康。[16]

以下是一些可以帮助你注意饮食的简单方法：

■ 在你坐下来吃饭的时候，将注意力集中在此刻。在开始进食之前，了解自己的想法和身心感受。

■ 考虑你盘子里每种食物对健康的益处（或危害）。

■ 自己取食物时少拿一些。

■ 退出"光盘行动"。如果有人替你盛菜，请注意盘子里的分量，不要觉得自己有责任吃掉盘子里的所有食物。

■ 慢慢地吃，品味食物。吃饭的速度不要快于大脑能够感知饱腹的速度。大约需要 20 分钟，你的胃才会发送激素信号告诉你的大脑："你已经吃饱了。停止进食。"研究表明，细嚼慢咽还能在餐后更长时间内抑制饥饿感，从而减少吃零食的情况。[17]

■ 避免在感到压力、烦躁或沮丧时寻找食物。压力常常导致情绪性进食，这通常会引发暴饮暴食或选择不健康的食物。[18]

■ 如果可能，与关心食物和健康的人一起用餐。与他人讨论你对食物的享受会让你更关注当前的感受，并与自己身体的反应建立联系。

要找到属于自己的对抗脂肪和改善新陈代谢的方式，需要的不仅仅是吃健康的食物和戒掉垃圾食品。你要把它变成一种新的习惯，变成你生活中的第二天性。我在第二部分给出的超市购物指南将帮助你买到正确的食材。找到自己独特方法的原则（在李小龙的一点指导下）将帮助你制定一个可持续且令人愉快的策略。

现在我将和你分享一份详细的方案，它会帮助你使用这些食材开始烹饪，并在让你在对抗身体脂肪、提高新陈代谢的同时享受美食。

你准备好吃出代谢力了吗？

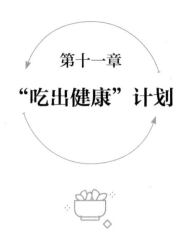

第十一章

"吃出健康"计划

如果你的医生曾经建议你减掉几磅体重，你的反应可能是："好吧，那你建议我怎么做？"也许你得到的答案模糊不清，或者更糟糕，医生的态度居高临下，给出的建议也没有科学依据。你可以把这些都抛在脑后。在这一章，我将给你一个分步实施的计划，它将帮助你实现4个目标：对抗身体脂肪，改善新陈代谢，激活健康防御，提升整体健康。所有目标都可以用同一种方法实现。这里的每一个建议都基于科学研究，也基于我作为一名研究了食物和健康几十年的医生和科学家的直接经验。

该计划分为3个阶段。

■ 第一阶段（第1～2周）：地中海－亚洲食物替换。替换那些减缓新陈代谢的食物，开始从150种真正能对抗脂肪的地中海－亚洲食物中进行选择并进食。

■ 第二阶段（第3～6周）：地中海－亚洲间歇性禁食。间歇性禁食是重新启动新陈代谢的强大方法，而且它并不像你想象的那样难以融入生活。我将提供方法和指导，帮助你开始以这种方式进食，同时仍然能享受令人满足的美味餐食。

■ 第三阶段（第 7 周及以后）：维持。在这个维持阶段，你将为长期成功打下基础。个性化塑造你的新饮食习惯，使它们成为你更健康的新生活方式中自动、永久和灵活的一部分。

在第一阶段——地中海 – 亚洲食物替换，我将向你展示开始食用有助于提高新陈代谢的食物是多么容易。我不会简单地告诉你不要吃什么，而是教你识别不利于新陈代谢的食物，并将它们替换成地中海和亚洲健康美味的饮食传统中的食物，它们将满足你的渴望和食欲。在最初的两周，我建议你记录并建立你的食物日志，以了解当前的饮食和用餐习惯，这样你就知道哪些需要改变，哪些可以保留。你要记录下每天吃的食物，以及进食前、进食中和进食后的感觉。

第二阶段是为期 4 周的地中海 – 亚洲间歇性禁食。间歇性禁食是一种非常有效的对抗有害脂肪和改善新陈代谢的工具，它也是人类行为的自然组成部分。

你可能会认为间歇性禁食很难，但我强烈建议你将其视为找到适合自己的进食时间窗口的方式，这是一个让几乎每个人都能感到饱足的方法。与某些实践相反，你可以在一天中的多达 12 个小时进食，同时享受间歇性禁食的好处，这对大多数人的时间安排来说并不困难。

这个阶段包括 4 周的食谱和饮食计划日历。这些食谱既美味又容易准备，所以你可以一边享受美食，一边启动身体的脂肪燃烧机制。我设计这些食谱是为了启发你，你也可以很容易地创建自己的饮食计划。

第三阶段是维持，这是长期成功的关键，你需要根据个人偏好和真实的生活环境定制你的计划，同时调整你的新陈代谢。在大多数减肥方法中，这个阶段都被忽视了，这也是人们难以保持减肥效果的原因之一。知道如何根据不断变化的生活来调整和改变你的个人计划，是保持新陈代谢长期处于最佳状态的关键。在这个部分学到的方法将帮助你养成可以持续一生的好习惯。

　　我将对每个阶段进行描述，并提供一个简洁流程图（图11.1），这样你就能在了解细节之前，先了解全貌，知道每个阶段的所有部分。

　　准备好了吗？我们开始吧。

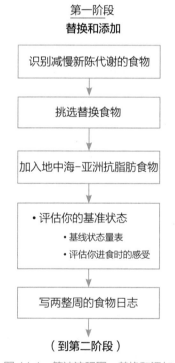

图 11.1　简洁流程图：替换和添加

第一阶段：地中海－亚洲食物替换（2周）

识别"减慢新陈代谢的食物"并挑选"替换食物"

让我们来盘点一下你现在吃的东西，以及它们对你的新陈代谢健康产生的影响。首先你要确定饮食中的哪些食物会减慢你的新陈代谢。这一步非常重要，不要省略。为了帮助你识别这些食物，我提供了一个列表。

请看表11.1。左边一栏是减慢新陈代谢的食物。长期频繁食用这些食物，会减缓新陈代谢、增加脂肪，并干扰健康防御。请找出你饮食中所有减慢新陈代谢的食物（即使你是只偶尔食用它们），勾选其方框。

你选出了多少个减慢新陈代谢的食物？现在回到列表顶部，看看右栏。这些是促进代谢健康的食物，其中很多灵感来自地中海和亚洲的美食，你可以用它们来替代减慢新陈代谢的食物。针对左栏的每个减慢新陈代谢食物的主要类别，在右栏的替换食物中找到至少一种食物作为替代品，并在旁边的方框中勾选它。可以根据自己的喜好选择尽可能多的替换食物。品种越多越好！

表 11.1 减慢新陈代谢的食物和替换食物

在左栏中你经常吃的每一种会减慢新陈代谢的食物左边的方框里打钩。然后，针对每一个主要类别，在右栏中选择一个或多个你已经很喜欢或想要尝试的食物。你需要避免吃左栏里的所有食物。对于每一种要避免的食物，你至少要从右侧选择一种进行替换。

减慢新陈代谢的食物	替换食物
精制谷物	替换
□ 用营养强化面粉或漂白面粉制成的面包 □ 麦乳 □ 牡蛎饼干 [1] □ 预包装奶酪饼干 □ 预包装谷物麦片（适量） □ 预包装甜点 □ 预包装花生黄油饼干 □ 蔬菜饼干和蘸料 □ 白饼干 □ 白面粉 □ 白意面 □ 白米饭	□ 全麦面包 □ 糙米或野生水稻或藜麦 □ 菜花米 [2] □ 胡萝卜、芹菜或黄瓜 □ 全麦、黑麦或杏仁粉食物 □ 自制坚果和种子谷物麦片 □ 酵母面包 □ 钢切燕麦 □ 法式蔬菜沙拉和牛油果酱 □ 全麦、鹰嘴豆或扁豆意面 □ 翠玉瓜面
冷冻超加工食品	替换
□ 冷冻前菜 □ 冷冻油炸食品 □ 冷冻汉堡和芝士 □ 冷冻馅饼、薯条、鸡块 / 鸡柳 □ 冷冻比萨 □ 冷冻三明治和墨西哥卷 □ 冷冻华夫饼、薄煎饼、法式吐司 □ 冰淇淋、冷冻甜点	□ 冷冻水果（芒果、浆果等） □ 冷冻蔬菜
非冷冻超加工食品	替换
□ 盒装或罐装汉堡、芝士 □ 主要成分为黄油和牛奶的调味品 □ 主要成分为奶油的调味酱 □ 奶油底的汤和浓汤 □ 快速食品、饮料和甜点 □ 罐装或听装芝士 □ 蛋黄酱为底的蘸酱或调味酱	□ 用酸奶、香草、香料自制的调味酱 □ 自制牛油果沙拉酱、莎莎酱、香蒜酱、希腊酸奶黄瓜酱、鹰嘴豆泥、芝麻酱、中东茄子泥 □ 自制橄榄油底酱料 □ 自制纯蔬菜酱料 □ 芥末 □ 橄榄油、番茄或各种植物底酱料 □ 植物为底的汤和浓汤

[1] 小的咸味圆形饼干。——译者注
[2] 将菜花用料理机打成细米状粒，代替传统的米饭。——译者注

续表

减慢新陈代谢的食物	替换食物
油炸食品	**替换**
☐ 薯片（土豆和玉米）	☐ 空气炸或烤箱烤蔬菜
☐ 玉米热狗	☐ 空气爆米花
☐ 蟹肉饼	☐ 烤蔬菜
☐ 可乐饼	☐ 不裹面粉的空气炸豆丸子
☐ 甜甜圈	
☐ 炸豆丸子	
☐ 炸薯条	
☐ 炸甜面团、炸漏斗糕	
☐ 油炸什锦	
☐ 炸奶酪条	
☐ 洋葱圈	
☐ 咖喱角	
☐ 土豆球和土豆饼	
☐ 炸馄饨	
奶制品	**替换**
☐ 芝士（所有品种）	☐ 椰奶、杏仁奶、豆奶或燕麦奶
☐ 咖啡用奶油（所有品种）	☐ 开菲尔
☐ 奶油（原味或调味）	☐ 纯希腊酸奶
☐ 奶油奶酪	
☐ 酸奶油	
☐ 搅拌奶油	
加工肉类	**替换**
☐ 培根	☐ 含有豆类和莎莎酱的墨西哥卷饼
☐ 牛肉干	☐ 鱼类罐头和其他海鲜
☐ 西班牙辣香肠	☐ 用豆类、藜麦、香草和香料自制的肉饼
☐ 熟食肉类（博洛尼亚香肠、火腿、火鸡、烤牛肉）	☐ 坚果酱
☐ 快餐中的蛋白质（汉堡肉、鸡肉等）	☐ 豆腐
☐ 热狗和香肠	☐ 番茄面包（西班牙风味）
☐ 熏牛肉	
☐ 意大利辣香肠	
☐ 预装/调味肉、鸡肉、鱼肉	
☐ 萨拉米香肠	

续表

减慢新陈代谢的食物	替换食物
肉类	替换
□ 牛肉 / 牛排（任何部位） □ 油炸或带皮家禽（鸡肉、鸭肉、火鸡） □ 羊肉（里脊肉、腿肉、腰肉、肋排） □ 猪肉（肩肉、腿肉、腰肉、腩肉）	□ 豆类（豆子、扁豆、鹰嘴豆） □ 蘑菇（所有种类） □ 禽肉（鸡肉、鸭肉、火鸡），去皮，去脂肪 □ 海鲜（鱼类、贝类），非油炸 □ 豆腐
添加糖的食物	替换
□ 阿斯巴甜和 / 或三氯蔗糖制成的粉末 / 添加剂 □ 阿斯巴甜和 / 或三氯蔗糖制成的甜味剂 □ 含有阿斯巴甜和 / 或三氯蔗糖的食物 □ 盒装谷物（尤其是甜点 / 带甜味的） □ 糖果 □ 奶油夹心饼干和蛋糕 □ 能量棒 □ 糖霜 □ 棉花糖	□ 黑巧克力（80% 或更高可可含量） □ 干果（蔓越莓、蓝莓、杏子等） □ 自制谷物麦片 □ 自制坚果和种子谷物麦片（无糖） □ 自制坚果和种子混合干果 □ 天然甜味剂（罗汉果、蜂蜜） □ 石榴籽 □ 真正的水果做成的雪葩（不添加糖）
添加糖的食物	替换
□ 牛奶巧克力或白巧克力 □ 预包装蛋糕、馅饼、饼干、布朗尼、甜甜圈 □ 预包装谷物麦片（适量） □ 预包装冰淇淋和冰棒 □ 加糖花生酱 □ 混合干果（尤其是含有巧克力或糖果的）	

续表

减慢新陈代谢的食物	替换食物
脂肪和加工油	**替换**
☐ 牛油果油 ☐ 牛油 ☐ 黄油（所有类型） ☐ 菜籽油 ☐ 椰子油 ☐ 玉米油 ☐ 鸭油 ☐ 亚麻籽油 ☐ 葡萄籽油 ☐ 猪油（肉类脂肪） ☐ 人造黄油 ☐ 棕榈油 ☐ 部分氢化油 ☐ 花生油 ☐ 植物黄油 ☐ 红花籽油 ☐ 芝麻油 ☐ 葵花籽油 ☐ 其他植物油	☐ 橄榄油
加糖饮料和调味品	**替换**
☐ 酒精调酒／基酒 ☐ 用阿斯巴甜或三氯蔗糖制作的甜味剂 ☐ 以阿斯巴甜或三氯蔗糖为甜味剂的饮料 ☐ 调味或加糖的咖啡和茶 ☐ "果汁"饮料（添加了糖和／或人工甜味剂） ☐ 奶昔或加糖／调味的牛奶 ☐ 碳酸饮料（常规的和以阿斯巴甜／三氯蔗糖为基础的） ☐ 加糖调味料（番茄酱、辣椒酱、焦糖、烧烤酱） ☐ 糖浆	☐ 咖啡（冷或热，不加糖） ☐ 水果冰沙（可以加蔬菜） ☐ 康普茶 ☐ 豆奶 ☐ 茶（冷或热，不加糖） ☐ 水（气泡或非气泡）

续表

减慢新陈代谢的食物	替换食物
酒精	替换
☐ 啤酒和气泡酒精饮料	☐ 气泡水
☐ 波本威士忌	
☐ 白兰地	
☐ 香槟	
☐ 金酒	
☐ 朗姆酒	
☐ 苏格兰威士忌	
☐ 伏特加	
☐ 威士忌	
☐ 葡萄酒	

加入地中海 – 亚洲抗脂肪食物

正如我在第二部分中解释的那样，科学已经证实有多种食物可以帮助你燃烧脂肪和改善新陈代谢。抗脂肪食物有超过 150 种，我在这里提供的列表是首次在出版物中公开的具有人体研究证据支持的食物的集合。这些食物是地中海和亚洲国家烹饪传统的重要组成部分。

现在，你有一个有趣的任务，那就是确定哪些食物是你本来就喜欢吃的，哪些是你最想尝试的，这样你就可以将它们添加到你的替代清单里，并在饮食计划里融入更多改善新陈代谢的成分。请查看表 11.2，并勾选出你已经喜欢上的食物以及你想尝试的食物。你会注意到这个表中没有列出肉类，因为它们没有抗脂肪的特性。此外，确保查看样餐指南与食谱（在本书第十二章）以了解在前两周应该吃什么。

表 11.2　地中海 – 亚洲抗脂肪食物

勾选你已经喜欢上的食物和你想要尝试的食物。

农产品

水果

- □ 巴西莓
- □ 苹果（干）
- □ 新鲜苹果
- □ 牛油果
- □ 黑莓
- □ 黑醋栗
- □ 蓝莓
- □ 樱桃
- □ 野樱莓
- □ 葡萄柚
- □ 柠檬
- □ 青柠檬
- □ 越橘
- □ 橙子
- □ 梨（安琪梨、巴特利特梨）
- □ 红覆盆子和黑覆盆子
- □ 草莓
- □ 番茄
- □ 西瓜

蔬菜

- □ 小白菜
- □ 西兰花
- □ 西洋菜心
- □ 西兰花芽
- □ 西兰苔
- □ 抱子甘蓝
- □ 卷心菜
- □ 胡萝卜
- □ 辣椒
- □ 中国芥蓝
- □ 菜心
- □ 芥菜
- □ 大蒜
- □ 芥菜叶
- □ 蘑菇（鸡油菌、褐菇、金针菇、平菇、牛肝菌、波特贝勒菇、香菇、口蘑）
- □ 大白菜
- □ 洋葱（红洋葱、黄洋葱）
- □ 熊葱
- □ 罗马花椰菜
- □ 青葱
- □ 蒜薹
- □ 红葱头
- □ 大豆（毛豆、豆腐）
- □ 芥末
- □ 西洋菜

中间过道食物

干货

☐ 荞麦
☐ 可可/黑巧克力
☐ 鹰嘴豆
☐ 肉桂
☐ 扁豆
☐ 蘑菇（鸡油菌、平菇、
　　牛肝菌、香菇）
☐ 海军豆

☐ 坚果（杏仁、腰果、榛子、夏威
　　夷果、山核桃、开心果、核桃）
☐ 珍珠大麦
☐ 梅子
☐ 红辣椒
☐ 姜黄
☐ 黄豌豆

瓶装食品

☐ 特级初榨橄榄油
☐ 醋（苹果醋、意大利香醋、黑醋）

听装食品

☐ 酸豆
☐ 苦椒酱

☐ 泡菜
☐ 番茄酱

管装食品

☐ 鳀鱼酱
☐ 蒜泥

☐ 番茄膏

罐装食品

☐ 海鲜罐头（鳀鱼、贝类、金枪鱼）

☐ 番茄（整个、去皮、浓浆）

海鲜

鱼类

☐ 凤尾鱼
☐ 黑鲈鱼
☐ 黑海鲷
☐ 智利海鲈鱼
☐ 鳕鱼
☐ 多佛鲽鱼
☐ 金头鲷
☐ 无须鳕

☐ 大比目鱼
☐ 鲭鱼
☐ 地中海鲈鱼
☐ 三文鱼
☐ 沙丁鱼
☐ 条纹鲈鱼
☐ 大菱鲆

续表

甲壳与螯类
- ☐ 螃蟹（蓝蟹、帝王蟹、大闸蟹、石蟹）
- ☐ 挪威海螯虾
- ☐ 龙虾（大西洋和欧洲龙虾）
- ☐ 虾蛄
- ☐ 贻贝
- ☐ 牡蛎
- ☐ 蛏子
- ☐ 海扇贝
- ☐ 虾
- ☐ 刺龙虾

体内有管状结构的多触角海鲜
- ☐ 墨鱼
- ☐ 章鱼
- ☐ 海参
- ☐ 鱿鱼

海藻
- ☐ 掌状红皮藻
- ☐ 昆布
- ☐ 紫菜
- ☐ 裙带菜

鱼卵
- ☐ 鱼子酱
- ☐ 三文鱼卵
- ☐ 海胆黄
- ☐ 鳕鱼卵

饮料

茶
- ☐ 绿茶
- ☐ 抹茶
- ☐ 乌龙茶
- ☐ 普洱茶

果汁
- ☐ 康科德葡萄汁
- ☐ 蔓越莓汁
- ☐ 橙汁
- ☐ 石榴汁
- ☐ 番茄汁
- ☐ 西瓜汁

其他
- ☐ 可可饮料
- ☐ 咖啡
- ☐ 豆浆
- ☐ 水

评估你的基线状态

在开始为期 2 周的饮食日志练习之前，先评估一下自己目前的状态，并记录一些反映你新陈代谢状况的指标。其中一些指标是客观的数字，另一些指标则是主观的，反映你的感受。

来做你的基线状态测试

■ 记录你的身高

　　我的身高是_____。

■ 记录你的体重

　　我的体重是_____。

■ 量一下腰围

　　我的腰围是_____。

■ 我的整体能量水平：

　　1　2　3　　　　4　5　6　　　　7　8　9　10（圈选一个）

　　（非常低）　　　（中等）　　　（非常好）

■ 我认为我的身体健康水平：

　　1　2　3　　　　4　5　6　7　　　8　9　10（圈选一个）

　　（非常差）　　　（一般）　　　（非常好）

■ 吃饭后，我通常会感觉：

　　1　2　3　　　　4　5　6　7　　　8　9　10（圈选一个）

　　（很撑）　　　　（饱）　　　　（满足）

■ 我知道什么时候吃得太多：

　　□ 是的，但我意识到时已经太晚了

　　□ 是的，我总是在达到那个点之前停下来

☐ 不，我很难知道

■ 我最容易过度进食的一餐是（如有，选择一个）：

　☐ 早餐　　☐ 午餐　　☐ 晚餐

■ 我可以说出让我感到不适（胀气、胃痛、肠绞痛、倦怠等）

的食物：

　☐ 是的　　☐ 不是　　☐ 不确定

■ 让我感到不适的食物是（至少列出三种）：

_____

记录两整周的食物日志

在头两周记录食物日志将帮助你注意和记下你进食的细节，这些细节你可能并没有意识到或从未特别留意。使用我提供的模板来记录你吃了哪些食物（你可以从 www.drwilliamli.com/foodjournal 下载），并通过每天回答一系列问题来追踪你的感受。

在开始记录食物日志之前，问自己下面这些问题来了解你目前的基线状态。

更多可供提问和记录的基线状态问题

你早上几点起床？

起床时你感到饥饿吗？

你吃早餐、午餐和晚餐的时间分别是几点？

每顿饭你具体吃了些什么，每餐吃多少？

每顿饭前你的饥饿感有多强？

每顿饭后你感觉如何？

你一天中的能量水平如何？

你一天吃几次零食？什么时候吃？

你会吃些什么零食？

你晚上几点上床睡觉？

现在你已经有了一些基线数据的记录，你可以利用日志来更好地觉察自己的行为和进食时的感受。日志是一个很好的工具，可以帮助你识别出让你偏离计划的情绪或事件。它将引导你找到能帮你坚持计划的策略和方法。

记录下你吃了什么以及吃了多少，也可以帮你意识到自己实际摄入的食物量。这一点很重要，因为我们大多数人往往严重低估了自己食物的摄入量。

每天结束时，你可以简要记录一下对这一天整体的感受，并写下你获得的任何洞察。在这里，你可以写下你尝试过的特别有效或有启发性的策略，这样你就可以轻松地再次尝试。

使用以下提示来辅助你进行日志记录。

日记提示

这是 14 天中的第____天：（填写你在第一阶段的哪一天）今天的日期：_____。

我在_____（时间）醒来。

当我醒来时，我的能量水平为_____。

我感觉_____。

我注意到我_____（用这个提示添加你的其他任何意识）。

我在_____（时间）吃早餐。

我吃了（写下食物和数量）_____。我喝了_____。

当我停止进食，我感到_____。

我注意到我_____（用这个提示添加你的其他任何意识）。

进餐1小时后，我感到（圈选所有符合的）：困，沉重，胃胀，倦怠，迷糊，头痛，专注，头脑清醒，轻松，开心，有活力（或写下你自己的感受）。

我在_____（时间）再次感到饥饿。

我有/没有（选一个）想吃零食的冲动。所以我_____（写下你对冲动的回应）。

我在_____（时间）吃午餐。

我吃了（写下食物和数量）_____。我喝了_____。

当我停止进食，我感到_____。

我注意到我_____（用这个提示添加你的其他任何意识）。

进餐1小时后，我感到（圈选所有符合的）：困，沉重，胃胀，倦怠，迷糊，头痛，专注，头脑清醒，轻松，开心，有活力（或写下你自己的感受）。

我在_____（时间）感到饥饿。

我感觉到/没有感觉到（选一个）对零食的渴望。所以我_____（写下你对这种渴望的反应）。

我在_____（时间）吃晚餐。

　　我吃了（写下食物和数量）_____。我喝了_____。

　　当我停止进食，我感到：_____。

　　我注意到我_____（用这个提示添加你的其他任何意识）。

　　进餐1小时后，我感到（圈选所有符合的）：困，沉重，胃胀，倦怠，迷糊，头痛，专注，头脑清醒，开心，放松，舒适。

　　我在_____（时间）再次感到饥饿。

　　我感觉到 / 没有感觉到（选一个）对零食的渴望。

　　当感受到这种渴望时，我_____（你正在做什么？你当时有什么想法？）。

　　因此我_____（写下你对这种渴望的反应并确保写下任何你发现有效的策略）。

　　我在_____（时间）上床睡觉。

　　反思这一整天，我发现_____。

要做的事情

食物替换

■ 在接下来的2周里，避免食用所有会减慢新陈代谢的食物，并在每天的三餐中加入替换食物。

■ 从提供的 150 种抗脂肪食物列表中选择尽可能多的食物加入你的饮食中。你吃的抗脂肪食物越多，给减慢新陈代谢食物留下的空间就越小。你的新陈代谢会感激你这样做。

■ 如果你发现自己吃的食物不在列表中，比如你最喜欢的蔬菜、豆类和香料，请继续吃，没问题。

■ 使用第十二章中的样餐指南与食谱来帮助你规划和安排餐食的时间。

食物日志

■ 记录至少 2 周的日志，并诚实回答问题。

■ 两周结束时，花 30 分钟回顾你记录的所有内容。

■ 分析你记录的内容：哪些食物和餐食让你感觉良好？哪些让你感到不适？你最喜欢哪些替代食物？你是否注意到了自己吃掉的食物分量，饭后有没有感觉吃得过饱？你一天中什么时候会感到饥饿？你在什么时候进食？你是否曾在没有饥饿感的时候进食？你是否吃过零食，如果是，是在什么时候？在什么情况下？你发现并使用了哪些最有效的策略来帮助你坚持替换食物和抗脂肪食物的计划？

食物日志不仅能揭示你吃了什么，还揭示了你每天与食物的联系以及你对食物的感受。在这两周结束时，你（和你的身体）将准备好致力于一项提升新陈代谢、对抗有害体脂肪的计划。

当进入第二阶段时，你便能够利用这些信息来支持自己。

第二阶段：地中海 – 亚洲间歇性禁食（4周）

现在，你已经提高了觉知，开始使用食物替换法并食用更多抗脂肪食物，是时候采取真正的行动了。你可以通过为期四周的地中海 – 亚洲间歇性禁食来重置你的新陈代谢，燃烧身体脂肪，并激活你的健康防御机制。到这四周结束时，你将养成能够改善新陈代谢和整体健康状况的新的健康习惯，这些习惯可以维持一生。

以下是对第二阶段的快速分解：设定进食窗口，每次计划一周的餐食，按照计划进食，然后进行另一次自我评估（图11.2）。

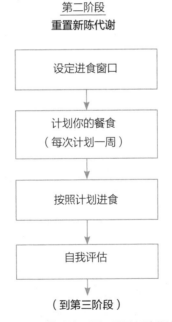

图 11.2 简洁流程图：重置新陈代谢

地中海 – 亚洲间歇性禁食

禁食是我们自然行为的一部分。在我们睡觉时，我们就处于禁食状态。当我们在早上醒来后吃东西时，我们就会打破禁食（这就是为什么早餐被称为"breakfast"[1]）。根据定义，所有人都会进行间歇性禁食。因此，虽然间歇性禁食已经作为一种健康趋势流行起来，但它其实是我们身体常规功能的一部分。

间歇性禁食是"吃出健康"计划的核心部分，也与地中海 – 亚洲饮食法天然契合。地中海和亚洲国家都倾向于吃较清淡的早餐，并以较少的热量负荷开始一天的生活。最重要的是，地中海和亚洲的饮食文化都注重有意识地进食：意识到什么时候吃东西以及吃什么，不要无意识地吃零食。遵循这种饮食方式的人很清楚他们摄入了什么食物，并且对食材的质量和制作方法非常挑剔。不随意吃零食就很合乎逻辑，并且天然符合地中海 – 亚洲的饮食特点了——当你知道下一餐会吃到真正的美食时，为什么还要破坏食欲呢？

间歇性禁食的好处

以下是间歇性禁食对健康有益的原因：当你进食时，你在给身体装载燃料（热量）。当食物在消化过程中被分解时，胰腺会释放胰岛素，这种激素告诉细胞吸收摄入的燃料（葡萄糖），以供立即使用。这让你的器官保持运转，并为你正在进行的一切身体和精神活动提供能量。此外，被吸收的燃料被存储在脂肪细胞中，以备将来使用。

当胰岛素处于高水平时，你的身体无法利用储存的能量。你的身体就

---

[1] break 意为"打破"，fast 意为"禁食"，合起来为"打破禁食"。——译者注

是这么设计的，而且也是合理的，因为在补充燃料时，你不希望减少储备，所以能量被困在脂肪当中。胰岛素会抑制脂肪分解，而脂肪分解对于获取存储在脂肪中的能量是必不可少的。没有脂肪分解，你就无法获得其中的燃料。换句话说，当胰岛素水平升高时（即进食时和餐后一段时间内，这时能量正被输送到细胞中），你的脂肪无法被利用，进而缩小体积。这就好比在加油站，把车停到油泵前加油时，你必须关掉引擎。在给油箱加油时，不能同时燃烧掉油箱里的燃料。

另一方面，当你在两餐之间不吃东西时，你就处于禁食状态，包括你睡觉的时候。在此期间，你的血液胰岛素水平较低。低胰岛素会"解锁"油箱，开始脂肪分解过程。你的新陈代谢可以利用并分解脂肪，并使用其中的能量作为燃料。禁食的时间越长，血液中的胰岛素水平降得越低，你的身体就能燃烧越多的脂肪。想象一下，如果你不幸遭遇海难，困在一个没有食物的荒岛上，你的脂肪储备会迅速耗尽。你会燃烧你的脂肪储备，在短时间内减掉大量的体重。禁食（和减重）与饥饿（消瘦）是同一连续过程，只是意图和程度有所不同。

当我们不进行间歇性禁食的时候，我们就会间歇性地进食（这是"吃出健康"计划所说的进食窗口期）。它是帮助你优化新陈代谢的饮食计划的另一半。大量科学和临床研究已经探讨了间歇性禁食和进食之间的转换如何支持健康、促进新陈代谢、帮助减肥、对抗身体脂肪、抑制炎症、延长寿命、对抗癌症等等。[1]它不需要你挨饿，只是减少每天摄取热量的时间而已。[2]

"吃出健康"计划的工作原理很简单：当你不吃东西的时候，胰岛素水平会降低，你的身体就可以燃烧脂肪，促进新陈代谢。吃含有抗脂肪生物活性物质的食物会进一步激活你的新陈代谢，燃烧掉体内的危险脂肪。它充分利用你不吃东西时的代谢优势，以及你在吃东西时对食物的明智选择。

地中海－亚洲模式中的间歇性禁食还为身体的健康防御系统提供了额外的好处：血管生成、再生、微生物组、DNA 保护和免疫。在禁食期间，你的基因机制会同步调节新陈代谢的各个组成部分，你的 DNA 产生的炎症蛋白会减少。禁食时，你的身体会启动自噬，这是一种清扫细胞的形式，会清除死亡和濒死的细胞。[3] 与此同时，你的干细胞会开始行动，对需要修复或更新的身体组织（包括你的免疫系统）进行替换和再生。[4] 就像重启笔记本电脑一样，在禁食状态下，你的微生物组会进行自我重置。[5]

在禁食或睡眠期间，你会得到其他重要的健康益处。通过禁食燃烧脂肪可以帮助你的肝脏保持健康，延缓细胞老化过程。在禁食期间，肌肉也能得到保持和增强。[6] 而且，间歇性禁食可以优化大脑神经的可塑性，即形成学习新连接或从受伤中恢复的能力。[7]

"吃出健康"计划旨在帮助你从禁食的这些治愈代谢的优势中获益。早上，在进食前先等一段时间。利用这段时间刷牙、洗澡、穿衣服，在早餐前为一天做好准备。如果需要提醒，可以在起床后设定一个闹钟，在你醒来后 1 小时（或更长时间）后响起，提醒你吃饭的时间到了。同样的原则也适用于你的晚间活动。睡前 3 小时以内不吃东西，你会获得更长的禁食时间。你的身体和健康会因此感谢你。

设置进食窗口

进食窗口是你每天摄入所有食物的时间段。在这段时间之前和之后，你不会食用任何食物，在此期间你的身体在禁食，并执行关键的功能，以改善新陈代谢，对抗身体脂肪。在进食窗口前后增加热量摄入会干扰这些关键的代谢功能，所以在禁食时间内不吃零食是很重要的。

要设置你的进食窗口，你首先需要确定每天开始和结束进食的时间。

什么时候"打开"进食窗口：在你醒来后至少等待 1 小时再吃第一餐。如果你的闹钟在早上 7 点叫醒你，那么打开进食窗口要在早上 8 点或之后的任何时间。倾听你身体的需求。大多数人在醒来后并不会感到饥饿。不过，这可能会让你打破一些长期养成的习惯。许多人从小就被教导在上学前吃早餐是必须的，所以我们学会了在醒来后立即进食，但这对你的新陈代谢来说并不是最好的。相反，你应该尽可能延长醒来后的"不进食期"。这样可以延长夜晚的禁食时间，并提高新陈代谢。早餐意味着你打破了禁食计划，试着晚一点吃早餐甚至不吃早餐来推迟这个计划。如果你有糖尿病或任何健康问题，请与你的医生讨论；除此以外，这种方法都是可行的。

什么时候"关闭"进食窗口：下一步是确定你的进食窗口何时关闭，也就是确定你一天中吃完最后一口晚饭的时间，而不是开始吃晚饭的时间。请注意，为了达到最佳效果，你应该在进食窗口打开后的 12 小时内关闭它，或者更早一些。假设你早上 7 点起床，你决定在早上 8 点打开你的进食窗口。这意味着你需要在晚上 8 点之前关闭它，这是 12 小时的时间跨度。按照这个时间表，你可以在晚上 7 点开始吃晚饭，这对大多数人来说都是合理的。到晚上 8 点，你就结束了一天的进食。不要吃夜宵。

如果时间允许，你最好把吃饭时间缩短到 12 小时以内。例如，如果你在下午 6 点吃晚饭，你可以在晚上 7 点完成用餐。你的整个用餐时间就是早上 8 点到晚上 7 点。这是一个 11 小时的窗口，正好在 12 小时的时间跨度内，这对你的新陈代谢更有益，因为它延长了你的禁食时间。8 小时的进食窗口则更好（比如，你可以在上午 10 点吃早餐，然后在下午 5 点早一点吃晚餐，在下午 6 点钟结束用餐），但这对大多数人来说很难做到。你可能需要尝试不同的进食窗口，以找到最适合你的时间安排。

无论如何，确保最晚在睡前 2～3 小时停止进食。这不仅会改善你的睡眠质量，还可以让你的身体完成它的消化工作，这样它就能在你睡觉时开始燃烧脂肪和其他代谢活动。

让我们回顾一下：

12 小时进食窗口示例：

早上 7 点：起床（1 小时内不进食）

早上 8 点：打开进食窗口（吃早餐）

晚上 8 点：关闭进食窗口（结束晚餐）

晚上 11 点：睡觉

这个进食窗口可能是你已经形成的饮食习惯的写照，或者你可能需要稍微调整一下时间，使其更符合你的生活习惯。必要时可以进行实验——为了摸索出正确的进食窗口，这是值得的。

记住这一点：采用地中海－亚洲方式饮食时，你是在为身体提供能量和生物活性物质（多酚、膳食纤维）。当你不吃东西时，你的身体会开始燃烧储存在脂肪里的热量，禁食时间越长，你燃烧的脂肪就越多。总而言之，为了优化新陈代谢，让身体更好地燃烧脂肪，每天早上请至少等待 1 小时再打开进食窗口。为了达到最佳效果，也为了晚上睡得更安稳，至少在睡前 2 个小时吃完最后一口食物，并关闭进食窗口。在整个 4 周的"吃出健康"计划中，你要在这个时间框架内完成所有饮食。

要做的事情

■ 填写下面的工作表，以确定你的进食窗口打开和关闭的时间。

　　■ 如果需要外界帮助你提示自己，可以在你的移动设备上设置两个闹钟，分别在进食窗口开始和结束前 15 分钟响起。

　　■ 使用第十二章的样餐指南与食谱来设定你的用餐时间，并了解你可以省去哪一餐。

我的进食窗口工作表

我早上起床的时间：＿＿＿＿＿＿点。

我打开进食窗口的时间（起床后至少 1 小时）：＿＿＿＿＿＿点。

我关闭进食窗口的时间（睡前至少 2 小时）：＿＿＿＿＿＿点。

我睡觉的时间：＿＿＿＿＿＿点。

我吃东西的总时间（在进食窗口打开和关闭之间）：＿＿＿＿＿＿小时。

一次性计划（和准备）你一周的餐食

　　遵循"吃出健康"计划最好的办法就是提前安排。提前规划好下一周的饮食是一种聪明的方式，可以为去超市购物和做饭做好准备，也能让你知道每天会有什么饭菜（以及什么时候第二天会有剩饭，这样可以节省时间）。这里有 4 个简单的步骤来帮助你计划和准备一周的膳食。我喜欢在不那么忙碌的周末做这些事情：

　　1. 首先，选择你的食谱。如果你正在寻找灵感，第十二章有 37 个美味的食谱，可以作为你的起点。我还建议你添加一些你已经知道如何烹饪的健康的家庭最爱食物，或上网搜寻一些新的食谱。从抗脂肪食物列表中寻找那些有特色的食物。避免食用"减慢新陈代谢清单"上的食物，以及经过大量加工或油炸的食物。

2.一旦你有了自己的食谱，列一个购物清单，列出你一周所需的所有食物。（专业提示：如果你想减少准备和烹饪的时间，你可以一次多做一些，并计划做几顿能产生美味剩菜的饭。）

3.带着你的购物清单去市场购买所有食材。

4.可选：如果你每周工作都很忙，那就在周末多花点时间做一些准备工作，这样可以缩短你在工作日做饭的时间。例如，把胡萝卜、洋葱和其他蔬菜洗净、削皮、切成小块，放在玻璃容器里，放入冰箱。

根据计划饮食

为了成功地重置新陈代谢，尽最大努力坚持你的计划是很重要的。虽然反复努力尝试减肥确实有好处，但正如你所了解的那样，开始和停止减肥会扰乱新陈代谢，让对抗身体脂肪变得更加困难。如果你遇到了不能克服的障碍，使你无法按计划饮食，这里有一些可以尝试的策略，让你不会偏离计划太远。

■ 如果你事先知道准备一顿饭会很困难，可以选择一些新鲜的水果或切好的蔬菜作为替代品。

■ 当面前有别人为你准备的食物时，看看所有的选择，只选择抗脂肪食物和进入你的"替换食物列表"上的食物。

■ 如果你在家里，但没有时间做计划中的那一餐，可以用同一周内计划好的但准备和享用起来更快的另一餐来替代，或者吃前一顿饭的剩菜。

■ 如果你面前只有减慢新陈代谢的食物，可以选择跳过那一餐，等到能吃到计划中的或更健康的食物时再吃饭。可以喝一大杯水来缓解饥饿感，并记得下次吃饭时不要吃得过饱。

做一次自我评估

在这 4 周结束时，你已经训练你的身体减少摄入热量，并用更健康的抗脂肪食物来补充能量。在禁食期间，你的身体也有更多时间来燃烧脂肪。你的新陈代谢将变得更加高效。请记录你的感受和行为，你应该会感到更有活力、更警觉，脚步也更轻盈。

许多人发现在这个过程中进行快速评估能够激励自己。你可以重新测量腰围或体重，或者如果你想了解自己的进展情况，又不想受到体重秤上数字的困扰，这些随机检查会有帮助。

挑选一件你最喜欢的、曾经合身但如今穿不上了的衣服。每周试穿一次，留意每次穿的感觉如何。如果你发现穿上这件衣服或拉上拉链更容易了，或者感觉衣服更宽松或穿起来更舒服了，那么你就在进步！

留意身体活动时的感觉。当你减掉有害的体内脂肪，让你的新陈代谢正常运转时，你会注意到运动变得更容易了。请留意以下方面的变化：

■ 站起来、坐下或从地板上起身需要多大的努力？

■ 行走时是否感觉更轻松了？

■ 你的自然行走速度是否加快了？

■ 你是否感觉不那么气喘吁吁了？

■ 你在一天中是否有更多的精力了？

■ 你是否可以弯腰并正常呼吸？（你的胃不再压迫膈肌，迫使你呼吸急促）

在 4 周结束后，请重新进行自我评估并记录新数据。

---

4 周后的自我评估

我目前的体重是＿＿＿＿＿。

我的腰围是＿＿＿＿＿。

我目前的能量水平为：

1 2 3　　　　4 5 6 7　　　　8 9 10（圈选一个）

（很低）　　　（中等）　　　（很好）

我评价我目前的身体素质为：

1 2 3　　　　4 5 6 7　　　　8 9 10（圈选一个）

（很差）　　　（一般）　　　（很健康）

现在吃完东西后，我感觉：

1 2 3　　　　4 5 6 7　　　　8 9 10（圈选一个）

（撑）　　　　（饱）　　　　（满足）

第三阶段：调整你的计划

恭喜你！你已经完成了为期 4 周的计划，现在拥有了抵抗多余脂肪、改善新陈代谢、激活健康防御的工具。你已经减少许多曾经伤害你的新陈代谢和健康防御的食物的摄入，并学会在指定的时间窗口内进食，这样你的身体就有时间在你禁食（和睡觉）时发挥重要的代谢功能。重要的是，你一直在吃东西，并且它们还是用你喜欢的方式烹饪的，而科学也证明这些方式能帮你燃烧掉有害脂肪。

现在你的目标是保持下去。要做到这一点，饮食方法必须适合你的生活环境，并且让你能够在必要时对其进行调整（见图11.3）。

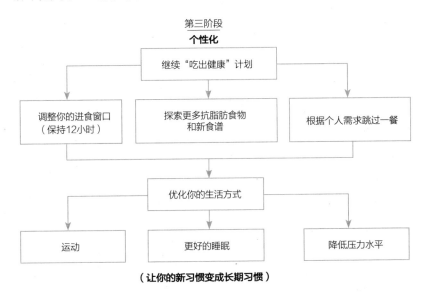

图 11.3　简洁流程图：定制你的计划
（详细内容见第十三章）

⟳ 继续 "吃出健康" 计划

下面这些建议可以帮你完善你的计划，以更好地适应你的喜好，并保持成功势头。

坚持尝试新的食物和新的烹饪方法。如果你想让事情变得有趣，可以尝试抗脂肪食物清单上那些你不太熟悉的食材，以及使用新的食谱，来给已有的食物储备增加多样性。持续用有趣的味道满足你的味蕾，这将帮助你持续享用那些能优化新陈代谢、促进健康的食物。

继续避免超加工食品。 这些食品通常装在盒子、罐头、塑料包装或罐子里，已经从自然状态被改造，并添加了人工防腐剂、色素、香料和其他化学物质，包括添加糖、盐和氢化（饱和）脂肪。大多数方便食品，包括冷冻食品、零食、盒装麦片和快餐，都是超加工食品。它们会减慢你的新陈代谢。

远离油炸食品。 虽然它们很诱人（我也非常喜欢酥脆的口感），但油炸食品的热量很高，因为它们会吸收油炸过程中的脂肪。不要用这种方法烹饪任何食物，即使是健康的食材。举例来说，鳕鱼是一种含有 ω-3 脂肪酸的健康海鲜。一块炸鳕鱼所含的脂肪是一块烤鳕鱼的 12 倍以上（增加的脂肪都不是健康的 ω-3 脂肪酸），同时，它所含的热量是烤鳕鱼的两倍以上。用油炸的方式烹饪任何食物都不健康，包括油炸南瓜、油炸番茄、油炸鱿鱼、油炸虾、油炸牡蛎等。用烤箱烤或空气炸锅来烹饪食品是更健康的方法，能让食物在不添加脂肪的情况下变得酥脆。

坚持每周跳过几餐。 试着不吃早餐，并在一周的另一天省去午餐。人们已经经常省去这两顿饭了。当你刚开始尝试这种新的饮食模式时，可能会感到饥饿。一个解决办法是在开始感到饿时喝一杯水。这会欺骗你的大脑，改变它释放的饥饿激素——胃饥饿素。你也可以试着去散步。你可以扛过去——就像许许多多人因为过于专注而顾不上吃饭一样。省去一顿饭是健康的，因为它有助于降低你的总卡路里摄入量，从而使你身体的能量等式有利于减重。再次提醒，如果你跳过了一顿饭，你可能会在下一餐吃得过多，所以要注意分量。

每周的膳食计划以表 11.3 为例。

继续避免吃零食。 这意味着不要盲目地吃东西，上下班时不要在车里吃垃圾食品，不要吃夜宵，等等。吃零食会引发胰岛素的激增，从而阻碍脂肪燃烧。不吃零食有助于提高身体的新陈代谢效率。

限制外出就餐。在家吃饭可以帮助你最大限度地控制你的食物选择，所以尽可能在家吃饭并自己准备饭菜。如果你必须外出就餐，请参考替换食物和抗脂肪食物清单。明智地选择菜单上的食物，按照和在家一样的原则吃适量的食物。

表 11.3　定制餐食计划模板

	星期日	星期一	星期二	星期三	星期四	星期五	星期六
开始 起床后过 2 小时开始进食	早餐	跳过一餐	早餐	早餐	跳过一餐	早餐	早餐
	午餐	午餐	午餐	午餐	午餐	午餐	跳过一餐
停止 睡前 3 小时以内不再进食	晚餐	晚餐	晚餐	晚餐	晚餐	晚餐	晚餐

当你感到满足但还没吃饱的时候，停止进食。对你的新陈代谢而言，热量的质量很重要，但数量也同样重要。过量摄入热量会损害你的身体系统。分量控制对健康饮食和实现健康目标至关重要。

以下是另外 3 种根据你的喜好定制计划的方法：

1. 根据需要调整进食窗口，以适应你每天的起床和睡觉时间。不是每个人每天都在同一时间起床和睡觉。例如，你可能在工作日早上 7 点起床，但在周末早上 9 点才会起床。为了适应这个计划，只要确保你醒来后推迟 1 小时再吃东西就可以。所以，在工作日，早上 8 点之后才进食；但在周六和周日，你到早上 10 点后才进食（或者你可以省去早餐，早些吃午饭）。

2. 继续探索新的抗脂肪食物，并寻找新的食谱。探索新食物是我人生的乐趣之一。我有一句格言："生命是为了活着。"对我而言，这意味着我们应该享受丰富多样的美味食物。让自己成为一个抗脂肪食物的"猎人"（订阅我的网站，了解更多新食物：www.drwilliamli.com），并继续尝试新的食谱。说不定其中有些会成为你的新宠。

3. 定制你的"跳过一餐"计划。为了适应现实情况，你可能需要在某一天改变你选择不吃的那顿饭。没关系，只要你坚持每周跳过几餐就可以。如果你每周只能省去一两餐，也没有关系。但在接下来的一周要跳过 3 顿。

返回，重启

不论你有多坚定地遵循"吃出健康"计划，偶尔偏离轨道总是难免的。这对于任何人都是常有的事情。生活总是充满了意想不到的转折，但别担心！

如果你发现自己又开始吃不健康的食物，体重也开始增加，那就重新开始计划吧。回到第一阶段，从头再来。"吃出健康"计划的设计理念是让它易于启动，并在需要时能随时重启。你从中学到的好习惯就像骑自行车一样——一旦掌握了技巧，就很容易回到正轨，并再来一次。我们的目标是拥有一种终生可持续的方法，来不断增强你的新陈代谢，同时对抗身体脂肪。

并非所有的卡路里都是一样的

适度原则还有一个重要的补充：并非所有的卡路里都是一样的。含有卡路里的食物质量有着很大差异。

你一定听说过糖果和汽水被称为"空热量"。它们通常含有果葡糖浆，这是一种单糖，过量摄入果葡糖浆会导致代谢综合征。顺便说一下，整个水果也含有同样分量的糖和果糖，但不会产生这种后果，因为除了果糖中的卡路里外，水果还含有有益新陈代谢的膳食纤维和生物活性物质。这本书中列出的抗脂肪食物将为你提供指导，这样你不仅可以摄取适量的卡路里，还会获得最高质量的卡路里。

在选择食物时，"营养密度"这个概念非常重要。像水果和蔬菜这样的天然食物含有纤维、生物活性物质、蛋白质，以及其他宏量和微量营养素，还有天然的糖分。纤维可以增加饱腹感，让你在一天中不易感到饥饿。食用较少的食物意味着摄入较少的热量。一份100卡的猕猴桃或红甜椒比一份100卡的糖果营养更丰富、更具健康价值。在选择食物时，应该以更高的营养与卡路里比率为目标。蛋白质是一种宏量营养素，需要更多能量和时间来消化，因此能让你的饱腹感持续更长时间。所有的抗脂肪食物都富含营养，并含有有益新陈代谢的生物活性物质。

此外，食品或饮料标签上的"零卡"并不意味着它更健康，也不意味着食用它能预防体重增加。饮用无糖碳酸饮料和其他含有人工甜味剂的食物会损害你的肠道微生物组，产生相反的效果。北卡罗来纳大学教堂山分校、北卡罗来纳州立大学和佐治亚大学的研究人员进行了相关研究。他们给实验小鼠喂食了安赛蜜，这是一种用于无糖碳酸饮料和食品的人工甜味剂。这种化学物质导致了生态失调，小鼠肠道细菌的组成发生了变化。食用安赛蜜4周后，小鼠的体重增加了。[8]在小鼠食用人工甜味剂后，研究人员检查它们肠道细菌的遗传物质，发现小鼠体内负责新陈代谢的细菌的DNA发生了变化。这些健康的细菌通常有助于调节胰岛素敏感性、血糖水平和血脂，因此，微生物组失去平衡会破坏你的新陈代谢，导致体重增加。

其他非营养性甜味剂，如三氯蔗糖和糖精等，也已被证明会引起肠道微生物群的变化和葡萄糖耐受不良。[9]对阿斯巴甜和安赛蜜的临床研究表明，食用它们的人的肠道中重要细菌的多样性较少，而这些细菌的多样性与良好的健康相关。[10]

底线是：如果你想减肥并对抗身体脂肪，就要远离会损害你新陈代谢的食物。选择抗脂肪食物，少摄入卡路里，多燃烧卡路里。[11]吃适量的高质量、营养丰富的食物。你不需要计算卡路里或沉迷于数字。着眼大局，养成健康的饮食习惯，享受生活！

常见问题

人们经常问我，如果除了为自己计划、购买和准备食物之外，还有其他需要考虑的对象，应该如何调整自己的饮食方法来适应现实生活。我收集了其中的一些问题，下面是我的回答：

如果我也在为和我饮食习惯不一样的人准备饭菜，我该怎么办？

最好的方法是制订你自己的计划，询问家人或朋友是否喜欢用健康食谱烹饪的替换食物或抗脂肪食物。这样，所有人都被纳入了这个项目。鉴于有足够多的美味选择，你应该能够找到一些即使是挑剔的食客也会喜欢的食物。这个计划还将改善每个参与者的健康，所以共享这个计划是有益的。

如果你必须为那些坚持不健康饮食方式的人准备食物，或者为那些吃非常有限的东西的人准备食物（且你愿意支持这种习惯），你可以保持为那个人单独准备一道菜，或者邀请他们自带或自己准备饭菜。

当你试图优化你的新陈代谢时，你需要首先关注自己。好消息是，我发现几乎每个人都可能对美味、健康的抗脂肪食物感兴趣。

如果我的预算紧张怎么办？

替换食物和抗脂肪食物清单上的大部分食品都可以在绝大多数超市找到，而且比高度加工的包装食品更便宜。如果不购买零食、碳酸饮料和超加工食品，而是选择购买新鲜食品和超市中间过道的特定食品，你的每一次购物都能省下钱。因此，即使预算有限，你应该还是可以购买对新陈代谢有益的食物。某些健康食品，如干豆类和罐装豆类，不仅便宜，而且足够吃好几餐。此外，当你预算紧张，想要吃得尽可能健康时，你可以通过自己做饭和在家吃饭来省钱，不需要像在许多餐馆里那样，花钱请别人用不健康的食材为你烹饪。

如果我没有时间准备每一顿饭呢？

解决这个问题最好的方法是在前一天晚餐时准备足够的剩菜，这样第二天只需加热即可享用。这种做法可以将你一周的烹饪时间减少一半。例如，如果你在周一、周三和周五用剩菜做晚餐，那么你就减少了 3 天的烹饪时间，也就是一周中 40% 的烹饪时间！制作可以冷食的简单午餐可以省去午餐的烹饪时间。同时，当你跳过几餐时，你也在节省时间。另外，记住"一次性准备一周的餐食"的计划中关于节省时间的建议，你可以在星期日完成所有的准备工作，将所有食材都切丁、切片、洗净、量好。然后，在做饭的那天，你要做的就是把所有食材一起烹饪。提前准备一些食谱也是个好主意，这样你只需把食物放入烤箱或灶台，然后就完成了！你让准备美味的食物变得更方便了！

如果我在外面吃饭该怎么办？

如果你在外面吃饭，坚持"吃出健康"计划的一个简单办法是先用你的移动设备拍一张替换食物和抗脂肪食物清单的照片，或者把清单保存在你的移动设备上，这样你在餐馆用餐时就可以快速查阅。寻找与这些清单上的食物相匹配的选项。避免选择油炸食品、酒精和乳制品。如果你对菜单上菜肴的制作方法有疑问，或者菜肴中含有应该避免的食材，请与服务员和厨师核实一下，看看是否可以进行修改。

外出就餐时最重要的注意事项之一是分量。许多餐馆在盘子中盛放了过多的食物。不要觉得你需要把它们都吃掉。记住，你已经退出"光盘行动"了！你可以把剩菜带回家，这样就能为第二天省下烹饪的时间。无论盘子里有多少食物，都要慢慢吃，这样你的胃才能向大脑发出信号，停止分泌饥饿激素。当你感到满足时就停止进食，不要让自己吃得过饱。如果你和别人一起用餐，分享食物也是减少摄入量的好方法。同时，在用餐时喝水能增强饱腹感，这让你无须把盘子里的所有食物都吃完。还要避免食用甜点。在餐馆用餐时，儒家的"吃到八分饱"是一个很好的实践原则。

当受邀到别人家吃饭时，我该怎么做？

受邀到别人家里吃饭是一种享受。你不仅能得到优厚的款待，还能节省自己做饭的时间和精力。然而，不幸的是，主人在选择菜肴和烹饪时，可能不像你那么小心，所以你要靠自己来保护新陈代谢并采取正确行动。以下是一些建议。

你可以礼貌地感谢主人邀请你，并提前告知他们你正在遵循维护新陈代谢的饮食计划，需要谨慎选择食物。他们肯定会询问你的忌口，如果你坦诚地告诉他们你想避免的食物，主人可能会准备一些合适的菜肴。

如果有人在家里提供小吃或开胃菜，你要自行判断。避免摄入那些可能含有不健康成分的小食，选择蔬菜沙拉、树坚果或果盘。

当你坐下来吃饭时，如果自己盛菜，请优先选择蔬菜和最健康的食物，让它们成为你盘子里的主要食物。只吃你平日里 2/3 的量（每种食物不应占据盘子的 1/4 以上）。一个好的经验法则是，你的盘子里应该留有充足的"空余空间"，不要让食物装满整个盘子。如果你能避免吃任何减慢新陈代谢清单上的食物，那将是最理想的，但我理解并不是总能做到。在这种情况下，只吃很小的一部分，品尝一下滋味即可。你可以向主人请求将水作为你的主要饮料。不要吃甜点，或者只吃一小份，不必吃得一干二净。不要在咖啡或茶里加糖，但如果你想让它们淡一点或者增加一些奶香味，可以问问主人是否有植物奶来代替乳制品。

我在节日应该做些什么？

在节日保持健康饮食模式可能会有一些困难。节日餐通常以大量肉类、加工肉制品、饱和脂肪、含糖食物、酒精和甜点为主，供应量也常常不受限制。而许多传统饮食文化都注重自制菜肴，那么至少超加工食品不会在其中占据主要地位。食物往往是庆典的一部分，几乎每个文化在每个季节都有至少一个重要活动以享用丰盛的美食为一项珍贵传统。因此，我不建议你在重要节日前开始这个 4 周计划。

即便如此，你仍然可以运用该计划的原则，以对代谢友好的方式进食。不管其他人怎么做，坚持你的进食窗口，不吃零食，并坚持明智选择，摄入对新陈代谢有利而非有害的食物。同时，慢慢吃东西，并在感到满足但还未吃撑时停止进食。

如果我已经在节食的话，应该怎么做？

"吃出健康"计划不是节食。它是一种以科学为基础、以直觉为导向的方法，可以持续提高你的健康水平长达一生。但在某些时候，你可能会决定尝试节食。每年有无数人这样做。你可能已经在进行一种对你有效的节食方法了。太好了！"吃出健康"计划可以与几乎任何节食方法同时使用，以改善你的新陈代谢，对抗身体脂肪，并激活你的健康防御。简单地调整方法，以适应你所选择的饮食计划。无论你现在在采用什么节食方法，"吃出健康"计划都能让你获得更好的减肥效果。

以下是一些帮你调整和适应的建议：

1.比较被允许食用的食物。检查一下"吃出健康"计划的抗脂肪食物清单，寻找与你选择的节食方法相匹配的食物。大多数都应该没有问题，但可能有一些食物需要避开。我列出的食物都有科学证据证明它们的好处，但如果我的清单中有你的节食方法禁止的食物，只需要将它们从清单中划掉即可。选择剩下的那些。

接下来，查看减慢新陈代谢食物的清单。在你进行节食时，继续避开这些食物。任何旨在长期保持健康的饮食计划都不太可能让你食用那些减慢新陈代谢的食物。一些流行的节食法可能会强调某些不健康的成分，但你应该限制或避开它们，以保护你的健康。

2. 检查你的进食时间。回顾一下你选择的节食方法，看看它是否对进食时间有限制。如果没有，那就保持在第二阶段建立的进食窗口。如果这种节食增加了禁食时间，那也没关系。通过延长不吃东西的时间，你会得到更多的代谢益处。记住，吃的时候不要过量。

我不推荐全天持续进食的节食方法。这会使你的胰岛素水平升高，从而阻止你的身体燃烧脂肪。

3. 注意你的热量摄入。许多节食方法都设定了每天的卡路里限制。而"吃出健康"计划则更加灵活，没有设定具体的限制，但它建议你注意这些。避免摄入会减缓新陈代谢的食物，设定一个有时间限制的进食窗口，并每周跳过几顿饭来降低热量摄入。如果你选择的节食计划需要计算卡路里或有特定形式的卡路里限制，这些都可以纳入"吃出健康"计划中。只要确保在节食方法规定的热量限制内选择抗脂肪食物即可。

调整适应的例子

如果你正在进行生酮饮食、原始人饮食法或纯素饮食，这里有3个例子来说明如何调整"吃出健康"计划。我选择这些节食方法为例是因为它们很常见且流行。几乎所有的节食方法都可以在科学的指导下进行。

生酮饮食法和轻生酮饮食法

为了模拟禁食，生酮饮食的脂肪含量高，蛋白质含量适中，碳水化合物含量非常低。因此，它限制了你的身体从碳水化合物中获取葡萄糖，并迫使它以燃烧脂肪产生的酮体为替代燃料。几天到一周后，你的身体会适应以酮类为主要的能量来源。生酮饮食可以降低血液中的胰岛素水平，燃烧脂肪，抑制食欲，并且已被证明比低脂饮食更有效。[12]

你可以遵循减少碳水化合物的指南（严格的生酮饮食要求每天摄入少于20克的碳水化合物；轻生酮饮食限制较少，每天最多允许50克），同时吃抗脂肪食物清单中列出的食物。

推荐的食物包括所有蔬菜、新鲜的香草和香料、特级初榨橄榄油、不加糖的黑巧克力、新鲜蘑菇和干蘑菇、所有的海鲜（不使用碳水化合物烹饪），以及茶和咖啡（不加糖）。

在进行生酮饮食时，需要排除一些抗脂肪食物清单上的食物，如水果（少量草莓、覆盆子和黑莓是可以的），豆子和其他豆类制品、面食、大米、含糖的番茄酱（不含添加糖是可以的）等，也不能喝任何果汁。

注意你在生酮饮食中摄入的脂肪和动物类产品的种类。从长期来看，大量食用生酮饮食中的脂肪（如黄油、酥油、猪油、奶油和奶酪等）会损害健康。

以下是能让生酮饮食变得更健康的一些建议：选择瘦肉（如牛内侧后腿肉、猪里脊肉和去皮鸡胸或鸭胸肉等）。选择多不饱和脂肪（如特级初榨橄榄油等），而不是饱和脂肪（如黄油等）。要摄入非植物蛋白质，应选择抗脂肪食物清单上的鱼类和海鲜，以获得有益的海洋 ω-3 脂肪酸。不要吃超加工和预包装的生酮食品，并且要远离含有人工甜味剂的产品，这些甜味剂可能会影响你的微生物组。

生酮饮食非常严格，对于营养丰富的健康食物缺乏良好的平衡，因为其禁止食用所有谷物，只允许食用非常少量的水果。要注意，生酮饮食可能会导致血脂增高，增加患心血管疾病的风险。[13] 由于纤维摄入减少，生酮饮食还可能降低健康细菌水平，导致肠道微生物组改变。[14] 而众所周知的生酮副作用是"酮流感"，症状包括恶心、头痛、虚弱、头晕、易怒和注意力不集中。当你的身体将新陈代谢的主要能量来源从葡萄糖转变为生酮时，就会出现这些症状。

原始人饮食法

原始人饮食法是一种低碳水化合物的饮食模式，试图模仿约 250 万年前人类作为狩猎采集者时的生存方式，这远早于一万年前农业被发明的时间。原始人饮食法的概念最初来自 1985 年在《新英格兰医学杂志》上发表的一篇名为《旧石器时代的营养——对其性质及现代影响的思考》的文章。[15]

这篇文章的作者是斯坦利·博伊德·伊顿，一位放射学家，以及梅尔文·康纳，一位人类学家，他们都来自埃默里大学。他们认为农业和食品技术使人类从根本上偏离了旧石器时代以狩猎采集为生的祖先的消化特征。他们提出，这种偏离是导致现代与饮食相关的慢性疾病的根本原因。在学术文章发表后，他们撰写了一本备受欢迎的书籍——《旧石器时代的处方：饮食和运动计划以及生活设计》，提供了一个以他们想象中的早期人类饮食方式为模型的减肥饮食计划。[16] 而"原始人饮食法"这个术语是由运动生理学家洛伦·科丹注册的，他所撰写的同名书籍如今非常著名，也为现在流行的原始人饮食法奠定了基础。[17]

许多有关旧石器时代人类饮食的假设都是不准确的，但临床研究确实表明，原始人饮食法对减肥有效。[18] 瑞典一项针对 70 名肥胖和绝经后中年妇女的研究发现，与那些遵循标准营养建议的人相比，那些遵循原始人饮食法两年的人体重减轻了 59%。[19]

原始人饮食法允许的食物是经过最低限度加工的天然食物，被认为是早期人类可以获得的食物：新鲜水果和蔬菜，鱼类和贝类，坚果和油（如棕榈、椰子、橄榄），草饲肉类和内脏，以及自由放养的家禽和鸡蛋。[1] 原始人饮食法中的碳水化合物和纤维含量非常低。旧石器时代以后发展起来的任何东西，如加工食品和添加糖，都被禁止食用。谷物和豆类是后来的农业种植食物，所以它们在原始人饮食法中也被禁止食用。

要适应"吃出健康"计划，只需确定旧石器时代允许的抗脂肪食物，将它不允许吃的食物划掉即可。然而，我想指出的是，原始人饮食法的支持者告诫人们不要摄入含有所谓"抗营养成分"的食物。这些物质包括凝集素（如番茄中的成分）、植酸（存在于豆类、坚果、种子、根茎类蔬菜中）和多酚（存在于大多数蔬菜和茶中）。事实上，这些都是有益的生物活性物质，实验室和临床研究已经证明它们对于对抗身体脂肪和改善整体健康是有益的。[20] "抗营养成分"这个词没有科学意义，所以我请你们自行决定是否要排除含有它们的有益食物。

由于最初的原始人饮食法过于严格，于是人们发展出了一个名为85/15 原则的方法，以帮助人们更好地坚持这种饮食法。这意味着在你的饮食中，85% 的部分应该是严格、纯正的原始食物，而剩下的 15% 你可以享受非原始食物。这种灵活性使得摄入有益的抗脂肪食物成为可能，否

---

[1] 考古发现表明，旧石器时代的人类甚至有食人行为。他们食用了与其同时代生活的其他现已灭绝的人类物种。这一发现的依据是在英国高夫洞穴发现的人类骨骼上的切割痕迹。来源：R. 沃尔达克等，"旧石器时代晚期与食人仪式有关的雕刻人骨"，《公共科学图书馆 1 号》，2017 年 8 月：1–180 页。

则这些食物就会被排除在外。此外，你需要坚持在进食窗口内进餐，不吃零食。

原始人饮食法鼓励吃富含饱和脂肪的红肉，随着时间的推移，这会导致肥胖和体重增加。同时，这种饮食的膳食纤维含量也很低。从长期来看，这对你的肠道微生物组不利，它会削弱你的新陈代谢。严格遵循原始人饮食法会让在餐馆用餐或在他人家做客变得困难，因为你很难知道一顿饭中使用了哪些"现代"食材。

纯素饮食

1944 年，英国动物权利活动家唐纳德·沃森创造了纯素（vegan）这个词，由"素食主义者"（vegetarian）一词的开始和结尾组合而成。这是一种基于人类不应该剥削动物的道德信念的素食主义，它杜绝对任何动物产品的使用。这种饮食 100% 以植物为基础，要求禁止食用肉类、鱼类、家禽、乳制品、蛋类等动物产品，甚至连蜂蜜也包含在内。

虽然纯素饮食是 20 世纪的产物，在书籍和电影中广为流传，并得到医学研究的关注，但道德饮食的原则在许多文化和宗教中可以追溯到数千年前。两千年前，希腊哲学家和数学家毕达哥拉斯就提倡食用植物而非动物。[1]古印度诞生了耆那教，这是一种反对暴力对待所有生物的宗教，包括昆虫、鸟类和其他所有动物。[2]

---

[1] 素食曾经被称为"毕达哥拉斯饮食"，这是基于毕达哥拉斯的伦理信仰，即动物是理性的生物，所以人类应该避免食用屠宰的动物的肉。他还相信轮回，即灵魂在死亡后会迁移到另一个物种。因此，动物可以拥有人类的灵魂，因此不应该受到伤害。毕达哥拉斯本人以蔬菜、面包和蜂蜜为食。所以，尽管毕达哥拉斯最出名的是他的勾股定理，但他是西方世界素食主义的创始人之一。
[2] 耆那教的信徒是世界上最严格的素食主义者，因为他们相信所有生物都有灵魂。他们甚至避免食用根茎类蔬菜，因为认为根茎蕴含着"无限生灵"，不应触碰。

虽然纯素食主义是基于防止虐待动物的理念，但它对健康的好处来自食用以植物为基础的天然食品。[21] 这些食物富含抗脂肪的生物活性物质，可以激活你身体的健康防御系统。如果你想减肥，纯素饮食（不包括超加工或油炸食品）是有效的。[22] 北卡罗来纳大学的研究人员进行的一项研究表明，与低脂饮食相比，纯素饮食的减肥效果几乎是其3倍。[23] 即使是非严格的素食者也能比吃典型西方饮食的人减掉更多体重。[24]

让"吃出健康"计划适应纯素饮食很容易，因为减肥食品清单上的许多食物都是植物性的：水果、蔬菜、树坚果、种子、健康的油、香草和香料。去掉海鲜，基本上就搞定了。如果你是严格的纯素主义者，你需要检查任何超市中间过道食品的成分标签，以确保在加工过程中没有使用动物产品，如明胶、胭脂红、海洋 ω-3 和虫胶。继续在你的进食窗口内吃东西，继续每周少吃几餐，不要吃得过多。

如果你考虑尝试素食主义，我有一些健康建议要给你。首先，植物性食物的质量很重要。一种食物是植物性的，并不意味着它就是健康的。有很多素食垃圾食品（如冰淇淋、糖果、曲奇饼干、薯片等），其中添加了糖或高量的钠。植物性肉类（如汉堡、鸡块、香肠或肉丸等）的外观和味道都和肉类似，适合素食者，但它们是超加工食品。而且所有的油炸蔬菜仍然是用油炸的，含有额外的脂肪。

其次，坚持纯素饮食需要额外的规划，以确保摄入足够的特定维生素（维生素 B_2、B_3、B_{12} 和 D）和矿物质（铁、钙、碘、硒和锌），这些通常可以通过食用动物产品和海鲜获得。[25] 你可以查找特定纯素食品中这些营养物质的含量，并计划将其纳入你的饮食中，或者通过膳食补充剂来确保获得足够的营养。

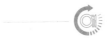

　　这一切都是为了告诉你，"吃出健康"计划可以单独使用，也可以与你选择的任何节食方法结合。你的新陈代谢和身体脂肪对被科学研究证明过的健康食物和禁食方法的反应不会改变。这是我们所有人与生俱来的。记住，最终有效的饮食计划是你能坚持的饮食计划。请使用"吃出健康"计划作为你的指南。

　　在下一章，我将给你一份样餐指南与食谱，我将与你分享我最喜欢的37种食谱，这些食谱用的都是我自己喜欢并会用于烹饪的抗脂肪食物。

　　要获取更多有益于你新陈代谢的食物清单和其他资源，请使用你的移动设备扫描这个二维码：

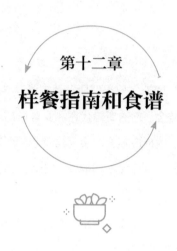

第十二章
样餐指南和食谱

为了帮助你采用"吃出健康"计划，并使其成为你生活方式自然的组成部分，本章将为你提供2周的地中海－亚洲替换食物和4周的地中海间歇性禁食计划的样餐指南。这将帮助你学习和整合第十一章的内容。我的方法中很重要的是，这种结构和习惯将为你带来持久的代谢益处。

我还提供了一些经过我本人实践的美食食谱。这些食谱都基于抗脂肪食物和促进健康的生物活性物质，同样重要的是，它们都很美味。食谱上的菜很容易准备，准备好和你的家人朋友一起享受吧。请注意，这些食谱只是一个起点，是为了激励你创造自己的地中海－亚洲美食库。

"吃出健康"计划的样餐指南

我写这份样餐指南并不是为了打造一套严格、固定的饮食。如果愿意，你可以完全遵循它，但关键是理解这些步骤，然后应用你自己的想法，以适应你的喜好和生活环境。一旦掌握了基本原则，你就可以利用这个结构来制定适合自己的饮食计划。在实验和探索的过程中，你可以将这份指南作为参考。祝你读得开心！

我设计这个方案的目的是为你提供一个框架，帮助你养成能终身坚持的好习惯。这需要一些规划和意识。开始行动时，只需坚持遵循这个方案的结构。一旦按照"吃出健康"计划养成了习惯，它们将变得自然而然。

在遵循样餐指南和尝试这些食谱时，请记住以下几个关键点：第一，选择那些经科学证明可以激活你体内健康防御机制并帮助对抗体内脂肪的食物；第二，避免食用那些对你的新陈代谢有害的食物；第三，控制食物的分量，每一餐都注意不要过量；第四，给予身体足够的不进食（禁食）时间，来利用和燃烧脂肪中储存的能量；第五，尝试我的食谱，因为这些菜易于制作，尝起来也很美味。最重要的是，确保你吃的食物能带给你快乐。

如何阅读样餐指南

■ 最左侧是我建议的开始和结束用餐的时间，但你可以根据自己的日程进行调整（只需确保在醒来后 1～2 小时后再开始进食，且在睡前 2～3 小时前结束进食）。

■ 我对每周跳过哪几顿饭提出了建议，但你可以根据自己的日程进行调整，只要确保每周都有跳过几餐的安排即可。

地中海－亚洲饮食规划和食物替换计划

要完成第一阶段，遵循下面的计划表并连续重复 2 周（表 12.1）。

表 12.1 地中海 - 亚洲饮食规划和食物替换计划

	星期日	星期一	星期二	星期三	星期四	星期五	星期六
□ 识别需要被替换的食物 □ 寻找需要的抗脂肪食物	早餐 □ 食用替换食物和抗脂肪食物 （注意分量）	早餐 □ 食用替换食物和抗脂肪食物 （注意分量）	早餐 □ 食用替换食物和抗脂肪食物 （注意分量）	早餐 □ 食用替换食物和抗脂肪食物 （注意分量）	早餐 □ 食用替换食物和抗脂肪食物 （注意分量）	早餐 □ 食用替换食物和抗脂肪食物 （注意分量）	早餐 □ 食用替换食物和抗脂肪食物 （注意分量）
起床 2 小时后打开进食窗口（早上 7 点起床 +2 小时 = 早上 9 点开始进食）	午餐 □ 食用替换食物和抗脂肪食物 （注意分量）	午餐 □ 食用替换食物和抗脂肪食物 （注意分量）	午餐 □ 食用替换食物和抗脂肪食物 （注意分量）	午餐 □ 食用替换食物和抗脂肪食物 （注意分量）	午餐 □ 食用替换食物和抗脂肪食物 （注意分量）	午餐 □ 食用替换食物和抗脂肪食物 （注意分量）	午餐 □ 食用替换食物和抗脂肪食物 （注意分量）
不要吃零食							
睡前 3 小时关闭进食窗口（晚上 11 点睡觉 -3 小时 = 晚上 8 点停止进食）	晚餐 □ 食用替换食物和抗脂肪食物 （注意分量） □ 记录食物日志	晚餐 □ 食用替换食物和抗脂肪食物 （注意分量） □ 记录食物日志	晚餐 □ 食用替换食物和抗脂肪食物 （注意分量） □ 记录食物日志	晚餐 □ 食用替换食物和抗脂肪食物 （注意分量） □ 记录食物日志	晚餐 □ 食用替换食物和抗脂肪食物 （注意分量） □ 记录食物日志	晚餐 □ 食用替换食物和抗脂肪食物 （注意分量） □ 记录食物日志	晚餐 □ 食用替换食物和抗脂肪食物 （注意分量） □ 记录食物日志

地中海 – 亚洲间歇性禁食计划示例

下面是你在第二阶段"地中海 – 亚洲间歇性禁食"（参见表 12.2）将要遵循的每周详细计划。我为每一天都提供了具体的指导。查看每餐的食谱，如果你发现了更喜欢的食谱，可以自由更换。

在本章的剩下部分，你会看到我个人最喜欢的 37 个食谱——按早餐、午餐和晚餐排列，并按字母顺序排序。这些食谱是基于我的背景、旅行经历、对地中海 – 亚洲饮食的热情以及对抗脂肪食物的了解而制订的。我期待向你展示如何将简单健康的食材巧妙组合，烹制出令人垂涎的美味佳肴。

这些菜烹饪起来很容易，放在桌子上品相很好，而且适合分享——你不需要成为一个训练有素的厨师才能做一顿美味的饭菜。更棒的是，许多食谱会为第二天留下好吃的剩菜。做这些食物可以节省你的时间和金钱，而且所有食谱都使用了抗脂肪食物清单中的食材。

表 12.2 计划示例：第一周至第四周

第一周

使用替换食物 使用想吃的抗脂肪食物 食谱应该包含它们	星期日	星期一	星期二	星期三	星期四	星期五	星期六
起床 2 小时后打开进食窗口（早上 7 点起床 +2 小时 = 早上 9 点开始进食）	早餐 加蓝莓和无花果的藜麦粥 咖啡或茶	早餐 跳过一餐	早餐 草莓薰衣草冰沙 咖啡或茶	早餐 洋蓟炒蛋 咖啡或绿茶	早餐 跳过一餐	早餐 莓果核桃早餐饼干 咖啡或茶	早餐 茉莉醒神茶 咖啡或绿茶
不要吃零食	午餐 柑橘风味混合坚果	午餐 蘑菇馅饼	午餐 地中海金枪鱼卡波纳塔 [1]	午餐 青木瓜沙拉	午餐 香草牛油果三明治	午餐 辣椒酸橙盐拌西瓜	午餐 跳过一餐
睡前 3 小时关闭进食窗口（晚上 11 点睡觉 -3 小时 = 晚上 8 点停止进食）	晚餐 蔬菜辣椒	晚餐 鸡肉、白豆、番茄加香草	晚餐 意大利面沙拉配番茄干和橄榄	晚餐 辣烤鸡配羽衣甘蓝浓汤	晚餐 北非蛋配香草和橄榄	晚餐 杏子椰香咖喱	晚餐 烤鱼（三种做法）

[1] 卡波纳塔来自意大利西里，是以茄子为主要原料的沙拉。——译者注

第二周

使用替换食物 使用想吃的抗脂防食物 食谱应该包含它们	星期日	星期一	星期二	星期三	星期四	星期五	星期六
起床2小时后打开进食窗口 （早上7点起床+2小时=早上9点开始进食）	早餐 黑巧克力咖啡块 咖啡或绿茶	早餐 跳过一餐	早餐 莓果核桃早餐饼干 咖啡或绿茶	早餐 加蓝莓和无花果的藜麦粥 咖啡或绿茶	早餐 草莓薰衣草冰沙 咖啡或绿茶	早餐 跳过一餐	早餐 猕猴桃火龙果冰沙 咖啡或绿茶
不要吃零食	午餐 地中海金枪鱼卡波纳塔	午餐 毛豆泥	午餐 青木瓜沙拉	午餐 香草牛油果三明治	午餐 绿色沙拉配烤虾和血橙	午餐 荞麦拉面	午餐 跳过一餐
睡前3小时关闭进食窗口 （晚上11点睡觉-3小时=晚上8点停止进食）	晚餐 烤蘑菇，豆类，芝麻菜	晚餐 番茄虾下加苹果醋	晚餐 蔬菜芬炒烩	晚餐 加香料的鸡肉、米饭和羽衣甘蓝	晚餐 野蘑菇炖大麦	晚餐 鸡肉、白豆、番茄加香草	晚餐 豆腐面条配辣酱

第三周

	星期日	星期一	星期二	星期三	星期四	星期五	星期六
使用替换食物 使用想吃的抗脂肪食物，食谱应该包含它们							
起床2小时后打开进食窗口 （早上7点起床+2小时=早上9点开始进食）	早餐 藜麦粥加蓝莓和无花果 咖啡或茶	早餐 跳过一餐	早餐 草莓薰衣草冰沙 咖啡或茶	早餐 洋蓟炒蛋 咖啡或绿茶	早餐 跳过一餐	早餐 猕猴桃火龙果冰沙 咖啡或茶	早餐 莓果核桃早餐饼干 咖啡或茶
不要吃零食	午餐 奇恰酒[1]	午餐 香草牛油果三明治	午餐 青木瓜沙拉	午餐 荞麦拉面	午餐 地中海金枪鱼卡波纳塔	午餐 蘑菇馅饼	午餐 跳过一餐
睡前3小时关闭进食窗口 （晚上11点睡觉-3小时=晚上8点停止进食）	晚餐 辣烤鸡配羽衣甘蓝浓汤	晚餐 豆豉蛤蜊	晚餐 野蘑菇炖大麦	晚餐（三种做法） 烤鱼	晚餐 蔬菜辣椒	晚餐 烤蘑菇，豆类，芝麻菜	晚餐 毛豆加豆腐配雪菜

[1] 起源于秘鲁的饮料，传统做法是将紫玉米、菠萝皮和榅桲皮一起在水中煮沸。

第四周

使用替换食物 使用想吃的抗脂肪食物食谱应该包含它们	星期日	星期一	星期二	星期三	星期四	星期五	星期六
起床2小时后打开进食窗口（早上7点起床+2小时=早上9点开始进食）	早餐 猕猴桃火龙果冰沙 咖啡或茶	早餐 跳过一餐	早餐 洋蓟炒蛋 咖啡或茶	早餐 草莓薰衣草冰沙 咖啡或茶	早餐 跳过一餐	早餐 黑巧克力咖啡块 咖啡或绿茶	早餐 奇恰酒 咖啡或绿茶
不要吃零食	午餐 地中海金枪鱼卡波纳塔	午餐 荞麦拉面	午餐 青木瓜沙拉	午餐 毛豆泥	午餐 蘑菇馅饼	午餐 绿色沙拉配烤虾和血橙	午餐 跳过一餐
睡前3小时关闭进食窗口（晚上11点睡觉-3小时=晚上8点停止进食）	晚餐 北非蛋配香草和橄榄	晚餐 蔬菜辣椒	晚餐 加香料的鸡肉、米饭和羽衣甘蓝	晚餐 豆豉蛤蜊	晚餐 番茄虾加苹果醋	晚餐 杏子椰香咖喱	晚餐 鸡肉、白豆、番茄加香草

　　这里有一些建议，可以帮助你使用这些食谱和"吃出健康"计划：第一，这些食谱的设计分量足够 2～4 人食用，这样你就可以与家人和朋友分享你的创意了。如果你是一个人用餐，可以只吃一份，剩下的留作剩菜。这样做不仅可以节省时间，还可以降低食物成本。第二，一次性计划一周的饮食。这样可以让你提前购买所需食材，也有助于避免在最后一刻冲动购物。烹饪原料可以在大多数超市找到，或者很容易在网上订购。第三，这些食谱非常方便，并能适应个人需求，如乳糖不耐受患者、素食者或纯素食者等的需求。为了方便识别，我标记了纯素食谱。最后一个提示：这些食谱不仅仅适用于纯素食者——如果你是杂食者或鱼素者，你可以在任何纯素的菜肴中加入鸡肉或海鲜。

食谱列表

早餐

午餐

早餐

洋蓟炒蛋

这个意想不到的组合为早餐提供了蛋白质和纤维。巴马干酪是低乳糖的奶酪，能为这道简易的炒蛋增添完美的辛辣风味。这个食谱也可以使用切碎的硬豆腐。

份数： 2 人份

准备时间： 5 分钟

烹饪时间： 10 分钟

材料：

1 汤匙特级初榨橄榄油

1 杯罐装洋蓟心，沥干并切成粗块

1 汤匙切碎的新鲜牛至

1/4 茶匙粗盐

1/2 茶匙黑胡椒

4 个大的放养鸡蛋，轻轻打散

1/4 杯磨碎的巴马干酪

制作方法：

在铁铸平底锅中用中火加热油。加入洋蓟心和牛至，用盐和黑胡椒调味，翻炒直到洋蓟心的边缘变得酥脆金黄，大约需要3～4分钟。将打散的鸡蛋和3汤匙巴马干酪加入平底锅中，轻轻翻炒直到鸡蛋变得松软，大约再炒3分钟。将食材分别装盘，撒上剩余的巴马干酪即可。

莓果核桃早餐饼干

这款饼干比能量棒更好吃，里面满是美味的果干和坚果。你可以把任何一种果干换成无花果干、酸樱桃干、苹果干或西梅干，把核桃换成腰果、杏仁或开心果。这些饼干搭配一杯咖啡或茶是完美的早餐外带选择。纯素食者可食用该食品。

份数： 12人份

准备时间： 20分钟

烹饪时间： 18分钟

材料：

1½杯全麦面粉

1/2杯老式燕麦片

1茶匙肉桂粉

1茶匙小苏打

1/2茶匙盐

1杯杏仁酱

1/4杯100%纯枫糖浆

2个大鸡蛋，打散

1 茶匙香草精

1/4 杯橙子皮屑

1/4 杯生核桃，粗切

1/2 杯蔓越莓干

1/2 杯杏干，粗切

1/2 杯蓝莓干

1/2 杯可可碎

制作方法：

将烤箱预热至 180 摄氏度，在烤纸上铺硅胶垫或者羊皮纸。

在一个中等大小的碗中，混合全麦面粉、燕麦片、肉桂粉、小苏打和盐。在一个大碗中，将杏仁酱和枫糖浆搅拌均匀，加入鸡蛋、香草精和橙子皮，搅拌至均匀。轻轻将干性成分与湿性成分混合，搅拌至刚好结合。加入核桃、蔓越莓、杏子、蓝莓和可可豆，使之均匀分布在面团中。

取出约 1/3 杯面团，用干净的手搓成球状。将其放在准备好的烤盘上，并轻轻按压顶部稍微压平。重复以上步骤，保持每个饼干之间约间隔 5 厘米。将烤盘放在烤箱内不同的烤架上，烘烤约 18 分钟，直到饼干变软、呈金黄色。用牙签插入 2 块饼干的中心，取出时牙签是干净的即可。从烤箱中取出烤盘，在铁架上冷却约 10 分钟，然后食用。将饼干切成适合你手拿取的分量。

温热食用或将饼干封盖储存在室温下，最多可保存 5 天。饼干也可放入密封袋中，在冰箱里最多可以存放 2 个月。

奇恰酒

奇恰酒是一种秘鲁饮料，由干紫玉米和香料混合物一起煮制而成。我这里的版本是用 100% 果汁增甜的。如果加冰饮用，这会是一款独特而健康的提神饮料。纯素食者可食用该食品。

份数：12 杯

准备时间：10 分钟，加上 4 小时冷却时间

烹饪时间：60 分钟

材料：

1 磅干紫玉米

2 根肉桂棒

1 个香草豆荚，切开

10 杯水

2 杯石榴汁

2 颗酸橙的汁

2 颗青苹果，去核切块

制作方法：

把紫玉米、肉桂棒和香草豆荚放入一个大锅中，加水覆盖食材。将混合物用大火高温煮沸，然后调小火煮 60 分钟。过滤煮好的液体，倒入罐子中，加入石榴汁和酸橙汁，搅拌均匀，然后放入冰箱冷却。最后加入青苹果块，加冰块后即可享用。

黑巧克力咖啡块

这是一款美味酥脆的早餐点心，有益健康，还富含咖啡因。这里写的是最基础的版本，你可以随意添加一些切碎的坚果或干果来改善口感、增

添风味和促进新陈代谢。纯素食者可食用该食品。

份数： 8 人份

准备时间： 30 分钟

烹饪时间： 15 分钟

材料：

1/4 杯烘焙咖啡豆

8 盎司黑巧克力，切成粗块

1/2 茶匙粗海盐

制作方法：

准备一个烤盘，里面铺上烘焙纸，然后搁置备用。将咖啡豆放入一个可密封的袋子里，用锤子或平底锅将它们敲碎成小块。将巧克力隔水加热融化至顺滑。加入敲碎的咖啡豆，搅拌均匀。将巧克力混合物倒在铺了烘焙纸的烤盘上。撒上海盐。静置，直至巧克力变硬。如果想加快成型过程，可以将巧克力放入冰箱或冰柜。等巧克力完全变硬后，打碎成小块即可享用。将黑巧克力咖啡块放入密封容器，在冰箱或冰柜中最多可以存放一周。

茉莉醒神茶

这是一款清爽的茉莉绿茶饮料，加入新鲜桃子和薄荷提味。你可以用其他水果替代桃子，如李子、油桃、杏，或者其他当季水果。纯素食者可食用该食品。

份数： 4 杯

准备时间：10 分钟，加上 20 分钟冷藏时间

烹饪时间：3 分钟

材料：

4 个茉莉茶包

2 杯开水

3 杯冰块

2 颗成熟桃子，切成长条，去核切块

2 杯冷水

2 汤匙 100％枫糖浆

4 片薄荷叶

制作方法：

在一个耐热的碗里放入茶包，小心地倒入沸水。浸泡 3 分钟，然后扔掉茶包。把茶放在一边，冷却至少 10 分钟。在一个中等大小的水罐中，加入冰块、茉莉花茶、桃子、冷水、枫糖浆和薄荷，搅拌均匀。

把水罐放入冰箱，冷藏 20 分钟，让味道混合。冷饮即可。

猕猴桃火龙果冰沙

这款猕猴桃和火龙果的奇异组合是一种富含纤维的提神饮料。在你最喜欢的健康食品店的冷冻区找几包冷冻火龙果。为了制作更浓稠的冰沙，可以事先将一颗猕猴桃切片并冷冻。纯素食者可食用该食品。

份数：1 人份

准备时间：5 分钟

烹饪时间：0分钟

材料：

1包（3.5盎司）冷冻火龙果泥

2个猕猴桃，去皮[1]切片

4汤匙橙汁，最好是鲜榨的（1个大橙子）

2汤匙椰子片

1汤匙可可碎

制作方法：

将火龙果、1个猕猴桃和橙汁放入搅拌器中搅拌至顺滑。如果需要，可以停下来用刮刀刮下原料。若想调整浓稠度，可以每次加入1汤匙的橙汁，直到达到理想稠度。把冰沙舀进碗里，上面放上剩余的猕猴桃、椰子片和可可碎。

加蓝莓和无花果的藜麦粥

这份早餐富含全谷物营养和纤维。搭配美味的无花果和蓝莓，用美味又温暖的食物开启一天。纯素食者可食用该食品。

份数：2人份

准备时间：5分钟

烹饪时间：20分钟

---

[1] 你知道猕猴桃的外皮富含纤维且可食用吗？其实你也可以不剥掉它。

材料：

半杯无花果干，切成薄片

1 个绿茶茶包

1/2 杯热水

1 杯无糖杏仁奶

3/4 杯干藜麦

1 汤匙蜂蜜

1/2 茶匙姜黄粉

1/8 茶匙姜粉

1/8 茶匙豆蔻粉

1/8 茶匙盐

1/2 杯新鲜蓝莓

2 汤匙无糖椰子片

制作方法：

将无花果干切片，搁置备用。

将绿茶茶包放入杯子或耐热碗中，加入热水。静置浸泡 3 分钟。取出茶包丢弃。

在一个中等大小的平底锅中，加入准备好的绿茶、杏仁奶、藜麦、蜂蜜、姜黄粉、姜粉、豆蔻粉和盐。搅拌均匀。

高火加热至煮沸，然后将火调至中低火，盖上锅盖，煮约 15 分钟，直至藜麦变软，液体被吸收。

在 2 个碗中各放入一半藜麦，再各自放上 1/4 杯新鲜蓝莓和无花果，以及一汤匙椰子片。温热食用。

草莓薰衣草冰沙

薰衣草的花香与草莓是完美的搭配。豆浆不仅能增加风味，还能增加抗脂肪能力。请务必购买食品级的薰衣草，你可在食品专卖店、香料市场或网上买到它们。纯素食者可食用该食品。

份数：1 杯（10 盎司液体冰沙）

准备时间：5 分钟

烹饪时间：0 分钟

材料：

1 杯冷冻草莓

1 杯无糖豆浆

1 汤匙蜂蜜

2 茶匙干薰衣草叶

制作方法：

将草莓、豆浆、蜂蜜和薰衣草放入搅拌器中搅拌至顺滑。倒入玻璃杯中，即可享用。

番茄西瓜汁

这是两种富含番茄红素的食物的美妙融合，是开启一天的完美方式。纯素食者可食用该食品。

份数：6 人份

准备时间：15 分钟，加上 20～30 分钟冷藏时间

烹饪时间：0 分钟

材料：

1.5 磅牛排番茄[1]，去籽切块

6 杯无籽西瓜丁

1 个中等大小的黄瓜，切片

1 杯冰块

2 茶匙柠檬汁

1 茶匙蜂蜜

1/8 茶匙粗盐

西瓜块，用于装饰

制作方法：

将番茄、西瓜、黄瓜和冰块放入搅拌机中，搅拌约 45 秒，直至顺滑。加入柠檬汁、蜂蜜和盐，再次搅拌 30 秒，直至混合。用筛网过滤果汁，将其倒入罐子，放入冰箱 20 ～ 30 分钟，让味道混合。

享用时，将 1 杯果汁倒入 4 个玻璃杯中，再用西瓜块装饰每个玻璃杯即可。

☾ 午餐

柑橘风味混合坚果

把这个零食变成你的午餐吧，因为它富含减脂成分。可以用柠檬、橙

---

[1] 牛排番茄，一个人工培育的番茄品种。

子或者葡萄柚的果皮来增加风味。纯素食者可食用该食品。

份数： 6 人份

准备时间： 15 分钟，加上 24 小时室温放置

烹饪时间： 0 分钟

材料：

1/4 杯无盐烤干杏仁

1/4 杯无盐烤去壳开心果

2 汤匙无盐南瓜子

1/4 杯蓝莓干

1/4 杯苹果干

1 个柠檬皮屑

制作方法：

在一个中等大小的碗中，将杏仁、开心果、南瓜子、蓝莓和苹果混合在一起。撒上柠檬碎皮，然后在室温下将碗放置 24 小时，不盖盖子。之后将它们搅拌均匀。

食用时，将 1/4 杯混合干果舀入一个小碗中即可享用。

毛豆泥

这是真正的地中海－亚洲美食。你可以使用新鲜或冷冻的大豆来改良这个传统酱料，搭配西葫芦、胡萝卜、豆薯或甜椒等蔬菜食用。纯素食者可食用该食品。

份数： 6 人份

准备时间： 10 分钟

烹饪时间： 5 分钟

材料：

1.5 杯冷冻去壳毛豆

1/3 杯特级初榨橄榄油

2 汤匙芝麻酱

1 瓣大蒜，压碎

2 汤匙柠檬汁

1/2 茶匙柠檬皮屑

1/4 杯新鲜欧芹，粗切

2 汤匙新鲜香菜，粗切

6 片罗勒叶

1/2 茶匙蜂蜜

1/8 茶匙卡宴辣椒粉

1/2 茶匙粗盐

制作方法：

在一个中等大小的平底锅中倒入 3/4 的水，用大火烧开。加入毛豆，煮 5 分钟。沥干水分，放在一旁冷却 5 分钟。

将毛豆放入破壁机（配有钢刀片）或搅拌机中，搅拌至顺滑。加入橄榄油、芝麻酱、大蒜、柠檬汁、柠檬皮屑、欧芹、香菜、罗勒叶、蜂蜜、辣椒粉和粗盐，继续搅拌至顺滑。立即食用或用盖子盖好储存在冰箱中，最多可保存 4 天。

青木瓜沙拉

一道新鲜的热带沙拉，很快就会成为你的最爱。未熟的木瓜果肉紧实，是这道简单小菜的基础。如果你想增加额外的减脂效果，可以在调味汁中加入切碎的红辣椒。纯素食者可食用该食品。

份数： 4 人份

准备时间： 15 分钟

烹饪时间： 0 分钟

材料：

1 个酸橙的汁

2 茶匙蜂蜜

1 汤匙鱼露

1 个小青木瓜（未熟），切成细条[1]

1 杯切碎的芒果

1 杯小番茄，对半切开

2 汤匙切碎的新鲜薄荷

1/4 杯去壳开心果，切碎

制作方法：

将酸橙汁、蜂蜜和鱼露放入一个大碗，搅拌均匀。加入木瓜、芒果、番茄、薄荷和开心果。充分拌匀即可食用。在冰箱中最多可保存 3 天。

---

[1] 可以使用手持刨丝器，方便去皮。

绿色沙拉配烤虾和血橙

添加富含 ω−3 脂肪酸的海鲜和柑橘水果，能让你的沙拉更上一层楼！这道菜的所有元素都可以提前准备；所有食材混合在一起之后，冷藏 8 个小时即可食用。

份数：2 人份

准备时间：10 分钟

烹饪时间：10 分钟

烤虾食材：

1/2 磅大虾，去壳，去虾线

2 茶匙橄榄油

1/4 茶匙粗盐

1/4 茶匙黑胡椒

调味汁食材：

3 汤匙橄榄油

1 个血橙的汁和果皮屑

1 瓣大蒜，切碎

1/4 茶匙粗盐

1/4 茶匙黑胡椒

沙拉食材：

4 杯嫩芝麻菜

1 杯欧芹叶

1 杯葡萄柚切块

1 根茴香，切薄片

1/2 杯刨碎的巴马干酪

制作方法：

预热烤箱至 200 摄氏度。将虾放在烤盘上，淋上橄榄油，撒上盐和黑胡椒。烤 10 分钟，或直到虾呈粉红色，变得紧实、不透明。将虾从烤箱中取出，放置一边稍微冷却。

制作调味汁。将橄榄油、血橙汁和果皮碎、大蒜、盐和黑胡椒放入带盖的小瓶中。盖好瓶盖，摇匀混合。

制作沙拉。将嫩芝麻菜、欧芹、葡萄柚和茴香放入一个大碗中。加入巴马干酪和烤虾。淋上调味汁，轻轻拌匀即可。

香草牛油果三明治

这种美味的手指三明治几乎不需要花时间来准备。松脆的葵花籽与牛油果的奶油质感相得益彰。切成薄片的黄瓜赋予了这道美食更脆的口感，它也可以和切成薄片的蔬菜一起食用。纯素食者可食用该食品。

份数： 2 人份

准备时间： 10 分钟

烹饪时间： 0 分钟

材料：

1 个哈斯牛油果，纵向切片，去核

1 汤匙新鲜酸橙汁

1 汤匙切碎的罗勒叶

1 汤匙切碎的新鲜香菜

1 汤匙切碎的新鲜欧芹

1/8 茶匙碎胡椒粉

1/8 茶匙盐

1 茶匙无盐葵花籽

4 片 100% 全麦面包

制作方法：

将牛油果肉放入一个中等大小的碗里，淋上酸橙汁，加入罗勒、香菜、欧芹、碎胡椒粉和盐。用土豆压泥器或叉子把牛油果捣碎直至顺滑细腻。加入葵花籽，搅拌均匀。

在两个盘子里各放 1 片面包。在每片面包上涂上 2 汤匙牛油果泥，然后在上面放上第二片面包。切成两半，立即食用。

地中海金枪鱼卡波纳塔

简单的一餐，真正的地中海风味。这道美味的午餐制作起来只需要几分钟。想要口感更丰富的话，可以用橄榄油包装的沙丁鱼或鲱鱼来代替。

份数： 2 人份

准备时间： 15 分钟

烹饪时间： 0 分钟

材料：

1 汤匙特级初榨橄榄油

1/2 个柠檬的汁

1 茶匙芥末

1/8 茶匙蜂蜜

1/8 茶匙盐

5 盎司橄榄油金枪鱼罐头，沥干

1/2 杯小番茄，切成 4 瓣

2 根带叶的芹菜，切碎

1/4 杯卡拉马塔橄榄，去核，切成 4 瓣

2 汤匙切碎的红洋葱

1 汤匙切碎的莳萝

1 汤匙切碎的欧芹

2 片酥皮酸面包

制作方法：

在一个小碗中，将橄榄油、柠檬汁、芥末、蜂蜜和盐搅拌均匀。在一个中等大小的碗中，将金枪鱼、番茄、芹菜、橄榄、红洋葱、莳萝和欧芹混合在一起。加入调味汁，翻拌均匀。

将卡波纳塔分到两个盘子上，搭配一片酥皮酸面包一起食用。

蘑菇馅饼

这是一种素食馅饼，馅料是火辣辣的蘑菇，非常美味可口。馅料和面团可以提前 24 小时制作，然后只需简单组装烘烤即可。这些馅饼可以冷冻保存长达 3 个月。纯素食者可食用该食品。

份数： 8 个

烹饪时间：40 分钟

准备时间：60 分钟

馅料食材：

1 磅切片蘑菇（请根据你的喜好选择，香菇、舞茸、大蘑菇、小蘑菇等均可）

2 颗苏格兰辣椒或哈瓦那辣椒，去梗切半 [1]

1/2 颗小红洋葱，切片

1 汤匙橄榄油

1/2 茶匙粗盐

3/4 茶匙全香料粉

面团食材：

2 杯多用途面粉

2 茶匙粗盐

1/2 茶匙泡打粉

2 茶匙姜黄粉

1/4 杯橄榄油

8～10 汤匙冰水

制作方法：

预热烤箱至 200 摄氏度。在烤盘上放置蘑菇、辣椒和洋葱。淋上橄榄油，撒上盐。烘烤 20 分钟。关闭烤箱，取出，放置待凉。冷却后，将食材放入食品加工机中，加入全香料粉，搅打至细碎。

---

[1] 处理辣椒时要小心，接触辣椒后避免触摸脸部或眼睛。

在烹饪蘑菇的同时准备面团。将面粉、盐、泡打粉和姜黄粉放入大碗中混合。加入橄榄油，充分搅拌，直到混合物呈现颗粒状。然后用干净的手慢慢搅拌，每次加入 1～2 汤匙的冰水，直到形成柔软的面团。把生面团揉至光滑，捏成球状，用保鲜膜包裹，放在冰箱中冷却 20 分钟。然后取下保鲜膜，将面团均匀分成 8 份。将每个小面团擀成 4 英寸的圆形。在每块面饼上加入 2 汤匙蘑菇混合物。对折，用叉子轻轻按紧边缘。将烤箱预热至 180 摄氏度。最后将馅饼放在烤盘上，烘烤 15～18 分钟，直到它呈现金黄色、边缘酥脆。温热食用。

荞麦拉面

这种健康升级版的拉面加入了番茄膏、干香菇和昆布海带，其鲜味得到了提升。全谷物荞麦面条和蔬菜让这道菜更加完美。你可以制作大量美味的高汤，并将其冷冻保存长达 3 个月。纯素食者可食用该食品。

份数：4 人份

准备时间：15 分钟

烹饪时间：15 分钟

材料：

8 杯水

2 汤匙白味噌酱

2 汤匙低钠酱油

2 汤匙番茄膏

2 瓣大蒜

1 片昆布海带

2 根青葱，切好

1 盎司干香菇（约 10 片）

2 片姜

4 杯切碎的小白菜

2 杯切片或切块的胡萝卜

4 杯熟荞麦面条[1]

制作方法：

在大锅中倒入水，再放入味噌酱、酱油和番茄膏，充分搅拌均匀。加入大蒜、昆布海带、青葱、干香菇和姜片。用大火将混合物煮沸，煮 5 分钟。将火调低，再煮 10 分钟。用漏网将香菇捞出，放置一边，待凉后切片。过滤高汤，丢弃剩余的固体。将热汤倒入 4 个碗中，加入切片的香菇、小白菜、胡萝卜和熟荞麦面条。如果需要，可以在最后轻轻淋上少许橄榄油，或根据个人喜好加入额外的酱油或味噌酱。

辣椒酸橙盐拌西瓜

一道富有节日色彩和口味的超轻盈午餐！这是我最喜欢的夏季水果的奇妙组合，令人垂涎的同时还能激活褐色脂肪。纯素食者可食用该食品。

份数： 8 人份

准备时间： 5 分钟，加上 24 小时干燥酸橙皮的时间

烹饪时间： 0 分钟

---

[1] 准备荞麦面时，把它放在一个大碗里，用沸水覆盖。静置 5 分钟或等到面条变软。

材料：

1 个酸橙的皮，磨成粉末，然后在室温下放置 24 小时使其干燥[1]

2 茶匙粗海盐

2 茶匙红辣椒片

8 片西瓜

制作方法：

制作盐时，需要将风干的酸橙皮、盐和辣椒片放入研钵中，用杵磨碎，直到配料均匀混合，达到所需的浓度。如果你没有研钵和杵，可以在香料粉碎机或食品加工器中搅拌食材。将 1/8 茶匙的混合物撒在 1 片西瓜上，然后食用。剩余的盐可以按口味添加酱、沙拉、酱料或者腌料。

晚餐

杏子椰香咖喱

这道菜混合了芬芳的蔬菜、温暖的香料和奶油质地的鹰嘴豆，可能会成为你新的慰藉食物。纯素食者可食用该食品。

份数：4 人份

准备时间：15 分钟

烹饪时间：25 分钟

---

[1] 将酸橙皮晾干能让香料混合物更容易撒匀，并方便储备。如果你打算一次性用掉所有香料，晾干的步骤可以省略。

食材：

1 汤匙橄榄油

1/2 杯切碎的洋葱

1 瓣大蒜，切碎

2 茶匙咖喱粉

1/4 茶匙红辣椒片

1 汤匙低钠酱油

8 颗干杏子，切成 4 瓣半杯罐装椰奶

半杯无盐番茄酱

1 颗花椰菜，去茎，从中间对半切开

1 杯切块的胡萝卜

1 罐（15 盎司）鹰嘴豆，沥干并冲洗干净

1/2 杯切碎的香菜

1/2 杯切碎的腰果

4 杯煮熟的糙米

酸橙片（可选）

制作方法：

　　在一个大平底锅或荷兰炖锅中倒入橄榄油，用中火加热。加入洋葱、大蒜、咖喱粉和红辣椒片，煮 5 分钟。然后加入酱油、杏子、椰奶、番茄酱和半杯水，搅拌均匀。之后加入花椰菜、胡萝卜和鹰嘴豆，小火慢炖，半盖锅盖煮 20 分钟。最后撒上香菜和腰果，可以选择搭配熟糙米，如果需要的话，还可以挤上新鲜酸橙汁。

蚝油娃娃菜

这是一道很受欢迎的家常菜，简单的绿色蔬菜搭配浓郁的酱汁，制作过程非常便捷。它可以搭配糙米作为单独的一餐，也可以与其他地中海－亚洲菜肴搭配在一起。

份数： 4人份

准备时间： 5分钟

烹饪时间： 5分钟

娃娃菜食材：

6捆娃娃菜

1汤匙特级初榨橄榄油

2瓣大蒜，切成薄片

2汤匙绍兴黄酒

酱汁食材：

半茶匙玉米淀粉

1/4杯蔬菜高汤

1汤匙酱油

2汤匙蚝油

制作方法：

将娃娃菜冲洗干净，晾干，切去半英寸的白色菜帮末端。纵向切开绿叶，分离叶子。将玉米淀粉溶解在蔬菜高汤中，加入酱油和蚝油，充分搅拌均匀，酱汁放在一旁备用。

在炒锅中用高温加热橄榄油，直到微微泛光。加入大蒜。当大蒜开始变成金黄色时，加入娃娃菜，翻炒2分钟，直到叶子颜色变深。加入绍兴黄酒，翻炒1分钟。然后加入酱汁。将娃娃菜叶子在酱汁中翻炒几次，直到酱汁变浓稠，这个过程大约需要2分钟。关火，立即食用。如果有需要，可以在顶部淋上更多的蚝油。

鸡肉、白豆、番茄加香草

一整餐在一个烤盘上就能完成，这是最容易准备的菜肴之一。白豆的表面会变得酥脆，但内部仍然柔软，番茄会迸发出清爽的味道，而香草则赋予了这道菜明显的地中海香气。你会喜欢这道菜的，而且更妙的是，它还能成为美味的剩菜，供第二天食用。

份数： 4人份

准备时间： 10分钟

烹饪时间： 40分钟

食材：

3罐白豆，沥干洗净

2品脱小番茄

1汤匙干牛至

4枝新鲜百里香

3瓣大蒜，捣碎

1/4茶匙红辣椒片

3汤匙特级初榨橄榄油

1/2杯干白葡萄酒（可选）

1/2 茶匙盐

1/2 茶匙新鲜磨碎的黑胡椒

8 只鸡腿，去骨，去皮

（保留一小撮盐、新鲜百里香、牛至和黑胡椒，用于撒在鸡肉上调味。）

制作方法：

预热烤箱至 220 摄氏度。在一个大金属碗中，轻轻将白豆、番茄、牛至、百里香、大蒜、红辣椒片、橄榄油、白葡萄酒、盐和黑胡椒混合在一起，然后将混合物在一个大烤盘上平铺薄薄的一层。

将鸡腿放在豆子和番茄混合物的上方，注意不要叠放。在鸡肉上面淋一些橄榄油，并撒上一小撮盐、一些黑胡椒、干牛至和新鲜百里香。

将烤盘放入烤箱，烤至鸡肉熟透，约 40 分钟。鸡肉内部温度应达到 75 摄氏度。把烤盘从烤箱取出，用百里香装饰，即可食用。

豆豉蛤蜊

这是中国南方茶楼中的经典菜肴。用美味的酱汁来搭配蛤蜊，真是太棒了！这道菜需要用到新鲜的活蛤蜊，可能有点难找，但绝对值得一试。

份数：4 人份

准备时间：30 分钟

烹饪时间：15 分钟

食材：

20 个新鲜的活蛤蜊（如短颈蛤、马尼拉蛤、鸟蛤等）

2 汤匙特级初榨橄榄油

2 片新鲜姜

4 瓣大蒜，切片

2 汤匙蒜蓉豆豉酱

1 杯蛤蜊汁

2 汤匙特级蚝油

1/2 杯绍兴黄酒

2.5 汤匙玉米淀粉溶于 5 汤匙蛤蜊汁中

2 根青葱，切碎

制作方法：

　　将蛤蜊清洗干净，在水中浸泡 30 分钟。在炒锅中加热橄榄油，加入姜、大蒜和蒜蓉豆豉酱，用大火翻炒 1 分钟。将蛤蜊沥干，放入炒锅中，再加入蛤蜊汁。盖上锅盖，让蛤蜊蒸 10 分钟。定期查看，晃动锅子或轻轻搅拌蛤蜊，让它们打开并释放汁液。加入蚝油、黄酒和溶解在蛤蜊汁中的玉米淀粉（确保完全溶解），煮 2 分钟。当所有蛤蜊都张开时，撒上切碎的葱花，倒在盘子中，立即食用。

毛豆芝麻菜意面

这道轻盈的地中海亚洲意面沙拉本身已经是完整的一餐。

份数： 4 人份

准备时间： 10 分钟

烹饪时间： 20 分钟

材料：

2.5 杯新鲜或冷冻去壳毛豆（大豆）

12 盎司全谷物短意大利面（麻花意粉、螺旋通心粉、螺旋面、层层面、斜管面、螺丝面等）[1]

6 汤匙特级初榨橄榄油，分成 2 份

5 盎司嫩芝麻菜，洗净并晾干

2 汤匙雪莉酒或白葡萄酒醋

1 茶匙盐

半茶匙新鲜磨碎的黑胡椒

1/4 杯核桃碎，粗略切碎

1 杯菲达奶酪，碎块（纯素版本可省略）

1 个柠檬

制作方法：

在大锅中，用大火烧开水，将毛豆煮 3 分钟。沥干水分并冷却。按包装上的说明将意大利面煮至有嚼劲的状态（大约 8～10 分钟），然后沥干。你可以将煮意大利面和毛豆的烹饪过程结合起来，将意大利面煮 6 分钟，然后将毛豆加入水中。在大碗中将沥干的意大利面和毛豆与 2 汤匙橄榄油混合在一起。加入嫩芝麻菜，轻轻搅拌均匀。

在另一个碗中，将剩余的 4 汤匙橄榄油与醋、盐和胡椒搅拌均匀。加入装有意大利面和毛豆的碗中，轻轻混合在一起。然后在碗中加入烤核桃，并加入碎菲达奶酪并拌匀。最后按口味需求挤一些柠檬汁调味。

---

[1] 如果想更加健康，可以试试红扁豆意面。

毛豆加豆腐配雪菜

这道上海风味的菜肴结合了不同蔬菜的风味和质地，比单独的食材更加美味！在准备过程中最重要的是找到一个亚洲超市，购买到干豆腐皮和雪菜。纯素食者可食用该食品。

份数： 4 人份

准备时间： 45 分钟，主要是浸泡

烹饪时间： 5 分钟

食材：

9 盎司干豆腐皮（干豆腐），浸泡后切成条状

1 茶匙小苏打

2 汤匙特级初榨橄榄油

1 杯雪菜，粗略切碎

2 汤匙绍兴黄酒

4 汤匙蔬菜高汤

半杯去壳毛豆（新鲜或冷冻）

1 茶匙酱油

1/2 汤匙玉米淀粉

2 汤匙水

白胡椒，按口味添加

麻油，按口味添加

制作方法：

将干豆腐皮浸泡在足量的温水中，水需要能够覆盖豆腐皮和小苏打，

浸泡 30 分钟。小苏打有助于软化和泡开豆腐。更换新的温水，继续浸泡 15 分钟。沥干并将豆腐皮切成 1.3 厘米宽的条状（大约是意大利宽面条的 2 倍宽）。

在锅中放入油，大火加热至微微泛光。加入雪菜，翻炒 1 分钟。然后加入黄酒。30 秒后，加入豆腐条和蔬菜高汤，煮沸。然后加入毛豆和酱油。

将玉米淀粉溶解在 4 汤匙水中，慢慢搅拌，使其变稠，然后将其搅拌进菜肴。1 分钟后，酱汁会变浓。最后根据口味加入白胡椒和几滴麻油。

关火，即刻食用。

辣烤鸡配羽衣甘蓝浓汤

这道菜是香料、蔬菜和鸡腿肉温暖而朴实的结合。羽衣甘蓝浓汤是加勒比风格的菜肴，我将它引入菜谱是为了拥抱不同的烹饪传统。

份数： 4 人份

准备时间： 30 分钟（加上 60 分钟腌制时间）

烹饪时间： 30 分钟

食材：

1/4 茶匙肉桂粉

1/4 茶匙多香果粉

1/4 茶匙姜粉

1/4 茶匙粗盐

1 汤匙低钠酱油或日本酱油

1.5 磅去骨去皮鸡腿肉

1 汤匙特级初榨橄榄油

2 瓣大蒜，切碎

1/2 个中等大小的洋葱，切片

1 个苏格兰帽辣椒或哈瓦那辣椒，去梗切半[1]

1 汤匙新鲜百里香叶，切碎

1 杯切碎的番茄

1 束羽衣甘蓝，去茎切块（约 6 杯）

1/2 茶匙粗盐

2 茶匙苹果醋

制作方法：

在一个小碗中，混合肉桂粉、多香果粉、姜粉、盐和酱油。将鸡腿肉放入可密封的袋子中，加入香料混合物。密封袋子，放入冰箱腌制 1 小时以上，最多腌制 24 小时。准备烹饪时，将烤架预热至 260 摄氏度。每面烤制 6～7 分钟，或直到内部温度达到 75 摄氏度时取出，用肉类温度计测量。从烤架上拿出鸡肉，稍微冷却一下再食用。

在烹饪鸡肉的同时，在一个大平底锅里用中火加热油。加入大蒜、洋葱、辣椒和百里香，翻炒 2～3 分钟。加入番茄和羽衣甘蓝，用盐调味，继续翻炒 5～8 分钟，直到洋葱变软，羽衣甘蓝缩水。加入少许醋，再烹饪 2～3 分钟。温热食用。

---

[1] 注意处理辣椒时要小心，避免触摸脸部或眼睛。

橄榄酸豆酱

这是一道地中海风味的配料，可以为任何菜肴带来绝佳的风味和口感。在鸡肉或鱼肉上放上一大勺酱料，把剩下的放在碗里摆上餐桌，让人们可以根据喜好自行添加。你甚至可以把它当作调味料涂在金枪鱼三明治上。

份数： 4人份

准备时间： 15分钟

烹饪时间： 0分钟

材料：

1/2杯切碎的绿橄榄（切里尼奥拉、弗雷斯卡特拉诺、卡斯特尔韦特拉诺、皮肖利等橄榄）

2汤匙酸豆，冲洗去盐，略微切碎

1/2颗柠檬的汁和柠檬皮

1汤匙细香葱，切碎

1汤匙欧芹，切碎

2汤匙特级初榨橄榄油

新鲜研磨的黑胡椒

制作方法：

清洗并切碎所有的配料。在一个小金属碗中将所有配料混合在一起。根据口味加入新鲜研磨的黑胡椒。准备工作可以在前一天完成，并将食物在冰箱里保存一晚。食用前让其回到室温水平。

意大利面沙拉配番茄干和橄榄

这是一道简单、美味的意面沙拉。剩菜可以在冰箱里保存一夜，这样你就可以在第二天的午餐时再次享用它。纯素食者可食用该食品。

份数： 4 人份

准备时间： 15 分钟，加上 20 分钟的冷藏时间

烹饪时间： 10 分钟

材料：

8 盎司全麦螺丝面

1 杯冷冻去壳毛豆

2 汤匙红葡萄酒醋

2 汤匙切碎的罗勒

1 瓣大蒜，切碎

1/8 茶匙蜂蜜

1/2 茶匙第戎芥末

1/8 茶匙盐

3 汤匙特级初榨橄榄油

1 个中等大小的橙色或黄色甜椒，切碎

1/3 杯去核的卡拉马塔橄榄，对半切开

1/3 杯油浸晒干番茄，切碎

1/4 个红洋葱，切碎

制作方法：

在一个大锅里倒入 3.8 升水，大火烧开。加入意面，再次煮沸。将火调

至中火，不时搅拌，煮 5 分钟。加入毛豆，再次用大火煮沸。将火降至中小火，将面条煮至有嚼劲的状态，约需再煮 5 分钟。沥干水分，放入一个大碗中，冷却约 10 分钟。

在一个小碗中放入红葡萄酒醋、罗勒、大蒜、蜂蜜、芥末和盐并搅拌。在搅拌的同时，慢慢地滴入橄榄油，直至混合均匀。

将切碎的甜椒、橄榄、番茄和红洋葱加入已冷却的意面中，搅拌均匀。将酱汁淋在意面上，再次搅拌均匀。盖好意面沙拉，在冰箱里放至少 20 分钟，使味道融合。取出后冷食。

蔬菜杂烩

这道经典的以蔬菜为基础的地中海菜肴可以单独食用，也可以搭配烤鱼、鸡肉或白豆作为配菜食用。绝佳的剩菜选择。纯素食者可食用该食品。

份数： 4 人份

准备时间： 20 分钟

烹饪时间： 50 分钟

材料：

3 汤匙橄榄油（分开放）

1/2 个中等大小的茄子，切成 2.5 厘米大小的茄丁

1/4 茶匙加 1/8 茶匙盐（分开放）

1/4 茶匙加 1/8 茶匙黑胡椒粉（分开放）

1 个中等大小的西葫芦，切成 2.5 厘米大小的西葫芦丁

1 个中等大小的黄色夏南瓜，切成 2.5 厘米大小的南瓜丁

1 个红洋葱，切碎

2 瓣大蒜，切碎

2 杯切碎的绿色卷心菜

1 个红甜椒，切碎

1/4 杯卡拉马塔橄榄，去核，纵向对半切开

1 罐（14.5 盎司）不加盐的火烤番茄碎

2 汤匙苹果醋

2 根百里香枝

3 片月桂叶

制作方法：

　　取一个中号煎锅，中火加热一汤匙橄榄油。当油开始泛光时，加入茄子丁，并撒上 1/8 茶匙盐和黑胡椒粉。翻炒茄子，直到各面都变成褐色，这个过程大约需要 3 分钟。用漏勺把茄子放到一个干净的碗里。

　　在同一个煎锅中，用中火加热第二匙橄榄油。当油开始泛光时，加入西葫芦和夏南瓜丁，并撒上 1/8 茶匙盐和黑胡椒粉。翻炒直到食材各面变成褐色，这个过程大约需要 3 分钟。使用漏勺将西葫芦和夏南瓜放到装茄子的碗中。

　　在同一个煎锅中，用中火加热剩余的一匙橄榄油。当油开始泛光时，加入洋葱和大蒜，翻炒至食材变软并变成半透明，这个过程大约需要 3 分钟。将茄子、西葫芦、夏南瓜、卷心菜、红甜椒、橄榄、碎番茄、苹果醋、百里香、月桂叶，以及剩余的 1/8 茶匙盐和黑胡椒粉加入煎锅中，搅拌均匀。调至大火，将混合物煮沸，然后降至中小火，盖上锅盖，焖 40 分钟左右，让风味融合。

　　取出月桂叶和百里香并丢弃。温热食用。

烤鱼，三种做法

为你最喜欢的鱼肉搭配美味的酱汁吧。你可以用三文鱼或海鲈鱼片替代比目鱼。由于鱼片的厚度不同，烹饪时间会有差异。请使用温度计检查鱼肉内部烹饪温度，查看是否达到了65摄氏度。你可以请鱼贩帮忙将鱼按照你想要的大小切成片。如果时间紧迫，你也可以只做一种酱汁。

份数： 4人份

准备时间： 30分钟

烹饪时间： 45分钟（3种酱汁）

烤鱼材料：

4块（5盎司）大比目鱼鱼片

1汤匙橄榄油

1/8茶匙盐

1/8茶匙黑胡椒粉

芝麻菜西兰花芽香蒜酱材料：

1杯新鲜罗勒叶

1/2杯西兰花芽

1/4杯磨碎的帕玛森奶酪

1/4杯松子

3瓣大蒜，捣碎

1茶匙新鲜柠檬汁

1/4茶匙盐

1/3杯特级初榨橄榄油

芒果酸辣酱材料：

1 个芒果，切丁（约 1.5 杯）

2 颗去核的枣，切碎

1.5 汤匙白葡萄酒醋

1 汤匙柠檬汁

1/2 茶匙柠檬皮

1 瓣大蒜，切碎

2 茶匙姜蓉

1/3 茶匙辣椒碎

快手酸奶黄瓜酱材料：

1/2 根大号英国黄瓜或温室黄瓜，磨碎

1 杯脱脂原味希腊酸奶

1 瓣大蒜，切碎

1 汤匙切碎的莳萝

1 茶匙柠檬汁

1/2 茶匙粗盐

1/8 茶匙黑胡椒粉

制作方法：

制作烤鱼，预热烤箱至 200 摄氏度。

在大比目鱼片上刷上橄榄油，两面撒上盐和黑胡椒。将鱼片带皮的一面朝下放在烤盘上，放入预热好的烤箱中，直到内部烹饪温度达到 65 摄氏度，大约需 12～15 分钟。从烤箱中取出烤盘，让鱼片稍微冷却。

制作香蒜酱。将罗勒、西兰花芽、帕玛森奶酪、松子、大蒜、柠檬汁和盐放入搅拌机中，搅拌至顺滑。在机器运行时，慢慢倒入橄榄油，直至混合均匀。

　　将香蒜酱存放在可密封的容器中，放入冰箱保存，最多可存放 7 天。上述配方可制作约 1/2 杯香蒜酱。

　　制作酸辣酱。在中等大小的平底锅里，加入芒果、枣、醋、柠檬汁、柠檬碎皮、大蒜、姜和红辣椒碎，搅拌均匀。大火烧开，然后转为小火煮 30 分钟，盖上锅盖，偶尔搅拌一下。然后将锅从火上移开，静置 10 ～ 15 分钟，让其稍微冷却。

　　将酸辣酱放入搅拌机中，搅拌至基本顺滑，保留一些颗粒。可制作 1 杯酸辣酱。

　　制作酸奶黄瓜酱，将磨碎的黄瓜放入滤网中。用干净的手向下按压以排出多余的液体。

　　在中号的碗里，将黄瓜、希腊酸奶、大蒜、莳萝、柠檬汁、盐和胡椒粉搅拌在一起。盖上碗，放入冰箱冷藏至少 30 分钟，以融合风味。

　　冷食。制作约 1.5 杯酸奶黄瓜酱。

烤蘑菇配豆子和芝麻菜

烤蘑菇为这道菜肴增添了鲜美的味道，与辛辣的芝麻菜、嫩滑的豆子以及咸味的鳀鱼相得益彰。

份数： 4 人份

准备时间： 20 分钟

烹饪时间： 15 分钟

蘑菇和豆子材料：

3 汤匙特级初榨橄榄油

2 瓣大蒜，切碎

1 汤匙新鲜欧芹，切碎

1 茶匙新鲜百里香，仅叶片

1/4 茶匙盐

8 盎司小褐菇，切成 4 份

4 盎司香菇，切成 4 份

4 杯芝麻菜

1 罐（15.5 盎司）低钠意大利白豆或白豆，沥干水并冲洗干净

鳀鱼酱材料：

2 汤匙白葡萄酒醋

2 片罐头鳀鱼片

1 汤匙新鲜柠檬汁

1 瓣大蒜，捣碎

1/2 茶匙第戎芥末酱

2 汤匙特级初榨橄榄油

注：如要制作纯素版本，可省略鳀鱼并使用纯素芥末酱。

制作方法：

制作烤蘑菇，将烤箱预热至 190 摄氏度。在烤盘上铺上烘焙纸。

在一个中等大小的碗里，加入油、大蒜、欧芹、百里香和盐，搅拌均匀。然后加入小褐菇和香菇，拌匀使调味料均匀覆盖其表面。将蘑菇均匀摆在准备好的烤盘上，放入烤箱烤约 15 分钟，直至蘑菇微微变棕。将烤盘从烤箱中取出，让蘑菇冷却 10 分钟。

制作酱料，将白葡萄酒醋、鳀鱼片、柠檬汁、大蒜和第戎芥末酱放入

料理机或搅拌机中，搅拌至顺滑。在机器运行时，缓慢加入橄榄油，继续搅拌至少 30 秒，让食材混合。

在一个大碗中，混合芝麻菜、豆类和烤蘑菇。把调味汁淋在沙拉上，搅拌直至酱料均匀覆盖。立即食用。

北非蛋配香草和橄榄

这道地中海菜肴起源于突尼斯，做法是将鸡蛋煮在以番茄为底的酱汁里，以蔬菜和新鲜香草调味（北非蛋的英文 shakshuka 源自阿拉伯语，原意为"混合物"），再搭配一块硬皮全谷物面包。

份数： 6 人份

准备时间： 15 分钟

烹饪时间： 20 分钟

材料：

1 汤匙橄榄油

1 颗中等大小的红洋葱，切成 1 英寸宽的条状

2 个绿色甜椒，切成 1 英寸宽的条状

2 瓣大蒜，切碎

1 罐（28 盎司）切碎的番茄

1/4 杯卡拉马塔橄榄，去核，对半切开

2 汤匙切碎的新鲜香菜

2 汤匙切碎的新鲜罗勒叶

1/4 茶匙盐

1/8 茶匙新鲜磨碎的黑胡椒

1/8 茶匙碎辣椒片

6 颗大的散养鸡蛋

制作方法：

在一个大炒锅中，中火加热橄榄油，直至微微泛光。加入洋葱和甜椒，翻炒约 5 分钟，直至变软。加入大蒜，翻炒约 30 秒，直至散发出蒜香。然后加入切碎的番茄、橄榄、香菜、罗勒叶、盐、黑胡椒和辣椒碎。用中高火将混合物煮沸，然后将火调至中小火。盖上锅盖，慢炖约 10 分钟，使风味充分融合。

用木质勺子在酱汁边缘制造出 6 个放鸡蛋的位置。将一个鸡蛋打入一个小玻璃碗中。沿着锅的边缘将鸡蛋倒入刚才制造的蛋位中。重复以上步骤，将剩余的 5 个鸡蛋依次倒入蛋位中，使鸡蛋在锅的边缘形成一个圈。将火调至小火，盖上锅盖，煮约 6 分钟，直至鸡蛋煮熟成荷包蛋。

上菜时，在 6 个盘子里各舀上一个鸡蛋和适量的酱汁。

贝类配三种酱料

烹饪贝类海鲜非常简单。从海鲜区选择最新鲜的贝类，再挑选一种酱汁，几分钟就能做出简单而精致的海鲜类菜肴。每一种美味的酱汁都只需要 5 种配料即可制成。

份数：2 人份

准备时间：15 分钟

烹饪时间：10 分钟

卡波纳塔材料：

1 汤匙特级初榨橄榄油

2 瓣大蒜，切碎

1 颗日本小茄子，切丁

1 杯不加盐的碎番茄罐头

2 汤匙酸豆

阿根廷青酱材料：

1 汤匙特级初榨橄榄油

2 瓣大蒜，切碎

1 颗弗雷斯诺辣椒，切碎

1 颗柠檬的汁

1/4 杯干白葡萄酒（可选）

1 杯切碎的新鲜香草（香菜、欧芹、莳萝、罗勒）

椰子柠檬草酱材料：

1 汤匙特级初榨橄榄油

2 瓣大蒜，切碎

1 汤匙切碎的鲜姜

1 小根柠檬草，切碎

1/2 杯椰奶罐头

贝类海鲜材料：

2 磅贝类海鲜（贻贝、短颈蛤或其他蛤蜊），洗净沥干

制作方法：

在一个大型荷兰炖锅或带盖的汤锅中，用中高火加热橄榄油。根据您选择的酱汁，加入剩余的酱汁配料，文火慢炖，煮2～3分钟。倒入贻贝或蛤蜊，将其拌入酱汁。盖上锅盖，蒸5～6分钟，或者直到贝壳打开。

配上新鲜的柠檬或酸橙片，和硬皮面包一起享用。

加香料的鸡肉、米饭和羽衣甘蓝

这道菜的灵感来自中亚的米饭菜肴，香气扑鼻又令人满足。如果你想要无肉的版本，可以用紧实的豆腐片替代鸡肉。这道菜会有剩余，你可以将剩菜作为第二天的午餐或晚餐。

份数： 4人份
准备时间： 45分钟
烹饪时间： 50分钟

材料：

1.5杯印度香米

2汤匙特级初榨橄榄油

2瓣大蒜，切碎

2个小葱，切碎

1磅鸡腿肉，脱骨去皮

1茶匙姜黄粉

1/2茶匙卡宴辣椒

盐，按口味添加

1杯蔬菜高汤

2 根肉桂棒

1 罐（13.5 盎司）无糖椰奶

1 罐（15 盎司）鹰嘴豆，沥干

2 杯羽衣甘蓝，粗切，去掉叶脉和茎

1/4 杯卡拉布里亚辣椒，用油腌制，切薄片 [1]

1/2 个酸橙，取橙汁用

1 个酸橙，切成角型

制作方法：

在一个金属碗里，用冷水冲洗大米，直到水变澄清。完全沥干水分，然后加水，直到水高出大米 2.5 厘米。浸泡 45 分钟。

用一个直径 30 厘米、高 6.5 厘米的铸铁锅（或荷兰炖锅），中火加热橄榄油，加入大蒜和小葱。炒 3 分钟，直到小葱变透明并变软。加入鸡肉、姜黄粉、辣椒粉和一点盐。鸡肉两面各煎 2 分钟。加入蔬菜高汤和肉桂棒。将火调大，直到液体煮沸，然后立即把火调小，炖 20 分钟。

将米饭沥干，和鸡肉一起倒入锅中。加入椰奶，用木质勺子搅拌均匀。加入鹰嘴豆、羽衣甘蓝和辣椒，搅拌均匀。加入半个酸橙的汁。把火调大，直到液体沸腾，然后改换小火，盖上锅盖。慢炖 20 分钟，之后关火。拿下锅盖，让水分蒸发 5 分钟。

趁热食用，每份菜上菜前挤上酸橙汁。

---

[1] 油浸的卡拉布里亚辣椒片可以从网上订购。

豆腐面条配辣酱

如果你想知道如何把豆腐做出新的花样，就看看这道令人垂涎的美食吧，它口味丰富，但制作起来很简单。

这道面条类菜肴是不含肉类的，但豆腐提供了与肉类相同的蛋白质和口感。它是植物性"肉"菜的元老。这道菜顶部的配料是温热的，但面条本身既可以冷食也可以热食。纯素食者可以食用该食品。

份数：2 人份

准备时间：10 分钟

烹饪时间：15 分钟

材料：

3 汤匙老抽酱油

3 汤匙香醋

1.5 汤匙蜂蜜

1.5 汤匙香辣脆油辣椒[1]

少许花椒粉

1/2 磅硬豆腐

1 汤匙特级初榨橄榄油

3 瓣大蒜，切成薄片

8 盎司荞麦面条

1 根葱，切碎，用作装饰

---

[1] 老干妈香辣脆油辣椒（辣椒油）、镇江香醋、李锦记优质老抽酱油在网上有售。

制作方法：

在一个小碗中混合酱油、醋、蜂蜜、香辣脆油辣椒和花椒粉，搅拌均匀备用。

将豆腐洗净，拍干水分。用纸巾压住豆腐，尽可能去除多余的水分。把压好的豆腐切成半英寸的小方块。

在平底锅或炒锅中加热橄榄油，直至微微泛光。加入大蒜，翻炒至金黄色。加入豆腐块，煎约3分钟，翻一两次面，直到豆腐变成微褐色。然后倒入酱汁，用木质勺子轻轻搅拌豆腐和酱汁，使其混合。煮2分钟，轻轻搅拌。

在锅中将水烧开，放入面条，煮至面条变软，然后沥干。如果你想吃凉面，就用冷水冲洗面条，直至面条变凉。

将面条放在碗中，倒入酱汁，轻轻拌匀。在上面撒上切碎的葱，即可食用。

番茄虾配苹果醋汁

这道经典的中式菜肴通常使用番茄酱，但我把它换成了味道浓烈的番茄膏，并用苹果醋增强了味道。使用带壳的虾可以让你更好地体验这道菜肴的美味——浓郁的酸甜酱汁会很好地覆盖在虾壳上——美味到让人忍不住舔手指！

份数： 2人份

准备时间： 10分钟

烹饪时间： 7分钟

材料：

8只大虾，保留壳[1]

---

[1] 如果你真的不能接受带壳的虾，想要去掉虾线，可以将虾身对半切开，然后在烹饪前将虾放入碗中，用双倍的料酒腌制。

4 汤匙绍兴黄酒，分开使用

3 汤匙双倍浓缩番茄膏[1]

1 汤匙镇江香醋

2 汤匙苹果醋

1/2 茶匙酱油

适量白胡椒粉（按口味添加）

3 汤匙特级初榨橄榄油

2 瓣大蒜，切厚片

2 片新鲜姜

2 根葱，切成半英寸的葱段

1/2 茶匙玉米淀粉

4 汤匙水

制作方法：

用冷水把虾洗干净。用剪刀剪掉虾腿，去虾线。再次冲洗，用纸巾擦干，然后放入一个小碗中备用。加入 2 汤匙绍兴黄酒腌制。

在另一个碗中，把浓缩番茄膏、两种醋、酱油、剩余的 2 汤匙绍兴料酒和一小撮白胡椒粉混合在一起。

在炒锅或平底锅中，用大火加热油，直至微微泛光。加入大蒜和姜，炒大约 15 秒。加入虾，一面煎 2 分钟，然后翻面，另一面煎同样的时间。加入酱汁和葱，盖上锅盖，煮 2 分钟。

拿下锅盖。将玉米淀粉溶解在水中，慢慢倒入锅里，与酱汁混合以使其变稠。将酱汁煮沸，然后关火。立即食用，吃干净虾后，可以用一个小

---

[1] 双倍浓缩番茄膏通常以管装销售，在超市里一般放在罐装番茄酱旁边，或者你可以轻松地在网上购买，就像绍兴黄酒和镇江香醋一样。

碗装剥下来的虾壳。

蔬菜辣椒

这道温暖的辣椒菜由黑豆、白豆和富含花青素的紫薯制成。剩菜非常适合第二天食用。纯素食者可以食用该食品。

份数： 4 人份

准备时间： 20 分钟

烹饪时间： 45 分钟

材料：

2 汤匙特级初榨橄榄油

1 颗红洋葱，粗切

3 瓣大蒜，切碎

2 根芹菜，粗切

2 根胡萝卜，去皮，粗切

1 颗青椒，粗切

6 颗小紫薯，切成 8 块

1 罐（28 盎司）罐头碎番茄，带汁

1 罐（15 盎司）黑豆，沥干水分并洗净

1 罐（15 盎司）大白芸豆，沥干水分并洗净

2 汤匙辣椒粉

1 茶匙孜然粉

1 茶匙红椒粉

2 汤匙新鲜牛至叶，切碎（可用干牛至代替）

1/4 杯罗勒，切成细条

1/4 茶匙盐

1 杯水

制作方法：

一个大锅里用中火加热油。当油微微泛光时，加入洋葱，翻炒约 3 分钟，直至洋葱变软并变成半透明。加入大蒜，翻炒约 30 秒，直至散发出蒜香。加入芹菜、胡萝卜和青椒，翻炒 5 分钟，直至蔬菜变软。加入紫薯、切碎的番茄、黑豆、大白芸豆、辣椒粉、孜然、红椒粉、牛至、罗勒和盐，搅拌均匀。加入水。将火调大，将混合物煮沸，然后将火调至中低火，盖上锅盖，慢炖 30～35 分钟，直至紫薯变软，风味融合。

野蘑菇炖大麦

野生蘑菇和大麦构成了这道美味且令人舒适的食物。干蘑菇会带来比新鲜蘑菇更强的鲜味。你可以使用当地市场提供的任何品种，或者在网上订购你喜欢的品种。纯素食者可以食用该食品。

份数： 4 人份

准备时间： 15 分钟，加上 30 分钟浸泡时间

烹饪时间： 1 小时

材料：

1 盎司干香菇

1/2 盎司干牛肝菌

1/2 盎司干羊肚菌

2 汤匙特级初榨橄榄油

1 颗中等大小的红洋葱，切碎

1 瓣大蒜，切碎

2 根芹菜，珍珠大麦切碎

2 根胡萝卜，去皮，切碎

1 杯干珍珠大麦

3 杯低钠蔬菜高汤

1.5 杯番茄泥

1/2 茶匙蜂蜜

1 茶匙烟熏辣椒粉

1 茶匙孜然粉

1/4 茶匙卡宴辣椒粉

1/4 茶匙盐

1/4 杯切碎的新鲜欧芹

1 汤匙切碎的迷迭香叶

制作方法：

将干蘑菇放入一个中等大小的碗里。将热水倒在蘑菇上，直至完全覆盖。浸泡 20～30 分钟，直到蘑菇变软。用滤网沥干水分，将蘑菇切碎。

在大炒锅中放入橄榄油，用中火加热。当油微微泛光时，加入洋葱，翻炒约 3 分钟，直至洋葱变软并呈半透明。加入大蒜，炒至散发出蒜香，约需 30 秒。加入芹菜和胡萝卜，炒约 5 分钟，直至它们变软。加入蘑菇，炒约 8 分钟，使蘑菇释放出水分。然后加入大麦、高汤、番茄泥、蜂蜜、烟熏辣椒粉、孜然粉、辣椒粉和盐，搅拌均匀。把火调大，将混合物煮沸，然后把火调小，盖上盖子炖 40～45 分钟，直到大麦变软。

加入新鲜欧芹和迷迭香，搅拌均匀。趁热食用。

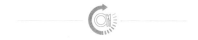

我希望阅读这些食谱、品尝这些菜肴能够向你证明，我提倡的"地中海－亚洲饮食法"可以让你的健康之旅变得愉快。如果你之前不会烹饪，请记住，每个人都是从零开始的。

在进一步探索并计划自己的饮食时，你可能会在这本书或市场上找到你想尝试的食材，但不确定如何烹饪它们或在什么菜肴中使用它们。如今，找到指南很简单，只需在网上搜索"（食材名称）""配方""地中海"或"亚洲"，你将会得到一长串搜索结果，其中还包括烹饪视频。家常菜是代代相传的，但我也喜欢看别人教做菜的视频。一旦完成了一道你喜欢的新菜，你也会想要分享给其他人的。在医学中，有一句话说："看一次，做一次，教一次。"

最后一点关于"吃出代谢力"的提示：你并不孤单。进餐可以是一种强大的共享体验。我鼓励你采用地中海和亚洲文化的做法，与家人或朋友一起吃饭，尤其是和那些喜欢美食的人。在这个过程中，你可以分享你了解的抗脂肪和促进健康的食物知识，让更多人加入你的健康之旅。

最后一站：吃出代谢力涉及调整你的饮食和生活方式。在最后一章中，我将告诉你如何改进学到的技巧，使你的新陈代谢在现在和未来的几年里得到最好的优化。

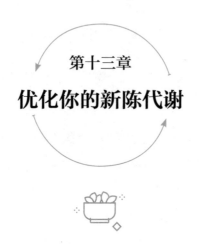

第十三章
优化你的新陈代谢

即使你认为自己的健康水平处于巅峰，也总有改进的空间。你的生活方式影响着你的身体，决定它能在多大程度上从饮食中获益。这就是为什么"饮食"和"生活方式"这两个词经常被一起使用。为了优化你的新陈代谢，让你达到更高的健康水平，你需要兼顾这两方面。我称之为新陈代谢优化。你可以把这一章的内容看作一个进阶计划，相比基础的"吃出健康"计划，它将带你到更深的层次。

你的新陈代谢计划分为5个方面：进食时间、进食量、睡眠质量、身体活动方式以及应对压力的方式。让我们来看看如何优化这些方面，以帮助你从"吃出健康"计划中获得最大的益处。

进食时间：进阶禁食

你可以通过超越"吃出健康"计划中的 12 小时禁食来提升新陈代谢，甚至尝试更有野心的间歇性禁食形式。不要害怕将个人的进食窗口安排得更短，因为这能带来更好的效果。例如，你可以早上 7 点起床，但将每日的进食窗口开始时间安排得更晚，比如上午 10 点（而不是 9 点），以一顿较晚的早餐开启进食，并在下午 6 点吃一顿较早的晚餐来结束进食。这样你就创造了一个 16 小时的禁食窗口，从而调整新陈代谢。记住，缩短进食窗口很重要——你的身体需要时间来对抗脂肪和改善新陈代谢。[1] 例如，在早餐吃得更晚之后，你可能会选择不吃午餐，从而进一步降低当天的卡路里摄入量。或者你甚至可以不吃早餐，早点吃午餐和晚餐。如果你的目标是尽量减少体内的多余脂肪，那就延长禁食时间吧。

你应该禁食多久？

当你研究间歇性禁食时，你会看到"16/8"法则。[2] 根据这条规则，你应该在 8 小时内进食，然后禁食 16 小时。16/8 的禁食期比"吃出健康"计划中的更长，后者的规划是"12/12"（12 小时进食，12 小时不进食）。那么 12/12 和 16/8 哪个更好呢？

实际上，没有一个适合每个人的神奇数字来决定你禁食的时间。禁食时间越长越好，但它必须能融入你的生活。尽管 16/8 法则在实验鼠和人类身上确实对减肥有效，但这并不是一个一成不变的规则。事实上，当初选择"16 小时"和"8 小时"并非出于科学原因。这个数字来自位于加利福尼亚州拉荷亚市的索尔克生物研究所对老鼠进行的一项具有里程碑意义的间歇性禁食实验。[3] 斯坦福大学神经生物学教授安德鲁·休伯曼在关于禁食的播客节目的一集中提到，16/8 背后的故事是：8 小时是负责实验的研究生的伴侣"允许"的时间，这样他才能保持合理的工作与生活平衡（涉及小鼠的实验可能非常耗时）。[4] 我可以以我自己的研究经验证实，实验室研究经常受到研究人员生活方式的影响。有时候，科学必须适应科学家的个人日程安排。

临床研究表明，各种限时进食的窗口都有助于改善新陈代谢。阿拉巴马大学伯明翰分校医院的减肥医学诊所对 90 名肥胖者进行了研究。[5] 该研究考察了两种禁食 / 进食窗口：12/12 和 16/8。14 周后，两组人都减轻了体重——禁食 12 小时的受试者减轻了 8.8 磅体重，而禁食 16 小时的人则减重更多，达到 13.9 磅。荷兰马斯特里赫特大学医学中心的一个小组进行的另一项临床研究表明，14 小时的禁食窗口可以有效改善空腹血糖水平。[6]

我建议你从 12/12 的时间框架开始，因为它更适合大多数人的日程安排和生活方式。但是，你也可以选择 14/10 或 16/8 的时间框架，甚至更长的禁食时间，只要你觉得这样做更适合自己。最重要的是让你的进食窗口保持一致并可持续。"吃出健康"计划能够帮助你建立一个可持续终生的计划，而禁食只是其中的一个组成部分。

不吃零食对新陈代谢的好处

我对新陈代谢优化的一个建议是放弃吃零食。你已经在"吃出健康"计划中看到过这一点。原因如下：每次你吃零食的时候，你的胰岛素就会飙升。在一整天中反复、持续升高的胰岛素会破坏你的新陈代谢，最终导致胰岛素抵抗。这时你的细胞对胰岛素的敏感性会降低，它们从血液中吸收葡萄糖的能力也会随之下降。

　　当细胞对胰岛素反应不佳时，你的身体就会分泌出更多的胰岛素来弥补。胰岛素的存在会阻碍身体用脂肪提供能量的能力。胰岛素越多，新陈代谢就越难利用和燃烧脂肪。[7]患上胰岛素抵抗，你的基线血糖就会升高，让你面临代谢综合征、2型糖尿病和肥胖的危险。胰岛素样生长因子Ⅰ也会上升到异常的高水平，从而增加患心血管疾病和癌症的风险。当你停止吃零食时，你的胰岛素水平会在日间下降，胰岛素样生长因子也会随之下降。这将促使你的新陈代谢燃烧脂肪，从而进一步降低你患胰岛素抵抗和其他疾病的风险。综上所述，这里有5个简单的方法来优化你的禁食时间：

　　1. 坚定地遵守你的进食窗口。

　　2. 在早上醒来后的2小时内不要吃东西。

　　3. 睡前至少3小时吃完晚餐的最后一口。

　　4. 在进食窗口期间不要吃零食。

　　5. 给自己写一张字条，放在存放零食的地方！

打破暴饮暴食循环

　　控制进食量既是最简单，也是最容易被忽视的调节新陈代谢的方法。几乎所有关于抗脂食物的临床研究都表明，当特定食物与某种形式的节制或减少每日热量摄入相结合时，会带来好处。然而，我们在生活中的某些时刻会放纵自己，让我们的新陈代谢负担了过多的卡路里（燃料），这种情况可能发生过很多次。[8]我们都是人，容易受到影响，在这种时候，就更要注意你每餐摄入了多少食物。就我个人而言，在节日欢聚时，家人和朋友都聚在一起，周围充斥着各种美食，我就特别容易陷入这种行为。

或许你也有类似的经历。坐下来享受美味的一餐，大快朵颐而没有注意分量。开始时是愉快的体验，但由于进食过快或在停下之前多吃了几口，你开始感到不舒服。你的胃被塞得太满，即使只是坐在椅子上都感到非常难受。这种不适是因为你的胃正在挤压腹部的其他器官。胃位于膈肌的正下方，当你呼吸时，膈肌的作用是将空气吸入肺部。当胀满的胃顶到膈肌上时，深呼吸就变得困难。在你的胃卸下它的负担之前，或许除了躺着，你会觉得任何姿势都不舒服。

你的身体具备恢复能力，能够从偶尔的暴饮暴食中恢复过来。但是，如果暴饮暴食成为习惯，就像许多人一样，多余的卡路里将堆积成储存的脂肪，你一定会增重，特别是当食物中含有大量碳水化合物和膳食脂肪时。[9]即使你遵循"吃出健康"计划，几次暴饮暴食就足以抵消你的努力。下次当你想消灭一份 2 人份的意大利面时，请记住这一点。同时要谨记，度假并不意味着可以放任自己过度饮食。澳大利亚迪肯大学的研究人员发现，即使短短五天的连续暴饮暴食也能使有害的内脏脂肪增加 15%。[10]

在"吃出健康"计划中，如果你选择不吃早餐或午餐，下一顿饭就要特别小心，避免暴饮暴食。就像我在第九章中提到的，饭前喝一杯水是一个让你的胃感到饱足、减少大脑发出饥饿信号的好方法。不要忘记水的益处，它本身就能促进脂肪燃烧的产热作用。

以下是 8 个简单的方法，可以帮助你避免过度饮食，同时又不会引发被剥夺感：

1. 放慢进食速度。狼吞虎咽容易导致胃在及时向大脑发出饱腹信号之前就过度负荷。从第一口食物开始，你的胃需要大约 20 分钟来传递和接收关键的饱腹信号。慢慢吃，花些时间仔细品味食物。你的胃和大脑会告诉你何时放下叉子。

2. 专注于进食。用餐时不要分心。阅读、看电视或使用手机都会分散你对吃饭的注意力，这类似于开车时分心驾驶，会妨碍对用餐速度和食物摄入量的把握。当你注意路况时，行车会更加安全。保持对眼前食物的专注有助于避免过度进食。[11]

3. 控制食物分量。无论是自己盛菜还是别人为你盛菜，都要注意盘中食物的量。一个好的经验法则是"除了蔬菜和水果外，任何食物的体积都不应超过你的拳头"。在与他人一同外出就餐时，可以选择共享主菜或点选不同的小菜，地中海 – 亚洲风格的餐点往往分量更少。

4. 退出"光盘行动"。将盘子里的所有食物都吃完是一个过时的观念，起源于第一次世界大战后和大萧条时期食物匮乏的美国。[1] 这种观念的目的绝非让人们放纵自己暴饮暴食。它的初衷（基于爱国主义和共同牺牲）是鼓励人们定量配给食物，不浪费任何东西。如果以健康为目的，将食物堆满盘子、吃光每一片面包屑的想法是极其错误的，这势必导致体重增加，破坏新陈代谢。在家吃饭时，控制食量比较容易，但你仍然可能吃掉超出合理限度的食物。在一些餐馆，你可能会被提供分量大到荒谬的餐食。解决办法很简单：不要全部吃光——盘子里留一些，和你一起吃饭的人分享一些，或带走一些剩菜回家。

5. 放弃二次盛菜。通常情况下，我建议你永远不要去取额外的食物。即使你对某一道菜非常热爱，也要保持警觉，用心品味你的第一份（也是唯

---

[1] 以下是关于"光盘行动"的背景故事：在 1917 年，美国政府通过了《食品和燃料管控法案》，又名《利弗尔法案》，该法案赋予了总统监管食品分配、购买和储存的权力。美国食品管理局由此成立，目的是确保在第一次世界大战期间实施食物保护。许多旨在减少美国食物消耗的公共运动被发起，美国群众签署承诺书，保证不在盘子上留下任何食物残渣。"光盘"的概念成了爱国主义的代名词。尽管美国食品管理局在第一次世界大战结束后被解散，但在第二次世界大战后欧洲重建期间，"光盘"这一理念再次受到公众关注，其目的变为将食物用于拯救挨饿的欧洲人。学校纷纷成立"光盘俱乐部"，而"光盘是一种高尚而正确的饮食方式"的观念在美国社会变得根深蒂固。

——份）食物，慢慢地享用。

6.多吃富含纤维的食物。植物性食物，如全谷物、豆类（黄豆、扁豆、鹰嘴豆）、树坚果和种子，整个水果和绿叶蔬菜可以让你在不放纵自己的情况下感到满足。研究表明，在一天的早些时候，如午餐时，摄入膳食纤维会让人产生饱腹感，并减少在晚餐时过量进食的可能性。[12]富含蛋白质的食物也有类似的饱腹效果。[13]在抗脂肪食物清单中，这类食物非常丰富。

7.使用小一点的盘子。这是一个简单的方法，能重新训练你养成有关食量的习惯。康奈尔大学的一项研究显示，盘子越大，人们越倾向于盛更多的食物。[14]通过使用较小的盘子来抵抗这种倾向，你将摄取更小份的食物。小贴士：提醒自己在盘子上留下一些"空白"。

8.持续记录食物日志。在"吃出健康"计划中，我让你在最开始的2周记录食物日志，这有助于培养对摄入的食物、用餐时和用餐后感受的自我意识。你可以将这一习惯延续下去，或者随时重新开始。记录饮食是一种培养正念的手段。用餐后在食物日志中做笔记可以帮助你记住你吃了什么、吃了多少，以及进食后的感受。这种记录过程可以让你察觉到过量进食的触发因素和其引发的情绪，从而在未来避免类似的情况发生。你可以用纸笔记录，或制作电子笔记，也可以选用一款饮食记录应用程序。

保证适当的睡眠时间（和质量）

你吃的食物以及饮食方式对调节新陈代谢至关重要，但睡眠同样不容忽视。睡眠会对新陈代谢产生强大的影响，包括身体储存脂肪的方式以及健康防御系统的运作效率。不幸的是，很多人都没能得到足够的高质量睡

眠，因此会受到相应的损害。确保获得高质量的睡眠是新陈代谢优化的重
要目标。

研究显示，青少年和成年人每晚需要 7 ～ 9 小时的睡眠，而年幼的
儿童需要更多。[15] 然而，在现代社会，睡眠危机正在全球蔓延，威胁着
社会的健康。[16] 睡眠不足不仅会增加患心脏病、心理健康问题、癌症和
早逝的风险，还会扰乱新陈代谢，增加肥胖的概率。获得良好的夜间睡
眠不仅能帮助我们在白天头脑更加清醒，还有助于新陈代谢对抗多余的
身体脂肪。

在现代社会，导致我们缺乏睡眠的原因有很多，包括社会问题，如战
争、流行病、经济带来的压力，以及深夜上网、轮班工作等；还有医疗原
因，如癌症、慢性疼痛和睡眠呼吸暂停等。[17] 睡眠不足会增加肥胖的风险，
而过多的体脂也会影响睡眠，这形成了一个恶性循环。

睡眠不足损害新陈代谢、导致体重增加的原因有很多。[18] 糟糕的睡眠
会干扰身体在胰岛素水平较低时期燃烧脂肪的能力，还会导致血糖上升，
从而引发胰岛素水平升高，抑制身体燃烧脂肪的能力。这损害了在"吃出
健康"计划中，在睡眠期间进行间歇性禁食的效果。

来自意大利罗马大学的研究人员分析了涉及 307 128 人的 20 项临床研
究，发现每晚睡眠不足 7 小时的人患肥胖症的风险比每晚睡 7 ～ 9 小时的
人高 41%。[19] 在实验室中，糟糕的睡眠质量已被证明会导致内脏脂肪增加
和新陈代谢异常变化。[20]

当你没有获得足够的睡眠时，你的生物钟会被打乱，你的饥饿激素也
会与身体能量的需求脱节。还记得在大学熬夜时吃垃圾食品吗？疲劳会让
你选择含糖食物来获取能量。缺乏睡眠会导致你的胃和大脑分泌更多的胃
饥饿素，即饥饿激素，使你想要吃更多食物。它还会降低瘦素水平，这是
一种让你产生饱腹感的激素。[21] 当你的生物钟混乱时，你的肝脏协调新陈

代谢的能力就会紊乱。[22] 你的血脂、通过胰岛素储存能量的能力以及脂联素（负责健康的脂肪激素）的分泌，都会变得不协调，让你的新陈代谢陷入混乱状态。[23]

睡眠不足还会影响你对食物的正确判断，让你对吃什么以及吃多少变得不那么挑剔。[24] 清晰的思维来自良好的夜间睡眠。你可能不知道，但当你处于深度睡眠时，大脑中的一个隐藏排水系统——胶状淋巴系统会打开，清除大脑在前一天积累的毒素。[25] 这只会在深度睡眠时发生。如果你大脑中的毒素没有被排出，它们将在第二天继续存在一整天，后果是造成认知受损和脑雾。这会干扰良好的决策能力，包括在食物方面做出明智选择和克制的能力，也会影响在白天做出的与健康相关的其他决定。

如何知道你的睡眠质量不好呢？以下是一些你可以问自己的问题：

■ 在躺到床上后，你是否需要超过 30 分钟才能入睡？
■ 你是否在半夜多次醒来？
■ 在白天你是否感到疲倦和异常迟钝？
■ 你是否经常感到烦躁和紧张？

如果你对上述任何问题的回答是肯定的，那么就把改善睡眠作为你新陈代谢优化的一部分吧。以下是 7 种简单的方法：

1. 坚持睡眠时间表。每天晚上在同一时间上床睡觉。你可能会设定早上起床的闹钟，但也可以尝试设定一个闹钟，提醒你晚上准时上床睡觉。这在遵循"吃出健康"计划时尤其有用，这样你就知道何时关闭进食窗口。

2. 在睡前至少一个小时内避免使用电子设备（如手机、笔记本电脑、游戏、电视等）。我建议你不要把电子设备带到床上。这些设备发出的蓝光会干扰你的脑电波，并引发神经链式反应，干扰你的自然睡眠模式。如果你在电子设备上记录饮食日志，避免在临睡前进行。

3.阅读纸质书。研究表明，阅读实体书可以自然地增加大脑中褪黑素的分泌，帮助你睡得更好。[26]

4.白天避免打盹。打盹会干扰你的生物钟，影响新陈代谢。

5.在睡前3小时内避免摄入食物和饮料（除了水）。这是"吃出健康"计划的重要组成部分。睡前摄入的食物或饮料会提高血糖，从而升高胰岛素水平，影响睡眠质量以及脂肪燃烧。[27]

6.进行轻松的散步。晚餐后进行散步有助于入睡。

7.在黑暗、凉爽的房间里睡觉。晚上上床睡觉时，关闭所有灯光，拉上窗帘，关上卧室的门。环境光线会干扰深度睡眠。你也可以打开风扇或开窗来保持房间凉爽，这不仅可以改善睡眠，如果环境足够凉爽，甚至可能激发产热作用。

增加身体活动，在大大小小的方面

你的新陈代谢优化计划应该包括身体活动。许多有关抗脂肪食物的临床研究表明，与某种形式的运动结合是有效的。对一些人来说，听到这些建议可能会有些不安。他们不喜欢去健身房，觉得不方便，或者根本不知道怎么腾出时间。好消息是：去健身房运动并不是唯一的方法。有许多方法可以将体育活动融入你的生活中。任何需要身体消耗能量的运动本质上都会帮助你燃烧脂肪。我指的是任何运动。

你可能会惊讶地发现，即使是"坐立不安"——以一种非必要的方式"不安地"进行活动（没错，如敲击手指、抖腿等）——都可以激发产热作用，帮助你燃烧脂肪。[28] 梅奥诊所的研究人员指出，坐着不安地动来动去能够引发产热作用，将你的静息卡路里燃烧率提高 29%。[29] 值得注意的是，站着动比坐着动更有效，它可以将燃烧率提高 38%。

为了强调这一点，来自英国的研究人员对 12 778 名女性进行了为期 12 年的研究，发现了久坐对健康的负面影响。他们发现，每天坐下超过 7 小时的人（如公共汽车司机、飞行员、计算机程序员、游戏玩家）的总体死亡率比其他人高出 30%！

但他们还发现，时不时改变坐姿或活动一下的人的总体死亡率降低了 37%。[30] 我并不是让你为了健康而不安分地乱动（周围的人可能会觉得被打扰），但这是另一个例子，说明即使是微小的动作也能对你的新陈代谢产生巨大的影响。

比随意乱动更好的是有规律、有目的的体育活动，这将给你的新陈代谢带来意外的好处。无论你是喜欢去健身房举重、跑步、游泳，还是骑静态单车，活动这一理念比"锻炼"更重要。你可以找到很多活动方式——如跳舞、瑜伽、园艺、练习太极、徒步旅行等——通过终身运动来保持敏捷和力量。一般的建议是每周至少做 3 次持续 20 ~ 30 分钟的运动。但如果你想做更多运动，尽管放手去做吧！你会感受到更好的状态，同时促进你的新陈代谢。

如果你访问地中海和亚洲的一些异常长寿的地区，即所谓的蓝色区域——撒丁岛、伊卡利亚、冲绳岛——你会注意到住在那里的人总是在不停地活动：上下山坡、做园艺、打理房屋，散步去见朋友和家人。消耗多于摄入量的卡路里是对抗体脂、优化新陈代谢的关键。

活动和卡路里消耗

根据哈佛医学院消费者健康教育部门的研究，对体重处于平均水平（155磅）的人来说，以下是一些活动和它们每小时消耗的卡路里：[31]

- 200卡/时：打高尔夫球、打保龄球、玩飞盘
- 300卡/时：散步、练太极
- 400卡/时：徒步旅行、游泳、跳交谊舞
- 500卡/时：滑冰、潜水、踢足球
- 600卡/时：骑自行车、跑步、练武术

运动也有助于对抗内脏脂肪。一项对117项临床研究的综述表明，即使体重没有减轻，定期运动也能减少6.1%的内脏脂肪。[32]实验室研究还表明，运动可以促进更多有益的棕色脂肪的形成。[33]从长远来看，定期运动还能防止体重增加，并通过激活身体的健康防御机制，包括更好的循环和再生，带来许多其他对健康的益处。体育活动还可以改善肠道微生物组并提升免疫力。[34]

如果你有任何潜在的健康问题，比如心血管疾病、骨骼和关节疾病，或者像糖尿病这样的代谢疾病，在开始新的运动计划之前，一定要向你的医生咨询。某些健康状况可能需要你调整计划。但这不应该阻止你多活动。运动对调节新陈代谢是至关重要的。[35]

提醒一下：剧烈的运动会让你胃口大开。因此，注意不要暴饮暴食和控制食量变得尤为重要。你无法通过运动摆脱暴饮暴食和它对健康的负面影响。如果你需要一些的建议，告诉你如何开始，这里有7个实用的窍门，可以在"吃出健康"计划的框架下增加身体活动：

1.每天饭后散步。享受户外活动，利用这个活动在消耗卡路里的同时清理思绪。它也会帮助你改善睡眠。

2.慢跑或跑步。如果你不喜欢户外跑步，一个不错的替代选项是购买一个带跑步机的站立式办公桌。这样你就可以在优化新陈代谢的同时做多件事。

3.骑自行车。这也很适合通勤！在寒冷或恶劣的天气里，你可以使用室内静态单车锻炼。

4.游泳。如果你能找到一个附近的游泳池并将其纳入你的日程安排，游泳会是一种对关节友好的锻炼方式，同时能增强你全身的肌肉。游泳还能锻炼你的呼吸，这对心理健康很重要。

5.用爬楼梯代替坐电梯或自动扶梯。

6.进行一些园艺活动，或将家务打扫纳入你的体育活动计划中。

7.如果你想动来动去（敲打手指等），最好在独自一人的时候这么做。

⚙ 减轻压力

压力是生活中正常的一部分，我们都会在某些时候经历它。轻微的心理压力是不可避免的，实际上可能是有益的，因为它会让你保持警觉。加利福尼亚大学伯克利分校的研究表明，短期压力可以通过使干细胞建立神经连接来刺激大脑，这有助于提高头脑的敏捷性和思维表现。[36] 然而过度的压力会干扰新陈代谢，因此必须将缓解压力作为代谢优化的一部分。

长期的压力会促使炎症在身体里蔓延。它会扰乱你的激素分泌，破坏身体对抗肥胖的能力。慢性压力实际上会导致大脑神经元的损失，因此做出正确决策的能力下降也就不足为奇了。[37]让我们来看看这一切是如何发生的。

生活的压力源会导致你的肾上腺释放压力激素——肾上腺素和皮质醇——作为战斗或逃跑反应的一部分，这是进化的固有机制。这有助于我们对潜在的危险情况迅速做出反应，是我们生存本能的一部分。肾上腺素会提高心率，加速呼吸，并增加血压——确保你为战斗或逃跑做好准备。作为这种反应的一部分，皮质醇激素会刺激你的新陈代谢释放能量。它可以抑制胰岛素的作用，提高血糖水平，这样当你需要投入战斗时，能量就可以立即被肌肉使用。

肾上腺素会削弱你的食欲（你的身体很紧张，所以你不能同时战斗和吃东西），皮质醇则相反。它会刺激饥饿感，因此你会渴望摄入更多能量，尤其是高糖和高脂食物，以继续为身体储备燃料，以防威胁持续存在。当危险消退后，肾上腺素和皮质醇会回到正常水平，你的新陈代谢也会恢复正常功能。

当你被老虎追赶时，这个过程是有益的。但是我们今天面对的"老虎"，也就是压力，不会消失（有些人可能会说我们无处可逃）。今天的"老虎"出现在工作和家庭中，它们会随时随地出现。这会导致长期的压力状态，使肾上腺素和皮质醇持续升高。你的身体会学着忽略肾上腺素，但皮质醇会让你一直感到饥饿，增加你暴饮暴食的风险，最终导致体重增加。[38]过多的皮质醇还会向脑下垂体发出信号，脑下垂体是位于大脑下方的一个小器官，它会抑制甲状腺的活动，而甲状腺激素有助于调节新陈代谢——也就是说，你的新陈代谢会减慢。

持续高水平的皮质醇还会增加细胞的胰岛素抵抗。在压力下，血糖水平往往会升高，即使在禁食时也是如此。压力还会引发体内的炎症，而当压力激增时，情况可能会变得更糟。加拿大蒙特利尔康考迪亚大学的研究人员对 130 名老年人进行了为期 10 年的研究，发现那些皮质醇水平在高基线水平上波动较大的人，其血液中的炎症标志物也更高。[39]

慢性压力有很多原因，无法一一列举：慢性疾病、焦虑症、抑郁症和工作倦怠只是其中一部分。更糟糕的是，压力会导致不良决策，包括选择不健康的食物、暴饮暴食、缺乏睡眠、锻炼不足——这些都会进一步加剧压力。以上种种都干扰了新陈代谢的效率，不仅使减脂更加困难，还会损害健康防御机制。

愤怒是压力的另一个原因，在极端情况下，你可能需要专业人士的帮助来控制它。压力过大会引发愤怒，愤怒反过来又导致更多的压力。急剧的愤怒会导致肾上腺素被释放到血液中，使血压升高，甚至可能造成额头暴青筋（血管凸出）。慢性愤怒，即内心积压多年的愤怒，不仅对心理健康有害，还会干扰激素和新陈代谢，使对抗身体脂肪变得更加困难。如果你想让自己的新陈代谢变得更健康，是时候放下愤怒情绪了。毕竟，你的健康比任何怨恨都更重要。

匹兹堡大学的研究人员调查了 157 名身体健康的绝经后妇女，以确定愤怒和脂肪之间的联系。[40] 每位受试者都接受了 CT 扫描，以确定她们腹部的内脏脂肪量。然后，研究人员进行了标准化测试，以评估她们的愤怒程度、频率和表现方式（抑制还是释放），同时测量了她们持敌对态度的程度。研究结果显示，高愤怒水平与腹部内脏脂肪增加之间存在显著相关性。在实验中，研究人员发现愤怒会破坏大脑神经元，同时引发新血管的生长，为脂肪组织生长需要的血液流动提供支持。[41] 被压抑的愤怒也与胰岛素抵抗有关，胰岛素抵抗是代谢压力的标志，也与暴饮暴食和不良食物选择等自毁行为有关。[42]

每个人都有不同的压力触发因素，因此在面临生活中的各种困难时，

没有一种通用的解决方案来应对复杂的情绪和生理反应。不过，这里有 10
个具备一定普适性的策略可以帮到你：

1. 寻求支持。请你信任的朋友和家人帮你找到减轻压力的方法。分享
自己的情况本身就可以是一个有益的释放压力的途径。如果你需要更多的
支持，可以考虑寻找受过专业训练的治疗师。

2. 冥想。我们中的许多人会因为过于关注过去（已经发生的事情）和未
来（我们担心可能会发生的事情）而给自己带来压力。冥想可以放慢你的思
维，让你和你的思绪专注于此时此刻。研究表明，正念（专注于你正在做的
事情，比如吃饭时就专心吃饭）本身就是一种有助于减重的干预措施。[43]

3. 做瑜伽。瑜伽的身体运动、呼吸练习和精神训练可以缓解压力、燃
烧卡路里，甚至可以缩小腰围。[44]

4. 喝一杯茶。临床研究表明，饮用低咖啡因的绿茶和 / 或洋甘菊茶有
助于减轻压力和焦虑。[45]

5. 睡个好觉。睡眠不足不仅会扰乱你的新陈代谢，还会增加压力。

6. 定期运动。体育活动有助于减少紧张程度和降低压力。运动也能帮
助你睡得更好。太极拳是一种来自中国的冥想运动，能够带来内心的平静，
并帮助你保持体形，曾被用于降低创伤后应激障碍以及慢性疼痛带来的
压力。[46]

7. 委托任务。记住，你不需要一个人完成所有事情，如果你觉得肩上
的负担太重，就把一些任务交给别人吧。这种做法起初可能会让你感到更
有压力，但压力（和愤怒）管理的一个重要部分是学会放手。不是所有事情
都需要在你的掌控之下，也不是所有事情都需要由你来完成。

8. 当你感到压力很大的时候，深呼吸。深呼吸练习可以降低皮质醇
水平。[47]

9. 控制愤怒。当你感到愤怒时，从当下情境中后退一步，让你的愤怒

平息下来。尝试从中寻找幽默感。避免与引发你愤怒情绪的人和活动接触。去散散步。运动可以帮助你减少愤怒和压力。不要害怕寻求专业帮助或尝试愤怒管理疗法。

10. 培养自我关怀。我们都有一些只有自己知道的小窍门来帮助自己放松。以这种方式照顾自己可以减轻压力，只要它不危险，也不有害。在照顾自己时要坚定。每天至少花几分钟来满足自己的需求。

⟳ 膳食补充剂应该成为新陈代谢优化的一部分吗？

许多人将膳食补充剂纳入他们的生活方式，我总是被问到应该服用哪些膳食补充剂来提高健康水平。

以下是我简单而直接的回答：选择天然食材是最佳途径。膳食补充剂是用来"补充"食物所提供的养分的。[48]从多个层面上来说，从食物中摄取生物活性物质远胜于从补充剂中获取。饮食把人们联系在一起，创造了对身体健康和全面健康都至关重要的社交纽带。食物的美味和香气使进食成为一种愉悦和享受的感官体验。而服用补充剂并不能达到这些效果。

食物也是获得我们身体健康所需的宏量营养和生物活性物质的最安全途径。补充剂由许多制造商生产，成分质量差异很大。洛约拉大学的一项调查对 29 种补充剂进行了检查，发现其中有 60% 含有污染真菌。[49]重金属的存在（如镉、汞、铅、钡、铊、铯和砷等）是膳食补充剂的另一个问题。一项对 121 种膳食补充剂的研究发现，5% 的补充剂的砷含量超过安全范围，其中超标最多的达到美国食品和药物管理局规定上限的 200 倍以上。[50]

让我明确一点：我并不反对膳食补充剂。复合维生素、维生素 C、维生素 D₃、ω-3、益生菌——这些都有其益处，我都尝试过。[51] 你可能有自己多年来使用的补充剂清单，坚信它们很有帮助。这完全没问题！但是，如果你要开始服用新的补充剂，或者对自己正在服用的补充剂有任何疑虑，我建议你对产品质量和制造商的信誉进行一些调查。

要注意，某些补充剂最初也许被认为是出色的产品，但成功的补充剂品牌经常会被其他公司收购，而新的所有者可能不像之前的公司一样关注质量和安全。在讨论有助于减肥和燃烧身体脂肪的膳食补充剂时，还没有任何补充剂能说服我其对整体健康的效果比食物更好。

唯一的例外可能是益生菌。由于医生开具过度处方，以及在养殖、乳制品和水产养殖业中被广泛应用，抗生素在现代社会中已被滥用，因此我们需要保持警惕，以保护我们的肠道微生物组。[52] 选择富含纤维的食物是一种好的获得益生元方法，可以保护和滋养我们的健康肠道细菌。然而，大多数人通常不会定期摄入足够多的益生菌食物（如发酵食品、酸奶、泡菜等）来滋养肠道健康，在这种情况下，食用益生菌可以帮助恢复受损的肠道微生物组。尽管如此，目前还不清楚市场上数千种益生菌中哪种是最好的。

所以，或许一个更好的问题是："哪些补充剂是我不应该服用的？"

答案将是一份很长的清单。

事实是：膳食补充剂不像药品那样受到严格的监管和审查。因此，补充剂的质量把控标准可能有很大的变化。监管不严会导致细菌和真菌意外污染等问题。[53]

在我接受邀请去一家膳食补充剂工厂参观时，我目睹了这种情况的出现。工厂看起来很卫生，老板和工人们在谈论他们的工作时表现得非常专业，我们在工厂里也戴着鞋套和发网。当我们走向一台正在不断将胶囊装入塑料瓶的巨大机器时，我问起了它们的质量把控。就在引导员描述该公司拥有"行业最严格的标准"时，我看到几个装满但未密封的瓶子从装配线上掉下来，落在了地板上——然后一个没戴手套和口罩的技术人员捡起瓶子，在裤腿上拍了拍灰尘，就把瓶子放回了生产线去封盖，装箱，然后发给客户！

补充剂还可能含有隐藏的非法成分，可能在无处方情况下使用不安全的药物。网上销售的增强性功能的补充剂被发现含有未经批准的合成化学物质，类似于处方药西地那非和他达拉非（西力士），它们可能与其他药物产生危险的相互作用。[54] 由于没有政府对补充剂的成分进行认证，这些不可靠的产品被随意销售。除非问题被偶然发现，被线人揭露，或者有时通过医疗悲剧被揭示，否则没有人会费心去检查。

底线是：如果你决定要使用补充剂，请选择信誉良好的补充剂制造商，要对那些夸大其词的营销说辞持怀疑态度，并通过在线搜索制造商的信息来进行充分调查。试着输入"（制造商名称）"加上"投诉"和"警告"作为关键词。你很快就会知道他们是否出过问题，或者正在接受调查。

你还可以检查是否已有关于补充剂或其主要成分的临床试验和相关文章。一个很好的查询渠道是美国国家医学图书馆的 PubMed 搜索引擎（https：//PubMed.ncbi.nlm.nih.gov）。在搜索栏输入"（补充剂名称）"和"临床试验"。如果已经有研究发表，请阅读摘要，以了解补充剂是否有效，是否有任何副作用。你也可以使用 www.clinicaltrials.gov 搜索临床试验，这是一个人类研究的全球数据库。

尤其要警惕那些声称可以减肥的膳食补充剂。其中一些产品是极其危险的，含有你应该坚决避免摄入的成分。补充剂的商品名称可能会改变，但你应该经常检查成分标签，了解其内容物。

以下是在减肥产品中无论如何都要避免的 3 种最危险的成分：

　　DNP，全名 2,4- 二硝基酚。这种化学物质被发现存在于通过网络销售给举重运动员、健美运动员和极端节食者的产品中。DNP 是一种工业化学品，用于制造炸药、杀虫剂、化肥和织物染料。尽管在 20 世纪 30 年代，人们发现它具有减肥效果，但由于其具有毒性，会引发高热、心脏骤停、昏迷和器官衰竭，很快被禁止使用。[55]DNP 确实能使细胞内的线粒体被点燃并更快地燃烧卡路里，但它是以一种不受控制的方式进行的，类似于切尔诺贝利或福岛的核泄漏。目前已经出现过滥用含有 DNP 的产品致死的报告。[56] 国际刑警组织（INTERPOL）与世界反兴奋剂机构联合发布了一份全球警报，警告其危险性。远离 DNP，这是一种致命的化学物质。

　　DMAA，全名 1,3- 二甲基戊胺盐酸盐。这种合成苯丙胺被用于一些减肥和运动营养饮料中，也是增强运动员机能的非法兴奋剂。DMAA 的另一个名字是甲基己胺。虽然 DMAA 已被禁止作为膳食补充剂出售，但它仍然存在于网上销售的瘦身减肥产品中。[57] 有时狡猾的制造商通过将 DMAA 界定为天竺葵提取物中提取的天然兴奋剂来掩饰它。事实上，这种化学物质是在工厂合成的。DMAA 在 1944 年被制药公司礼来（Eli Lilly）开发为一种鼻腔减充血剂，但由于其潜在的致命副作用，该药物在 20 世纪 80 年代退出市场。[1]DMAA 是一种兴奋剂，虽然它确实具有产热特性，但其类似苯丙胺的作用可导致心率加快、心悸、高血压、癫痫发作和心脏骤停。[58] 美国食品和药物管理局已发出警告，许多国家已经禁止在消费品中使用 DMAA。要格外小心那些含有苯丙胺的网上减肥产品。仔细阅读成分标签，留意任何名称下隐藏的 DMAA 成分。[59]

　　麻黄 / 麻黄素。这是一种中枢神经系统兴奋剂，从传统中药中使用的香草麻黄中提取。麻黄曾与咖啡因和其他天然物质一起出现在减肥产品

---

[1] 礼来制药公司最初研制的药物叫作 Forthane。

中。这种化学物质确实能在短期内促进减肥，但由于其副作用——最常见的是恶心、呕吐和焦虑，但也有关于中风、心脏病发作、心律失常、脑出血、癫痫发作和死亡的报道——它已成为在美国销售的膳食补充剂中的禁用成分。

如果你决定服用膳食补充剂，这里有一些建议：

1. 进行调查研究。确保制造商是合法的，没有欺诈、消费者投诉或违规行为记录。

2. 阅读成分标签。你可能认为自己只摄入了一种特定的微量营养素，但膳食补充剂通常含有许多你不想要或不需要的其他物质，其中一些甚至可能对你的健康造成直接危害。

3. 不要过量服用。不要冒过量服用膳食补充剂的风险，就像不要冒过量服用处方药的风险一样。更多并不意味着更好。检查标签上推荐的每日剂量，或者通过政府机构或学术医疗中心等可靠信息渠道在线查询相关信息。

4. 对那些夸大其词的说法保持怀疑。补充剂可以支持身体的一个或多个健康功能，但它们不是灵丹妙药。任何暗示补充剂可以达到不切实际效果的营销都可能是欺诈。

5. 不要将补充剂与处方药混合在同一个容器中，因为它们看起来很相似，容易造成误服。为了避免药物过量的风险，应将补充剂和药物分开存放在容易识别的容器中。

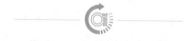

你已经学会了"吃出健康"计划，了解了如何进行新陈代谢优化，也就是说，你现在掌握了对抗脂肪和促进健康的所有基本知识。你知道自己

应该吃什么，怎样吃，何时吃，还有不要吃太多。你懂得了优质睡眠、保持身体活动、管理压力以及优先食物而非膳食补充剂的重要性。现在是时候让它成为你生活的一部分了！

将你获得的新知识付诸实践，吃出代谢力。通过采取行动来改善新陈代谢，你将对抗多余的身体脂肪，并让健康水平更上一层楼。

最好的一点是什么？

是你可以在爱食物的同时爱护你的新陈代谢！

科学赋予我们力量，告诉我们如何过上更好的生活。明智的饮食选择可以让我们利用身体固有的系统来增强健康，提高抵抗力，并更快、更好地从疾病中恢复。在我的第一本书《吃出自愈力》中，我分享了如何通过吃某些特定食物来激活身体的健康防御，从而抵御癌症、心脏病、中风、失明和关节炎等我们想要预防的疾病。而在这本书中，你学会了如何运用最新的关于食物的科学洞见来掌控新陈代谢。

你目前的新陈代谢状态并不决定你的命运。你可以通过控制身体脂肪来优化新陈代谢，从而达到更高的健康水平。滋养和修复新陈代谢的食物可以帮助你战胜肥胖、代谢综合征、糖尿病和许多其他慢性疾病，同时加强健康防御。这是一个全胜的局面。

关于食物作为药物的研究所取得的科学进步是惊人的，因为它在不断增强我们掌控自己健康命运的能力。随着通往这些新科学领域的大门的打开，我们将继续开拓新的道路，引领我们走向更加光明和健康的未来。下一步是什么？除了对抗疾病和加强新陈代谢之外，人类健康的下一个伟大目标是克服衰老本身。我们正在研究如何使用食物作为药物，在延长寿命的同时，让我们在曾经视为暮年的时光里保持活力和青春。

科学告诉我们，最好的尚未到来。请继续关注。

就像你的新陈代谢由众多重要组成部分构成一样，许多人为这本书做出了重要贡献。没有他们，我就无法完成《吃出代谢力》这本书。我要衷心感谢我的研究团队成员：埃米莉·约、米歇尔·胡特尼克、施卢蒂·谢尔图克德和德莱尼·金·舒尔。他们不辞辛劳地对我在《吃出代谢力》一书中描述的数百项复杂的食物和新陈代谢研究进行了分析。埃米莉的贡献尤为突出——她为计算人体代谢研究中食物的有效剂量开发了不同方法，这样我就可以把它们描述成任何读者都能轻松理解的可实践的数量。此外，还有一些人贡献了他们专业知识，比如蒂法尼·恰格和达莎·阿古尼克，他们在营养、新陈代谢和健身方面提供了重要的见解；来自马克斯·普朗克进化人类学研究所的罗伯特·N.斯宾格勒三世，与我分享了古代丝绸之路上食物交换的知识；美国国立卫生研究院的亚伦·赛普斯博士和麻省州立大学医学院的西尔维娅·科尔韦拉博士，他们授权我使用他们的研究图像，并为我提供了关于人类脂肪组织的生物学和生理学的额外科学参考资料——对这些人，我深表感谢。

因为我在食物和健康方面的工作强调饮食的乐趣，我也必须感谢我的厨师朋友们：里吉斯·鲍登、阿曼达·科恩、诺妮·法韦罗、萨莉·林、纳塔莉·利乌·斯佩尔曼、迈克尔·帕利亚里尼和迈克尔·施洛，他们分享了在地中海和亚洲烹饪与饮食方式中处理和准备关键食材的智慧。特别感谢达纳·怀特和托比·阿米多，感谢他们在食谱方面的帮助，我已经将这些食谱纳入书中，以启发我的读者。

我要感谢罗宾·科卢奇、科里·鲍威尔和约翰·马斯。他们是我的编辑团队，为我完善叙述和润色文章提供了重要帮助。我还要感谢黛安娜·萨维尔在图表和地图方面的帮助，以及库尔特内·马特尔和悉尼·米蒂加在整理引用的数百个科学参考资料方面的辛勤工作和对细节的关注。

很少有作家像我这样幸运，拥有像塞莱斯特·法恩这样杰出的文学经纪人。她和她在帕克-法恩文化传媒公司的团队对我的整个写作过程给予了我随时需要的敏锐见解。我要感谢他们的支持和宝贵的指导。此外，我还要对阿歇特图书集团的编辑纳娜·图马西表示感谢，也要感谢艾克·约翰·威廉斯和保罗·森诺特提供的法律援助。我还要特别感谢科斯蒂斯·塞查斯以及佩里奥拉斯酒店（伊亚）在圣托里尼的工作人员。他们为我提供了一个完美的写作空间，让我可以在一个真正鼓舞人心和宁静的地中海环境中完成这本书。

最后，写书是一种有代价的特权。我的特权是有机会与世界分享我的知识和想法，而这样做的代价是占用了我与家人珍贵的时光。我要衷心感谢我的家人，感谢他们不仅允许我在宝贵的岁月中花费无数时间进行研究，还允许我花去许多个月的时间进行写作。没有他们的爱和支持，就不可能有这本书。

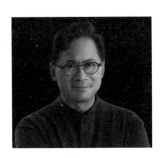

　　威廉·李博士是世界知名医生、科学家和《纽约时报》畅销书作家。李博士以领导血管生成基金会而闻名，他在1994年发起了一场运动，将血管生成从研究实验室带到了病人的床边。他的工作最终促成了40余种经美国食品和药品管理局批准的，用于帮助伤口愈合及治疗癌症、心血管疾病和失明的颠覆性治疗方法和设备，并影响了全球5 000多万人。今天，李博士将血管生成纳入主流医学的最初设想已经实现。他的使命正在扩展到新的健康领域，帮助人们将健康命运置于个人而非医疗系统的力量之下。

　　李博士开创性地将食物作为药物，利用生物学和生物技术的有力工具，不仅研究食物的成分，还关注人体如何对食物做出反应。他的理论积累了一系列科学、临床和基于人口的证据，使人们对食物有益健康的细胞机制有了更深入的理解，为预防疾病、增强体质和更快地从疾病中恢复铺平了道路。

　　作为一名健康未来学家，李博士积极与五大洲的顶尖大学、领先企业、大量宣传团体、政府和机构开展合作。他缔造了与美国国立卫生研究院、世界卫生组织与美国食品和药品管理局的合作关系。他的成就得到了米尔肯研究所、比尔及梅林达－盖茨基金会、"克林顿全球计划"、维珍联合基金会和尼克松总统图书馆的认可。曾三次受邀前往梵蒂冈陈述他的工作和对未来的展望。他曾给英国国王查尔斯三世和理查德－布兰森爵士提供饮食和健康建议，他在 TED 上发表的题为"我们能否通过饮食来饿死癌症？"的演讲广受欢迎，获得了超过 1 100 万次观看。U2 乐队主唱博诺在《纽约时报》上撰文，称李博士是未来十年最值得关注的十大人物之一，"有潜力改变世界"。

李博士在《科学》《新英格兰医学杂志》《自然评论》《柳叶刀》等主要期刊上发表了 100 多篇科学论文。他曾任职于哈佛大学、塔夫茨大学和达特茅斯学院。作为 ABC 新闻、美国有线电视新闻网和微软全国广播公司的客座专家，李博士还被《今日美国》《时代周刊》《华尔街日报》《大西洋月刊》，以及美国国家公共电台等媒体做了特别报道。李博士毕业于哈佛大学和匹兹堡大学医学院，在麻省总医院完成了住院实习。

李博士不写作或不与疾病做斗争时喜欢旅行、烹饪、听各种各样的音乐。

请扫码阅览本书参考文献

EAT TO BEAT YOUR DIET: Burn Fat, Heal Your Metabolism, and Live Longer by William W. Li MD

Copyright © 2023 by William W. Li, MD

This edition published by arrangement with Grand Central Publishing, New York, New York, USA.

All rights reserved.

著作权合同登记号：图字 18-2024-075

图书在版编目（CIP）数据

吃出代谢力 /（美）威廉·李著；张修竹译 . -- 长沙：湖南科学技术出版社，2024.5
ISBN 978-7-5710-2887-9

Ⅰ.①吃… Ⅱ.①威… ②张… Ⅲ.①饮食营养学－基本知识②减肥－基本知识 Ⅳ.① R155.1 ② R161

中国国家版本馆 CIP 数据核字（2024）第 090510 号

上架建议：健康·生活

CHICHU DAIXIELI
吃出代谢力

著　　者：［美］威廉·李
译　　者：张修竹
出 版 人：潘晓山
责任编辑：刘　竞
监　　制：吴文娟
策划编辑：董　卉
特约编辑：赵浠彤
版权支持：张雪珂
营销编辑：杜　莎　傅　丽
封面设计：潘雪琴
版式设计：李　洁
出　　版：湖南科学技术出版社
　　　　　（湖南省长沙市芙蓉中路 416 号　邮编：410008）
网　　址：www.hnstp.com
印　　刷：三河市天润建兴印务有限公司
经　　销：新华书店
开　　本：680mm×955mm　1/16
字　　数：347 千字
印　　张：26.5
版　　次：2024 年 5 月第 1 版
印　　次：2024 年 5 月第 1 次印刷
书　　号：ISBN 978-7-5710-2887-9
定　　价：78.00 元

若有质量问题，请致电质量监督电话：010-59096394
团购电话：010-59320018